北京工业大学研究生创新教育系列著作

现代医学信号处理

主　编　林　岚　吴水才

副主编　宾光宇　杨春兰

　　　　高宏建　周著黄

U0263597

科学出版社

北　京

内 容 简 介

本书的主要内容有随机信号分析基础、平稳随机信号的线性模型及谱估计、维纳滤波器与卡尔曼滤波器、自适应滤波、时频分析与小波变换、主成分分析与独立成分分析。为加深对基本概念和基本理论的理解，加强对基本方法和基本技能的掌握，本书第 1 章对现代信号处理理论及其数学基础进行了扼要的复习，并在各个章节末安排了习题，书中还给出了某些重要公式的推导过程。现代医学信号处理是一门理论和技术发展十分迅速、应用非常广泛的前沿交叉性学科。因此在使用本教材时，要特别注意对基本概念、基本理论、基本方法和基本技能的掌握，在此基础上努力把理论和实际应用很好地结合起来，不断跟踪本学科本领域的新发展。这样，才有可能在自己的工作和学习中争取作出创造性的成果。

本书可作为高等学校研究生的学习教材，也可作为报考生物医学工程、电子信息专业及其他相关专业研究生的复习参考书。

图书在版编目(CIP)数据

现代医学信号处理/林岚，吴水才主编. —北京：科学出版社，2016.5

ISBN 978-7-03-048232-7

Ⅰ. ①现…　Ⅱ. ①林…　②吴…　Ⅲ. ①生物医学仪器-信号处理-研究　Ⅳ. ①R318.04

中国版本图书馆 CIP 数据核字（2016）第 095393 号

责任编辑：罗　静　田明霞 / 责任校对：郑金红
责任印制：徐晓晨 / 封面设计：刘新新

科学出版社出版
北京东黄城根北街 16 号
邮政编码：100717
http://www.sciencep.com
北京凌奇印刷有限责任公司 印刷
科学出版社发行　各地新华书店经销
*
2016 年 5 月第　一　版　开本：720×1000　B5
2018 年 5 月第三次印刷　印张：12 1/2
字数：252 000

定价：75.00 元

（如有印装质量问题，我社负责调换）

前　言

近十几年来，随着计算机技术的不断发展，数字信号处理的理论和方法都获得了迅速的发展。人们已经不满足于用线性、因果、最小相位系统去描述实际的系统和信号。非线性、非因果、非最小相位系统及非平稳信号和非高斯信号已成为信号处理的对象；高阶统计方法、小波变换技术等已经成为研究的热点。这些新发展的理论和技术已成为现代数字信号处理技术的主要标志之一，它们反映了人类对实际信号和系统认识上的深化和处理能力的飞跃。目前，现代信号处理已被广泛地应用于生物医学工程中，而且还被扩展到了很多其他工程领域。

为适应现代医学信号处理技术应用范围的日益拓展，作者在生物医学工程领域多年研究的基础上，整理编写了本书。本书是为了配合北京工业大学生命学院研究生公共课“现代医学信号处理”的教学而编写的。作为一门课的教材，我们不可能，也没必要涉及现代信号处理的所有内容。因此，本书主要系统深入地介绍了现代医学信号处理的主要新理论和新技术，特别介绍了现代信号处理在生物医学工程领域的应用。

本书由林岚、吴水才、宾光宇、杨春兰、高宏建、周著黄共同完成编写。同时感谢研究生(付振荣、王月、聂英男、关凯、杜丽莉、曹荟强、张睿、秦海鹏、池臻钦、刘智挥、李广飞、金鋆、吴文杰、杨阳、李高阳、王浩然)参与本书编写，为本书的录入、绘图、资料收集等做了大量工作，在此表示衷心的感谢！

限于作者水平，加之时间仓促，书中可能仍存在错误及不妥之处，恳切希望读者给予批评指正。

编　者

2016年1月

目　录

第 1 章　随机信号分析基础

1.1　信号的分类

信号是本课程所涉及的第一个概念，也是贯穿课程所有内容的核心概念。通常，现有教材多采取简洁的方式引入信号概念。例如，信号是消息的表现形式，消息则是信号的具体内容。对信号概念的深入理解有助于更好地理解课程内容，明确信号分类。所以应该首先对信号概念有进一步的了解，明晰信号概念的内涵与外延，概括信号的基本性质。信号与信息两个概念是紧密相连的，二者不可分割。在引入信号概念之前，需先建立信息概念。

1.1.1　信息与信号的概念及性质

1. 信息

物质、能量与信息三者是具有同样基础性质的自然科学研究对象。传统科学以物质和能量为中心观念，现代科学以物质、能量和信息为中心观念。

信息是一个具有丰富内涵的概念，很难用统一的文字对其进行定义，这是由其具体表现形式的多样性造成的。信息是一个发展中的动态范畴，它随人类社会的演变而相应地扩大或收缩，总的来看，从过去到现在信息所涵盖的范围是不断扩大的，可以断定随人类社会的发展信息范畴将进一步扩大。我国信息学家钟义信教授在《信息科学原理》中对信息概念进行了本体论与认识论意义上分层次的定义。哲学中，研究世界本原或本性问题的学说称为“本体论”，研究人类认识的学说称为“认识论”。“主体”与“客体”是认识论的一对基本范畴。主体指认识者，客体指作为主体认识对象或实践对象的客观事物。

本体论意义上的信息是事物运动状态及其变化方式。认识论意义上的信息是主体所感知的事物运动状态及其变化方式，包括状态及其变化方式的形式、含义和价值团。“事物”泛指一切可能的研究对象，可以是物质客体，也可以是主观精神现象；“运动”泛指一切意义上的变化；“运动的状态”是指事物在特定时空中的性状和态势；“状态变化方式”是指事物运动状态随时空而变化的过程样式。本体论层次的信息定义从“事物”本身的角度出发，就“事”论事，是最广义的信息，它是一种客观的存在，与“人”的因素无关。

认识论层次的信息定义从“人”的角度出发，就“人”来论事。人具有感觉能力、理解能力及目的性：能够感觉到事物运动状态及其变化方式的外在形式；能够理解事物运动状态及其变化方式的内在含义；能够判断事物运动状态及其变化方式对其目的而言的价值。

2. 信号

信号：事物的物理状态随时空变化的过程称为信号。信号是信息的物理体现，一切运动或状态的变化，广义地说都是信号。

信号与信息：信息概念的核心是“事物运动状态及其变化方式”，而运动状态及其变化方式的表现形式即为“信号”。信号是信息的表现形式，信息是信号的内容。形式不等同于内容，信号不等同于信息。信号是信息的媒介，信号是信息的载体，信号所载荷的内容是信息。若事物的物理状态随时空变化的过程是自然界本身产生的，那它实际上是本体论意义上的“信息”；若这个过程是人们用来描述、记录、表示或载荷信息的手段，那它只能称为信号，不能称为信息。在本体论层次，事物的运动状态及其变化方式与人无关，它是信息，不是信号。一旦人要获取事物的信息，就进入认识论层次，面对的是信息的具体表现形式——信号。由于信号概念的广泛性，在信息处理问题中，信号概念可以与具体的物理状态相脱离，成为一个抽象概念。信号概念适用的范围是极其广泛的，可涉及所有的科学技术领域。

3. 信号的基本性质

信号是信息的载体与表现形式，信息是信号的内容。下面通过对信息性质的讨论，推演以下所述信号的主要基本性质。

(1)普遍性

宇宙间一切事物都在运动，都有一定的运动状态和状态改变的方式，一切事物都在产生信息。信息是普遍存在的，它存在于自然界、人类社会及人的思维。信息的表现形式——信号也是普遍存在的。

(2)无限性

宇宙时空中的事物是无限丰富的，因而它们所产生的信息也必然是无限量的，信息的表现形式——信号也是无限的。即使在有限的空间中，事物也是无限多样的；在无限的时间长河中，事物的发展变化更是无限的，因而信息与信号自然必是无限的。

(3)可测性

信号是可以进行测量的。信号作为事物状态及其变化方式的物理表现形式，是可以进行测量的。对事物进行观测是现代科学技术的基础。任何形式的观测结果都可看作信号。

(4) 相对性

信号具有相对性。物质运动特性制约着时间与空间的特性，人所感知的事物运动状态及其变化方式具有相对性。人的感觉器官的功能和灵敏度总是有限的，并非事物的所有运动状态及其变化方式都能被感知，更多的事物是通过各种仪器间接地被认识，人所获得的信号是随观测手段的改进及认识的深化而不断发展的。对同一事物，不同的观察者关注的信号形式可能不同。

(5) 传递性

包含信息的信号可以在时间上或在空间中进行传递。信号在时间上的传递称为存储；在空间中的传递称为通信。信号在空间中传递的同时，也伴有时间上的传递。信息借助于信号在时间上和在空间中传递，使人类的知识能够积累和传承，使人与人之间能够通过信号进行信息的交流，使人能够获得环境的信息，以在自然环境中生存与发展。

(6) 变换性

荷载信息的信号可以进行多种形式上的转换。信息是事物运动的状态及其变化方式，不是事物本身，信息可以荷载在其他一切可能的物质载体和能量形式上，信息的载体可以进行转换，同样的信息内容可用不同的信号形式来表示。例如，信息“是”与“非”，可以表示为二进制数“1”和“0”，可用多种物理量的不同的两个状态来荷载。又如，思想可以转换为语言，语言可以转变为声音或记录成文字，声音和文字可以多种形式进行转换、传输及存储。

信号是事物的物理状态在时空中的展开，是随时空变化的过程。信号的主要基本性质有：普遍性、无限性、可测性、相对性、传递性及变换性。这些性质使得信号可用数学上的函数进行描述。在用函数表示信号时，隐去了其具体的物理形态。信号与系统课程所讨论的信号概念是抽象的，适用于所有的情形，包括各种不同的实际状态或物理量。函数的利用使得抽象的信号概念适用于任何实际情形的分析与描述。

1.1.2　信号的一般分类方法

按信号载体的物理特性，信号可以分为：电信号、光信号、声信号、磁信号、机械信号、热信号等。按自变量的数目，信号可以分为：一维信号、多维信号(二维信号、三维信号等)。按信号中自变量和幅度的取值特点，信号可以分为：连续时间信号(自变量时间在定义域内是连续的)的数字信号。如果连续时间信号的幅度在一定的动态范围内也连续取值，信号就是模拟信号。模拟信号是指用连续变化的物理量所表达的信息，如温度、湿度、压力、长度、电流、电压等，我们通常又把模拟信号称为连续信号，它在一定的时间范围内可以有无限多个不同的取值。而数字信号是指在取值上是离散的、不连续的信号。

实际生产生活中的各种物理量，如摄像机拍摄下的图像，录音机录下的声音，车间控制室所记录的压力、转速、湿度等都是模拟信号。数字信号是在模拟信号的基础上经过采样、量化和编码而形成的。具体地说，采样就是把输入的模拟信号按适当的时间间隔采样，得到各个时刻的样本值。量化是把经采样测得的各个时刻的样本值用二进制来表示，编码则是把生成的二进制数排列在一起形成顺序脉冲序列。

模拟信号传输过程中，先把信息信号转换成几乎"一模一样"的波动电信号(因此称为"模拟")，再通过有线或无线的方式传输出去，电信号被接收下来后，通过接收设备还原成信息信号。

近百年以来，无论是有线相连的电话，还是无线发送的广播电视，很长的时间内都是用模拟信号来传递的。照说模拟信号同原来的信号在波形上几乎"一模一样"，似乎应该达到很好的传播效果，然而事实恰恰相反。过去我们打电话时常常遇到听不清、杂音大的现象；广播电台播出的交响乐，同在现场听乐队演奏相比总有较大的欠缺；电视图像上也时有雪花点闪烁。这是因为信号在传输过程中要经过许多的处理和转送，这些设备难免要产生一些噪声和干扰；此外，如果是有线传输，线路附近的电气设备也要产生电磁干扰；如果是无线传送，则更加"开放"，空中的各种干扰根本无法抗拒。这些干扰很容易引起信号失真，也会带来一些噪声。这些失真和附加的噪声，还会随着传送的距离的增加而积累，严重影响通信质量。对此，人们想了许多办法。一种是采取各种措施来抗干扰，如提高信息处理设备的质量，减少噪声；又如给传输线加上屏蔽；再如采用调频载波来代替调幅载波等。但是，这些办法都不能从根本上解决干扰的问题。另一种办法是设法除去信号中的噪声，把失真的信号恢复过来。但是，对于模拟信号来说，由于无法从已失真的信号中较准确地推知出原来不失真的信号，因此这种办法很难有效。

离散时间信号：大多数离散时间信号是对连续时间信号采样得到的，取值上可以仍然取连续值。它们是在时间上依次出现的数值序列，例如，{…，0.5，1，2，−1，0，5，…}。相邻两个数之间的时间间隔可以是相等的，也可以是不等的。在前一情况下，设时间间隔为 T 秒，则离散信号可用符号 $x(nT)$ 来表示。在间隔 T 归一化为 1 的条件下，T 可以省略，即将 $x(nT)$ 表示为 $x(n)$ 。$x(n)$ 既可表示整个序列，也可表示离散信号在 nT 瞬间的值。

抽样：离散时间信号可以由连续时间信号抽样得到。开关每隔 T 秒闭合一次，则输出信号就是离散时间信号 $x(t)$ 。间隔时间的长短决定了抽样的离散时间信号能否唯一地表示连续时间信号。抽样定理指出：一个有限频谱的连续时间信号 $x(t)$，如果其频谱只含有 ω_0 以下的角频率分量，则信号 $x(t)$ 可以用等间隔的抽样值来唯一地表示的条件是：间隔 T 必须满足奈奎斯特采样定律。抽样间隔 T 的倒数称为抽样频率，用 f_s 表示。最低的抽样频率应该是连续时间信号 $x(t)$ 中最高频率分量的两倍。这个最低的抽样频率 $f_s = 2f_0$ 通常称为奈奎斯特抽样率。

在理论分析和实际应用中，经常遇到两种典型的离散信号，即单位抽样信号和离散单位阶跃信号。

数字信号：数字信号是指自变量是离散的、因变量也是离散的信号，这种信号的自变量用整数表示，因变量用有限数字中的一个数字来表示。在计算机中，数字信号的大小常用有限位的二进制数表示，例如，字长为 2 位的二进制数可表示 4 种大小的数字信号，它们是 00、01、10 和 11；若信号的变化范围在-1 到 1 之间，则这 4 个二进制数可表示 4 段数字范围，即[−1，−0.5)、[−0.5，0)、[0，0.5) 和[0.5，1]。由于数字信号是用两种物理状态来表示 0 和 1 的，故其抗干扰的能力比模拟信号强很多；在现代技术的信号处理中，数字信号发挥的作用越来越大，几乎复杂的信号处理都离不开数字信号；或者说，只要能把解决问题的方法用数学公式表示，就能用计算机来处理代表物理量的数字信号。

在数字电路中，由于数字信号只有 0、1 两个状态，它的值是通过中央值来判断的，在中央值以下规定为 0，以上规定为 1，所以即使混入了其他干扰信号，只要干扰信号的值不超过阈值范围，就可以再现出原来的信号。即使因干扰信号的值超出阈值范围而出现了误码，只要采用一定的编码技术，也可以很容易将出错的信号检测出来并加以纠正。因此，与模拟信号相比，数字信号在传输过程中不仅具有较高的抗干扰性，还可以通过压缩，占用较少的带宽，实现在相同的带宽内传输更多信号的效果。此外，数字信号还可用半导体存储器来存储，并可直接用于计算机处理。

数字信号的优点很多，首先，它抗干扰的能力特别强，它不但可以用于通信技术，而且可以用于信息处理技术。其次，我们使用的电子计算机都是数字的，它们处理的信号本来就是数字信号。在通信上使用了数字信号，就可以很方便地将计算机与通信结合起来，将计算机处理信息的优势用于通信事业。再次，数字信号便于存储。此外，数字通信还可以兼容电话、电报、数据和图像等多类信息的传送，能在同一条线路上传送电话、有线电视、多媒体等多种信息。数字信号还便于加密和纠错，具有较强的保密性和可靠性。

信号处理的根本目的是从信号中提取尽可能多的有用信息；增强有用信号的分量；估计信号的特征参数；识别信号的特性；抑制或消除不需要的甚至是有害

的信号分量。为达到上述目的，需要对信号进行分析和变换、扩展和压缩、滤波、参数估计、特性识别等加工，这些统称为信号处理。

1.1.3　几种简单的信号处理方法

具体正弦序列有以下3种情况。

1) $2\pi/\omega_0$为整数：$k=1$，正弦序列是以$2\pi/\omega_0$为周期的周期序列。

2) $2\pi/\omega_0$是有理数：设$2\pi/\omega_0=P/Q$，式中P、Q是互为素数的整数，取$k=Q$，那么$N=P$，则正弦序列是以P为周期的周期序列。

3) $2\pi/\omega_0$是无理数：任何整数k都不能使N为正整数，因此，此时的正弦序列不是周期序列。

线性系统$y(n)=T[ax_1(n)+bx_2(n)]=ay_1(n)+by_2(n)$。

线性时不变系统具有因果性的充分必要条件是系统的单位取样响应满足$h(n)=0$，$n<0$。

系统稳定的充分必要条件是系统的单位脉冲响应绝对可和

$$\sum_{n=-\infty}^{\infty}|h(n)|<\infty \tag{1.1.1}$$

序列的离散时间傅里叶变换的定义

$$X(e^{j\omega})=\sum_{n=-\infty}^{\infty}x(n)e^{-j\omega n} \tag{1.1.2}$$

$$x(n)=\frac{1}{2\pi}\int_{-\pi}^{\pi}X(e^{j\omega})e^{j\omega n}d\omega \tag{1.1.3}$$

离散时间傅里叶变换(discrete-time Fourier transform，DTFT)的周期性

$$X(e^{j\omega})=\sum_{n=-\infty}^{\infty}x(n)e^{-j(\omega+2\pi M)n} \tag{1.1.4}$$

线性

$$X_1(e^{j\omega})=\text{DTFT}[x_1(n)],\quad X_2(e^{j\omega})=\text{DTFT}[x_2(n)] \tag{1.1.5}$$

$$\text{DTFT}[ax_1(n)+bx_2(n)]=aX_1(e^{j\omega})+bX_2(e^{j\omega}) \tag{1.1.6}$$

时移(位移)与频移

$$\text{DTFT}[x(n-n_0)]=e^{-j\omega n_0}X(e^{j\omega}) \tag{1.1.7}$$

$$\text{DTFT}[e^{j\omega_0 n}x(n)]=X(e^{j(\omega-\omega_0)}) \tag{1.1.8}$$

序列乘以n(频域微分)

$$\text{DTFT}\left[nx(n)\right]=j\frac{dX(e^{j\omega})}{d\omega} \tag{1.1.9}$$

共轭序列

$$\text{DTFT}\left[x^*(n)\right]=X^*(\mathrm{e}^{-j\omega}),\quad \text{DTFT}\left[x^*(-n)\right]=X^*(\mathrm{e}^{j\omega}) \tag{1.1.10}$$

时域卷积定理

$$y(n)=x(n)*h(n)\text{，则 }Y(\mathrm{e}^{j\omega})=X(\mathrm{e}^{j\omega})H(\mathrm{e}^{j\omega})$$

$h(n)$是实因果序列

$$\text{DTFT}\left[nx(n)\right]=j\frac{\mathrm{d}}{\mathrm{d}\omega}$$

$$h_e(n)=\begin{cases}h(0), & n=0\\ \frac{1}{2}h(n), & n>0\\ \frac{1}{2}h(-n), & n<0\end{cases}\qquad h_o(n)=\begin{cases}h(0), & n=0\\ \frac{1}{2}h(n), & n>0\\ -\frac{1}{2}h(-n), & n<0\end{cases} \tag{1.1.11}$$

序列$x(n)$的Z变换定义为

$$X(z)=\sum_{n=-\infty}^{\infty}x(n)z^{-n},\quad X(\mathrm{e}^{j\omega})=X(z)\big|_{z=\mathrm{e}^{j\omega}} \tag{1.1.12}$$

$$X(z)=\sum_{n=-\infty}^{\infty}x(n)z^{-n},\quad R_{x-}<|z|<R_{x+} \tag{1.1.13}$$

$$x(n)=\frac{1}{2\pi j}\oint_c X(z)z^{n-1}\mathrm{d}z,\quad c\in(R_{x-},R_{x+})$$
$$F(z)=X(z)z^{n-1} \tag{1.1.14}$$

用留数定理求逆Z变换

$$\frac{1}{2\pi j}\oint_c X(z)z^{n-1}\mathrm{d}z=\sum_k \text{Res}[X(z)z^{n-1},z_k] \tag{1.1.15}$$

如果z_k是单阶极点，则根据留数定理

$$\text{Res}[X(z)z^{n-1},z_k]=(z-z_k)\cdot X(z)z^{n-1}\big|_{z=z_k} \tag{1.1.16}$$

如果z_k是N阶极点，则根据留数定理

$$\text{Res}[X(z)z^{n-1},z_k]=\frac{1}{(N-1)!}\frac{\mathrm{d}^{N-1}}{\mathrm{d}z^{N-1}}[(z-z_k)^N X(z)z^{n-1}]\big|_{z=z_k} \tag{1.1.17}$$

1.2　随机事件及其概率

1.2.1　随机事件

在抛掷一枚均匀硬币的试验中，“正面向上”是一个随机事件，可用A={正面向上}表示。随机试验中的每一个可能出现的试验结果称为这个试验的一个样本点，记作ω_i。全体样本点组成的集合称为这个试验的样本空间，记作Ω，即$\Omega=\{\omega_1,\omega_2,\cdots,\omega_n,\cdots\}$。仅含一个样本点的随机事件称为基本事件，含有多个样本点的随机事件称为复合事件。

在随机试验中，随机事件一般是由若干个基本事件组成的。样本空间Ω的任一子集A称为随机事件。属于事件A的样本点出现，则称事件A发生。

例如，在试验E中，令A表示“出现奇数点”，A就是一个随机事件，A还可以用样本点的集合形式表示，即A={1，3，5}，它是样本空间Ω的一个子集，在试验W中，令B表示“灯泡的寿命大于1000小时”，B也是一个随机事件，B也可用样本点的集合形式表示，即$B=\{t\,|\,t>1000\}$，B也是样本空间的一个子集。

因此在理论上，我们称试验E所对应的样本空间Ω的子集为E的一个随机事件，简称事件。在一次试验中，当这一子集中的一个样本点出现时，称这一事件发生。

样本空间Ω的仅包含一个样本点ω的单点子集$\{\omega\}$也是一种随机事件，这种事件称为基本事件。例如，在试验A中$\{H\}$表示“正面朝上”，这是基本事件；在试验B中{3}表示“掷得3点”，这也是基本事件；在试验C中{5}表示“测量的误差是0.5”，这还是一个基本事件。

样本空间Ω包含所有的样本点，它是Ω自身的子集，在每次的试验中它总是发生，称为必然事件，必然事件仍记为Ω，空集$\varnothing$不包含任何样本点，它也作为样本空间Ω的子集。在每次试验中都不发生，称为不可能事件，必然事件和不可能事件在不同的试验中有不同的表达方式。

综上所述，随机事件可能有不同的表达方式：一种是直接用语言描述，同一事件可能有不同的描述；也可以用样本空间子集的形式表示，此时，需要理解它所表达的实际含义，有利于对事件的理解。

1.2.2 排列与组合

1. 加法原理与乘法原理

加法原理：完成一件事，只需 1 个步骤，但有 n 种方法，每一种方法有 m 种选择，则完成这件事共有 N 种方法。

$$N = m_1 + m_2 + \cdots + m_n \tag{1.2.1}$$

乘法原理：完成一件事，有 n 个步骤，每个步骤方法有 m 种方法，则完成这件事共有 N 种方法。

$$N = m_1 m_2 \cdots m_n \tag{1.2.2}$$

2. 排列

从 n 个不同元素按次序任取 m 个元素，不放回的取法共有

$$P_n^m = \frac{n!}{(n-m)!} \tag{1.2.3}$$

从 n 个不同元素任取 m 个元素，放回的取法共有

$$P_n^m = n^m \tag{1.2.4}$$

存在部分相同元素的排列，如共有 n 个元素，其中有 m 种不同类的元素，每一类元素有 k 个相同的元素，则排列总数为

$$N = \frac{n!}{k_1!k_2!\cdots k_m!} \tag{1.2.5}$$

3. 组合

从 n 个不同元素无次序任取 m 个元素，不放回的取法共有

$$C_n^m = \frac{P_n^m}{m!} = \frac{n!}{m!(n-m)!} \tag{1.2.6}$$

$$C_n^m = C_n^{n-m} \qquad C_n^m = C_{n-1}^m + C_{n-1}^{m-1} \tag{1.2.7}$$

1.2.3 频率与概率的定义

1. 频率

每个对象出现的次数与总次数的比值。统计定义为在相同的条件下，进行了 n 次试验，在这 n 次试验中，事件 A 发生的次数 $n(A)$ 称为事件 A 发生的频数。比值 $n(A)/n$ 称为事件 A 发生的频率，并记为 $f_{n(A)}$。

2. 概率

表示某一事件发生的可能性大小的这个数，称为概率。一般地，在大量重复进行同一试验时，事件 A 发生的频率总是稳定在某个常数 p 附近摆动，我们就用这个常数来表示事件 A 发生的可能性大小，并称这个常数为事件 A 的概率，记作 $P(A)$，即 $P(A)=p$， $0\leqslant P(A)\leqslant 1$ 。

3. 联系

1) 事件的频率与概率是度量事件出现可能性大小的两个统计特征数。

2) 当试验次数无限增大时，事件发生的频率会逐渐稳定于概率附近，概率的值可能是频率的某个具体值，也可能不是频率具体的某个值。

3) 频率具有稳定性，概率具有确定性。

4. 区别

1) 频率反映了随机事件发生的频繁程度；概率反映了随机事件发生的可能性的大小。

2) 频率具有随机性，是近似值，能近似地反映事件出现可能性的大小；概率是理论值，是由事件的本质所决定的，它能精确地反映事件发生可能性的大小。

1.3 随机变量及其概率分布

1.3.1 离散型随机变量定义

1. 随机变量

如果随机试验的结果可以用一个变量来表示，那么这样的变量称为随机变量，随机变量常用字母 X 、 Y 等表示。

2. 离散型随机变量

对于随机变量可能取的值，可以按一定次序一一列出，这样的随机变量称为离散型随机变量。

3. 连续型随机变量

对于随机变量可能取的值，可以取某一区间内的一切值，这样的变量就称为连续型随机变量。

4. 离散型随机变量与连续型随机变量的区别与联系

离散型随机变量与连续型随机变量都是用变量表示随机试验的结果；但是离散型随机变量的结果可以按一定次序一一列出，而连续型随机变量的结果不可以一一列出。

若 X 是随机变量，$Y=aX+b$（a，b 是常数），则 Y 也是随机变量，并且不改变其属性(离散型、连续型)。

1.3.2　离散型随机变量的分布列

1. 分布列

设离散型随机变量 ξ 可能取的值为

$$x_1,x_2,\cdots,x_3,\cdots,$$

ξ 取每一个值 x_i（$i=1,2,\cdots$）的概率为 P_i

ξ	x_1	x_2	…	x_i	…
P	P_1	P_2	…	P_i	…

此为随机变量 ξ 的概率分布，简称 ξ 的分布列。

2. 分布列的两个性质

任何随机事件发生的概率都处于 0 和 1 之间，并且不可能事件的概率为 0，必然事件的概率为 1。由此你可以得出离散型随机变量的分布列都具有下面两个性质。

1) $P_i \geqslant 0$，$i=1,2,\cdots$。

2) $P_1+P_2+\cdots=1$。

对于离散型随机变量在某一范围内取值的概率等于它取这个范围内各个值的概率的和。

3. 两点分布列

例 1.1　在掷一枚图钉的随机试验中，令

$$X=\begin{cases}1, & \text{针尖向上}\\ 0, & \text{针尖向下}\end{cases}$$

如果针尖向上的概率为 p ，试写出随机变量 X 的分布列。

解：根据分布列的性质，针尖向下的概率是 $(1-p)$ 。于是，随机变量 X 的分布列是

ξ	0	1
P	$1-p$	p

像上面这样的分布列称为两点分布列。

两点分布列的应用非常广泛，如抽取的彩券是否中奖；买回的一件产品是否为正品；新生婴儿的性别；投篮是否命中等，都可以用两点分布列来研究。如果随机变量 X 的分布列为两点分布列，就称 X 服从两点分布，而称 $P=P(X=1)$ 为成功概率。两点分布又称 0-1 分布，由于只有两个可能结果的随机试验称为伯努利试验，所以还称这种分布为伯努利分布。

1.4 随机变量的数字特征

虽然随机变量的分布函数能够完整地描述随机变量的统计特征，但在实际问题中，要获得随机变量的分布函数(或者概率密度函数)并不十分容易。在一些情况下，不需要去全面考察随机变量的变化情况，只要求知道随机变量的某些数字特征，所以这些数字特征在理论和实践中都具有重要的意义。常用的数字特征有：数学期望、方差和矩等。

1.4.1 数学期望

1. 离散型随机变量的数学期望

定义　设离散型随机变量 X 的分布律为

$$P\{X=x_k\}=P_k \quad (k=1,2,3,\cdots) \tag{1.4.1}$$

若级数 $\sum\limits_{k=1}^{\infty} x_k p_k$ 绝对收敛，则称它为离散型随机变量 X 的数学期望，记为 $E(X)=m_x$ ，即

$$m_x = E(X) = \sum_{k=1}^{\infty} x_k p_k \tag{1.4.2}$$

数学期望是对随机变量的所有可能取值加权求和，而权系数就是各个值出现的相应概率，即数学期望就是以概率为权值的加权平均，因此，数学期望也称为统计均值。

可以证明当 X 服从二项分布时

$$P\{X=k\}=C_n^k p^k q^{n-k}\quad (k=0,1,2,3,\cdots) \tag{1.4.3}$$

数学期望为

$$\begin{aligned}E(X)&=\sum_{k=0}^{n}k\times P\{X=k\}=\sum_{k=1}^{n}kC_n^k p^k q^{n-k}=\sum_{k=1}^{n}k\frac{n!}{k!(n-k)!}p^k q^{n-k}\\&=np\sum_{k=0}^{n}\frac{(n-1)!}{(k-1)!(n-k)!}p^{k-1}q^{n-k}=np(p+q)^{n-1}=np\end{aligned} \tag{1.4.4}$$

特别地，当 $n=1$ 时，即 X 服从 0-1 分布时，其数学期望为 $E(X)=P$

当 X 服从泊松分布时

$$P\{X=k\}=\frac{\lambda^k}{k!}\mathrm{e}^{-\lambda}\quad (k=0,1,2,\cdots,\lambda>0) \tag{1.4.5}$$

其数学期望为

$$E(X)=\sum_{k=0}^{\infty}k\frac{\lambda^k}{k!}\mathrm{e}^{-\lambda}=\mathrm{e}^{-\lambda}\sum_{k=1}^{\infty}\frac{\lambda^{k-1}}{(k-1)!}\lambda=\lambda\mathrm{e}^{-\lambda}\times\mathrm{e}^{\lambda}=\lambda \tag{1.4.6}$$

2. 连续型随机变量的数学期望

定义　设连续型随机变量 X 的概率密度为 $f(x)$，若积分 $\int_{-\infty}^{+\infty}xf(x)\mathrm{d}x$ 绝对收敛，则称它为连续型随机变量 X 的数学期望，记为 $E(X)=m_X$，即

$$m_X=E(X)=\int_{-\infty}^{+\infty}xf(x)\mathrm{d}x \tag{1.4.7}$$

3. 随机变量函数的数学期望

设随机变量 Y 是随机变量 X 的函数 $Y=g(X)$ [$g(x)$ 是连续实函数]，设 X 是连续型随机变量，它的概率密度为 $f(x)$，若积分 $\int_{-\infty}^{+\infty}g(x)f(x)\mathrm{d}x$ 绝对收敛，则随机变量 Y 的数学期望为

$$m_Y=E(Y)=E[g(x)]=\int_{-\infty}^{+\infty}g(x)f(x)\mathrm{d}x \tag{1.4.8}$$

所以，若随机变量 Y 是随机变量 X 的函数，当求随机变量 Y 的数学期望时，不必知道随机变量 Y 的分布，而只需要知道随机变量 X 的分布即可。

对于两个或者两个以上随机变量的函数情况，例如，设 Z 是随机变量 X 和 Y 的函数，$Z=g(X,Y)$ [$g(X,Y)$ 是连续实函数]，那么 Z 也是一个随机变量。设二维随机变量 (X,Y) 的概率密度为 $f(x,y)$，若积分 $\int_{-\infty}^{+\infty}\int_{-\infty}^{+\infty}g(x,y)f(x,y)\mathrm{d}x\mathrm{d}y$ 绝对收敛，则随机变量 Z 的数学期望为

$$m_z=E(Z)=E[g(X,Y)]=\int_{-\infty}^{+\infty}\int_{-\infty}^{+\infty}g(x,y)f(x,y)\mathrm{d}x\mathrm{d}y \tag{1.4.9}$$

4. 数学期望的性质

设下述性质中的数学期望都存在。

1)若C为常数，则有

$$E(C)=C \tag{1.4.10}$$

2)若X是随机变量，C为常数，则有

$$E(CX)=CE(X) \tag{1.4.11}$$

3)若X和Y是任意两个随机变量，则有

$$E(X+Y)=E(X)+E(Y) \tag{1.4.12}$$

4)这一性质可以推广到任意有限个随机变量之和的情况。

若X和Y是两个相互独立的随机变量，则有

$$E(XY)=E(X)E(Y) \tag{1.4.13}$$

这一性质也可以推广到任意有限个相互独立的随机变量之积的情况。

例 1.2　随机变量X在区间$(a,\ b)$呈均匀分布，求X的数学期望。

解：由于X服从均匀分布，则概率密度为

$$f(x)=\begin{cases}\dfrac{1}{b-a}, & a<x<b\\[2ex] 0, & \text{其他}\end{cases}$$

则数学期望为

$$E(X)=\int_{-\infty}^{\infty}xf_X(x)\mathrm{d}x=\int_a^b\frac{x}{b-a}\mathrm{d}x=\frac{b+a}{2}$$

例 1.3　随机变量X在区间$(a,\ b)$呈均匀分布，求$g(X)=X^2+1$的数学期望。

解：由于X服从均匀分布，则概率密度为

$$f(x)=\begin{cases}\dfrac{1}{b-a}, & a<x<b\\[2ex] 0, & \text{其他}\end{cases}$$

则函数的数学期望为

$$E[g(X)]=\int_{-\infty}^{\infty}g(x)f_X(x)\mathrm{d}x=\int_a^b\frac{x^2+1}{b-a}\mathrm{d}x=\frac{1}{3}(a^2+ab+b^2)+1$$

1.4.2 方差

1. 方差的定义

定义　设X为随机变量，它的数学期望为m_x，如果$E\{[X-m_X]^2\}$存在，则

称它为随机变量 X 的方差，记为 $\mathrm{Var}(X)$，即

$$\mathrm{Var}(X)=E\left\{[X-m_X]^2\right\} \tag{1.4.14}$$

并称 $\sqrt{\mathrm{Var}(X)}$ 为 X 的标准差。有方差的定义，对于离散型随机变量 X，有

$$\mathrm{Var}(X)=\sum_{k-1}^{\infty}[x_k-m_X]^2 p_k \tag{1.4.15}$$

对于连续型随机变量 X，有

$$\mathrm{Var}(X)=\int_{-\infty}^{+\infty}[x_k-m_X]^2 f(x)\mathrm{d}x \tag{1.4.16}$$

有数学期望的性质，并注意到 $E(X)$ 为一常数，有

$$\mathrm{Var}(X)=E(X^2)-E^2(X)=E(X^2)-m_X^2 \tag{1.4.17}$$

在求随机变量的方差时，经常要用到公式(1.4.17)，$E(X^2)$ 为随机变量 X 的均方值。

2. 方差的性质

设下述性质中的数学期望和方差都存在。

1) 若 C 为常数，则

$$\mathrm{Var}(C)=0 \tag{1.4.18}$$

2) 若 X 是一个随机变量，C 是常数，则有

$$\mathrm{Var}(CX)=C^2\mathrm{Var}(X) \tag{1.4.19}$$

3) 若 X 和 Y 是两个相互独立的随机变量，则有

$$\mathrm{Var}(X\pm Y)=\mathrm{Var}(X)+\mathrm{Var}(Y) \tag{1.4.20}$$

例 1.4 随机信号 $X(t)$ 为 $X(t)=at$，式中，a 为区间 $[0,1]$ 上均匀分布的随机变量。求 $E[X(t)]$ 及 $D[X(t)]$。

解： 随机变量 a 的概率密度函数为

$$f_a(a)=\begin{cases}1, & 0<a<1\\ 0, & a\leqslant 0 \text{ 或 } a\geqslant 1\end{cases}$$

则它的数学期望为

$$\begin{aligned}E[X(t)]&=\int_{-\infty}^{\infty}x(t)f_X(x)\mathrm{d}x=\int_{-\infty}^{\infty}atf_a(a)\mathrm{d}a\\ &=\int_0^1 at\mathrm{d}a=\frac{t}{2}\end{aligned}$$

方差为

$$\begin{aligned}D[X(t)]&=\int_0^1\left(at-\frac{t}{2}\right)^2\mathrm{d}a=\int_0^1\left(a^2t^2-at+\frac{1}{4}\right)\mathrm{d}a\\ &=\frac{1}{3}t^2-\frac{t}{2}+\frac{1}{4}\end{aligned}$$

1.4.3 协方差和矩

定义 设 X 和 Y 为随机变量，k 和 n 均为正整数，如果 $E(X^K)$ 存在，则称它为随机变量 X 的 k 阶原点矩；如果 $E\{[X-m_X]^k\}$ 存在，则称它为随机变量 X 的 k 阶中心矩；如果 $E(X^kY^n)$ 存在，则称它为随机变量 X 和 Y 的 $(k+n)$ 阶原点混合矩；如果 $E\{[X-m_X]^k[Y-m_Y]^n\}$ 存在，则称它为随机变量 X 和 Y 的 $(k+n)$ 阶中心混合矩。

显然，随机变量 X 的数学期望是它的一阶原点矩，方差是它的二阶中心矩，而均方值则是它的二阶原点矩。

矩有一个非常重要的性质：设 k、n 均为正整数，且 $k \leqslant n$，如果 $E(X^n)$ 存在，则 $E(X^k)$ 也存在，即随机变量的高阶矩存在，则它的低阶矩一定存在。

对于二维随机变量 (X,Y)，除了需要讨论 X 和 Y 的常用数字特征——数学期望和方差外，还需要讨论描述 X 和 Y 之间相互关系的数字特征。

定义 设 (X,Y) 为二维随机变量，如果 X 和 Y 的二阶中心混合矩存在，则称它为 X 和 Y 之间的协方差，记为 $\mathrm{Cov}(X,Y)$，即

$$\mathrm{Cov}(X,Y)=E\{[X-m_X][Y-m_Y]\} \tag{1.4.21}$$

如果 $\mathrm{Var}(X)$ 和 $\mathrm{Var}(Y)$ 均存在，且 $\mathrm{Var}(X)>0$， $\mathrm{Var}(Y)>0$，则称

$$\rho_{XY}=\frac{\mathrm{Cov}(X,Y)}{\sqrt{\mathrm{Var}(X)}\sqrt{\mathrm{Var}(Y)}} \tag{1.4.22}$$

为 X 和 Y 之间的相关系数。如果 $\rho_{XY}=0$，则称 X 和 Y 不(线性)相关；反之，称 X 和 Y 相关。

协方差和相关系数具有下列性质

1）
$$\mathrm{Cov}(X,Y)=\mathrm{Cov}(Y,X) \tag{1.4.23}$$

2）a、b 为常数时，有

$$\mathrm{Cov}(aX,bY)=ab\mathrm{Cov}(X,Y) \tag{1.4.24}$$

3）
$$\mathrm{Cov}(X_1+X_2,Y)=\mathrm{Cov}(X_1,Y)+\mathrm{Cov}(X_2,Y) \tag{1.4.25}$$

4）
$$\mathrm{Cov}(X,Y)=E(XY)-E(X)E(Y) \tag{1.4.26}$$

由相关系数的定义知道，若两个随机变量相互独立，有 $E(XY)=E(X)E(Y)$，则它们必定是不相关的。但两个不相关的随机变量不一定是相互独立的。

5）
$$\mathrm{Var}(X\pm Y)=\mathrm{Var}(X)+\mathrm{Var}(Y)\pm 2\mathrm{Cov}(X,Y) \tag{1.4.27}$$

6）
$$\rho_{XY}\leqslant 1 \tag{1.4.28}$$

1.5 平稳随机过程

一个随机过程的统计特性一般是随时间变化的，所以它的各阶矩一般也是随时间变化的。然而，如果随机过程 $\{X(t)\}$ 的 n 维概率密度函数为 $f(x_1,x_2,\cdots,x_n;t_1,t_2,\cdots,t_n)$，其中，$t_i(i=0,1,2,\cdots,n)$ 为任意取定的 n 个时刻，$t_n>t_{n-1}>\cdots>t_2>t_1$，$n$ 可取自然数中的任意值，对于将 t_1 移动任意值 τ，而保持所有时间间隔均不变，随机过程的 n 维概率密度函数满足：

$$f(x_1,x_2,\cdots,x_n;t_1,t_2,\cdots,t_n)=f(x_1,x_2,\cdots,x_n;t_1+\tau,t_2+\tau,\cdots,t_n+\tau) \tag{1.5.1}$$

称 $\{X(t)\}$ 为严平稳随机过程，又可称为强平稳随机过程或狭义平稳随机过程。严平稳随机过程的一维和二维概率密度及数字特征具有以下性质。

1) 严平稳随机过程的一维概率密度函数与时间无关。

$$f_1(x;t)=f_1(x) \tag{1.5.2}$$

即严平稳随机过程 $X(t)$ 的一维数字特征是与时间无关的常数，即严平稳随机过程的所有样本函数曲线都在同一水平直线周围随机波动。将严平稳随机过程 $X(t)$ 的均值、均方值和方差分别记为 m_x、ψ_X^2 和 σ_X^2，则有

$$E[X(t)]=\int_{-\infty}^{+\infty}xf_1(x)\mathrm{d}x=m_X \tag{1.5.3}$$

$$E[X^2(t)]=\int_{-\infty}^{+\infty}x^2f_1(x)\mathrm{d}x=\psi_X^2 \tag{1.5.4}$$

$$\mathrm{Var}[X(t)]=\int_{-\infty}^{+\infty}(x-m_X)^2f_1(x)\mathrm{d}x=\sigma_X^2 \tag{1.5.5}$$

2) 严平稳随机过程的二维概率密度函数只与 t_1、t_2 的时间间隔有关，而与时间起点无关。即

$$f_2(x_1,x_2;t_1,t_2)=f_2(x_1,x_2;0,t_2-t_1)=f_2(x_1,x_2;\tau) \tag{1.5.6}$$

严平稳随机过程 $X(t)$ 的二维数字特征仅是单变量 τ 的函数，它的自相关函数也仅是 τ 的函数，即

$$r_X(t_1,t_2)=\int_{-\infty}^{+\infty}\int_{-\infty}^{+\infty}x_1x_2f_2(x_1,x_2;\tau)\mathrm{d}x_1\mathrm{d}x_2=r_X(\tau) \tag{1.5.7}$$

显然，其自协方差函数也仅是 τ 的函数，即

$$\mathrm{Cov}_X(t_1,t_2)=\mathrm{Cov}_X(\tau)=r_X(\tau)-m_X^2 \tag{1.5.8}$$

上述严平稳过程的判断仍然依赖于概率函数，尽管其有理论意义，但由于概率密度函数很难获得，因此其实际意义很有限。当 $E[(X^2(t))]<\infty$ 时，由 $\{X(t)\}$ 在任意两个时刻 $t_2>t_1$ 所确定的随机变量为 $\{X(t_1)\}$ 和 $\{X(t_2)\}$，如果将上述时刻移动

任意值τ，满足

$$E[X(t)] = E[X(t+\tau)] \tag{1.5.9}$$

$$E[X(t_1)X(t_2)] = E[X_1(t_1+\tau)X(t_2+\tau)] \tag{1.5.10}$$

那么，称$\{X(t)\}$为广义平稳随机过程，又称为弱(或宽)平稳随机过程。严平稳随机过程必然是广义平稳，但广义平稳随机过程不一定是严格平稳的。虽然平稳随机过程往往只是非平稳随机过程的一种近似处理或者特殊处理情况，但当非平稳随机过程的概率特性随时间变化比较缓慢时，在一段时间内可近似作为平稳随机过程来处理。

对两个随机过程$\{X(t)\}$和$\{Y(t)\}$，如果它们的联合概率密度函数与时间起点无关，则这样的过程称为联合平稳随机过程。

由于广义平稳随机过程的定义只涉及一维和二维概率密度有关的数字特征，因此，一个严平稳过程只要均方值有界，它必定是广义平稳的，反之则不然。所以一个广义平稳的正态过程也必定是严平稳的。

例 1.5　随机过程$X(t) = a\cos(\omega_0 t + \Phi)$，式中，$a$、$\omega_0$皆为常数，随机变量$\Phi$服从$(0,2\pi)$上的均匀分布。判断$X(t)$是否为平稳随机过程，并解释说明。

解：随机变量Φ的概率密度为

$$f_\Phi(\varphi) = \begin{cases} \dfrac{1}{2\pi}, & 0 < \varphi < 2\pi \\ 0, & \text{其他} \end{cases}$$

过程$X(t)$的均值、自相关函数和均方值分别为

$$m_X(t) = E[X(t)] = \int_{-\infty}^{\infty} x(t) f_\Phi(\varphi)\mathrm{d}\varphi = \int_0^{2\pi} a\cos(\omega_0 t + \varphi)\frac{1}{2\pi}\mathrm{d}\varphi = 0$$

$$\begin{aligned}
R_X(t_1,t_2) &= R_X(t,t+\tau) = E[X(t)X(t+\tau)] \\
&= E[a\cos(\omega_0 t + \varphi)a\cos(\omega_0(t+\tau)+\varphi)] \\
&= \frac{a^2}{2}E[\cos\omega_0\tau + \cos(2\omega_0 t + \omega_0\tau + 2\varphi)] \\
&= \frac{a^2}{2}[\cos\omega_0\tau + \int_0^{2\pi}\cos(2\omega_0 t + \omega_0\tau + 2\varphi)\frac{1}{2\pi}\mathrm{d}\varphi] \\
&= \frac{a^2}{2}\cos\omega_0\tau = R_X(\tau)
\end{aligned}$$

$$E[X^2(t)] = R_X(t,t) = R_X(0) = \frac{a^2}{2} < \infty$$

由上可知，过程$X(t)$的均值为 0(常数)，自相关函数仅与时间间隔τ有关，均方值为$\dfrac{a^2}{2}$(有限)，故过程$X(t)$是(宽)平稳随机过程。

1.5.1 随机过程的各态历经性

平稳随机过程的数学期望、方差、相关函数等，都是对大量样本函数在特定时刻的取值利用统计方法求平均而得到的数字特征，这种平均称为集合平均。如果一个平稳随机过程 $X(t)$ 的各种时间平均，依概率 1 收敛于相应的几何平均，则称该随机过程具有严各态历经性，也称该随机过程为严各态历经性过程。

平稳随机过程的各态历经性，可以理解为平稳随机过程的各样本函数都同样地经历了随机过程的各种可能状态，因而从中任选一个样本函数都可以得到该随机过程的全部统计信息，任何一个样本函数的特性都可以充分代表整个随机过程的特性。

随机过程的各态历经性具有重要的实际意义。对于各态历经过程来说，可以直接用随机过程的任一样本函数的时间平均来代替对整个随机过程集合的平均。例如，

$$\overline{X(t)} = \lim_{T\to\infty}\frac{1}{2T}\int_{-T}^{T} x(t)\mathrm{d}t = E[X(t)] \tag{1.5.11}$$

$$\overline{X(t)X(t+\tau)} = \lim_{T\to\infty}\frac{1}{2T}\int_{-T}^{T} x(t)x(t+\tau)\mathrm{d}t = E[X(t)X(t+\tau)] \tag{1.5.12}$$

$$\overline{X^2(t)} = \lim_{T\to\infty}\frac{1}{2T}\int_{-T}^{T} x^2(t)\mathrm{d}t = E[X^2(t)] \tag{1.5.13}$$

随机过程的各态历经性给许多实际问题的解决带来了极大的方便。例如，观测接收机的输出噪声，如果用集合平均的方法，需用很多台相同的接收机，在相同条件下同时对输出噪声进行观测和记录，再利用统计方法计算出所需的均值、自相关函数等数字特征；而利用随机过程的各态历经性，则只需要用一台接收机，在环境条件不变时，对其输出噪声作长时间的观测和记录，然后求时间平均，即可求得均值、自相关函数等数字特征。当然，在实际中，由于对随机过程的观测时间总是有限的，因而在求时间平均时，只能用有限的时间代替无限长的时间，这会给结果带来一定的误差。不过，对观察时间 T 进行适当尝试，结果就能够满足实际需求。此时

$$E[X(t)] \approx \frac{1}{T}\int_{0}^{T} x(t)\mathrm{d}t \tag{1.5.14}$$

$$E[X(t)X(t+\tau)] \approx \frac{1}{T}\int_{0}^{T} x(t)x(t+\tau)\mathrm{d}t \tag{1.5.15}$$

$$E[X^2(t)] \approx \frac{1}{T}\int_{0}^{T} x^2(t)\mathrm{d}t \tag{1.5.16}$$

此外，对各态历经过程，用时间平均获得的一阶和二阶矩函数具有明确的物

理意义。而且，许多实际平稳过程都具有各态历经性，特别是在电子信息领域里遇到的各种平稳信号和噪声，都近似是各态历经过程。

1.5.2 各态历经平稳随机过程自相关函数的性质

自相关函数不仅可以提供随机过程各状态间关联程度的信息，而且也是获取随机过程的功率谱及从噪声中提取有用信息的工具。

1) 平稳随机过程的自相关函数是偶函数，即满足

$$E[X(t)X(t+\tau)]=r_X(\tau)=r_X(-\tau) \tag{1.5.17}$$

同理，平稳随机过程的自协方差函数也是偶函数，即

$$\mathrm{Cov}(\tau)=\mathrm{Cov}(-\tau) \tag{1.5.18}$$

2) 平稳随机过程的自相关函数在零点处的值为随机过程的均方值，且为非负值，即

$$r_X(0)=E[X(t)]=\psi_X^2\geqslant 0 \tag{1.5.19}$$

$r_X(0)$ 代表了平稳随机过程的平均功率。如果 $X(t)$ 是噪声电压或电流，则 $r_X(0)$ 表示该噪声电压或者电流在单位电阻上消耗的总的平均功率。

平稳随机过程的自相关函数在 $\tau=0$ 时具有极大值，即

$$r_X(0)\geqslant|r_X(\tau)| \tag{1.5.20}$$

等号说明平稳随机过程的自相关函数在 $\tau\neq 0$ 时，也有可能出现与 $\tau=0$ 同样的极大值。

3) 如果平稳随机过程 $X(t)$ 满足条件 $X(t)=X(t+T)$，则称它为周期平稳随机过程，其中 T 为随机过程的周期。周期平稳随机过程的自相关函数必为周期函数，且它的周期与随机过程的周期相同，即

$$r_X(\tau)=r_x(\tau+T) \tag{1.5.21}$$

因此，对于各态历经的周期性随机过程，求时间平均可在一个周期内进行时间平均运算。例如，周期性各态历经过程的自相关函数为

$$r_X(\tau)=\frac{1}{T}\int_0^T x(t)x(t+\tau)\mathrm{d}t \tag{1.5.22}$$

如果 $X(t)$ 含有一个周期分量，则 $r_X(\tau)$ 也含有一个相同周期的周期分量。例如，随机过程 $X(t)=A\cos(\omega_0 t+\theta)+\varepsilon(t)$，式中 A 和 ω_0 都为常数，θ 为 $(0,2\pi)$ 上均匀分布的随机变量，$\varepsilon(t)$ 为平稳随机过程，且 θ 与 $\varepsilon(t)$ 统计独立。显然，$X(t)$ 含有一个周期分量 $A\cos(\omega_0 t+\theta)$。很容易求得 $X(t)$ 的自相关函数为

$$r_X(\tau)=\frac{A^2}{2}\cos\omega_0\tau+r_\varepsilon(\tau) \tag{1.5.23}$$

可见，自相关函数 $r_X(\tau)$ 包含有与随机过程 $X(t)$ 的周期分量 $A\cos(\omega_0 t+\theta)$ 相同周

期的分量$\frac{A^2}{2}\cos\omega_0\tau$。

4) 对于随机过程 $X(t)$，如果有 $E[X(t)]=\overline{X(t)}\neq 0$，则随机过程 $X(t)$ 含有直流分量$\overline{X(t)}$。令 $X(t)=X_0(t)+\overline{X(t)}$，有 $\overline{X_0(t)}=0$，则有

$$r_X(\tau)=r_{X_0}(\tau)+\overline{[X(t)]^2} \tag{1.5.24}$$

$\overline{[X(t)]^2}$ 是直流分量的平均功率，那么，交流成分所含的平均功率是 $r_X(\tau)-\overline{[X(t)]^2}$。根据随机过程协方差函数的定义，有

$$\begin{aligned}\mathrm{Cov}_X(\tau)&=E\{[X(t)-\overline{X(t)}][X(t+\tau)-\overline{X(t+\tau)}]\}\\&=E[X_0(t)X_0(t+\tau)]=r_{X_0}(\tau)\end{aligned} \tag{1.5.25}$$

5) 对任何不含周期分量的非周期平稳随机过程，有

$$r_X(\infty)=[\overline{X(t)}]^2 \tag{1.5.26}$$

平稳随机过程的自相关函数的傅里叶变换是非负函数，即

$$\int_{-\infty}^{+\infty} r_X(\tau)\mathrm{e}^{-j\omega\tau}\mathrm{d}\tau \geqslant 0 \tag{1.5.27}$$

此条件限制了自相关函数曲线图形不能有任意的形状，不能出现平顶、垂直边在幅度上的任何不连续。

对于一个平稳各态历经随机过程，自相关函数是最重要的数字特征，常用的数字特征都可以由它得到。

数学期望为

$$E[X(t)]=\pm\sqrt{r_X(\infty)} \tag{1.5.28}$$

均方值为

$$E[X^2(t)]=r_X(0) \tag{1.5.29}$$

方差为

$$\mathrm{Var}[X(t)]=r_X(0)-r_X(\infty) \tag{1.5.30}$$

协方差为

$$\mathrm{Cov}_X(\tau)=r_X(\tau)-r_X(\infty) \tag{1.5.31}$$

例 1.6　已知随机相位正弦波 $X(t)=a\cos(\omega t+\theta)$，其中 $a>0$，ω 为常数，θ 是在 $(0,2\pi)$ 内均匀分布的随机变量，求随机信号 $X(t)$ 的 $R_X(t_1,t_2)$ 和 $C_X(t_1,t_2)$。

解：根据自相关函数和协方差函数的定义得

$$\begin{aligned}R_X(t_1,t_2)&=E[X(t_1)X(t_2)]=E[a^2\cos(\omega t_1+\theta)\cos(\omega t_2+\theta)]\\&=\int_0^{2\pi} a^2\cos(\omega t_1+\theta)\cos(\omega t_2+\theta)\frac{1}{2\pi}\mathrm{d}\theta\\&=\frac{a^2}{4\pi}\int_0^{2\pi}\{\cos[\omega(t_2-t_1)]+\cos[\omega(t_2+t_1)+2\theta]\}\mathrm{d}\theta\end{aligned}$$

$$= \frac{a^2}{2}\cos(\omega t_2 - \omega t_1) = \frac{a^2}{2}\cos\omega\tau \qquad \tau = t_2 - t_1$$

$$C_X(t_1,t_2) = E\{[X(t_1) - m_X(t_1)][X(t_2) - m_X(t_2)]\}$$

$$= R_X(t_1,t_2) - E[X(t_1)X(t_2)]$$

$$= R_X(t_1,t_2) = \frac{a^2}{2}\cos\omega\tau$$

1.6　生物医学信号的分类及特点

生物的电学、化学和力学活动会产生各种可以测量和分析的信号，这就是生物信号。生物信号包含了许多有用的信息，可以用于了解特定生物现象或者生物系统的生理机能，也可以用于医学诊断，因此，生物信号也可以称作生物医学信号。

1.6.1　生物医学信号的分类

1. 生物电信号

生物电信号主要有静息电位、动作电位和局部电位，其本质是离子的跨膜流动而不是电子的流动。如果神经细胞或者肌肉细胞受到足够强的刺激，达到了所需的阈值，那么，细胞就会产生动作电位。动作电位由短促的细胞膜跨膜离子流形成，可以用胞内或胞外电极检测。神经细胞产生的动作电位可以通过轴突从一个细胞传导到其他细胞。大量细胞同时产生动作电位会在细胞外形成一个电场，此电场可以通过生物组织传播出去。因此，这种胞外的电位变化可以在组织表面或者生物体表面用表面电极测量。例如，心电图(electrocardiogram，ECG)（图 1.1）、脑电图(electrogastrogram，EEG)和肌电图(electroencephalogram，EMG)等都是这类生物电信号。

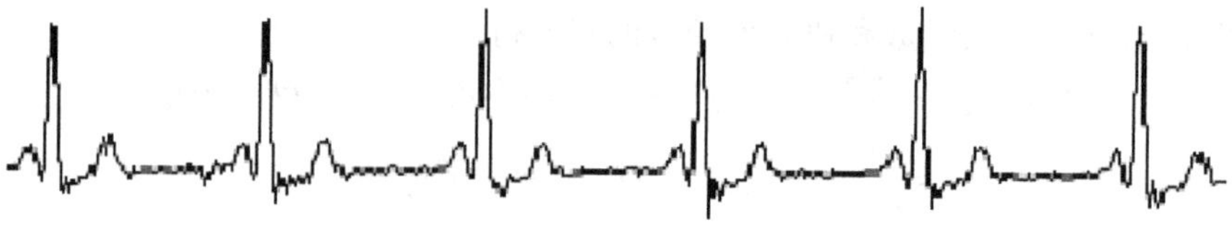

图 1.1　心电图示例

2. 生物磁信号

现代科学研究和实际应用已经充分证实：任何物质都具有磁性，只是有的物质磁性强，有的物质磁性弱；任何空间都存在磁场，只是有的空间磁场高，有的空间磁场低。实验和理论研究表明，包括人在内的生物体不但具有磁性，可以产生磁场，而且这些磁性和磁场对于生物有着重要的作用。心脏、大脑和肺等各种器官也会产生微弱的磁场，可以用磁场传感器测量。一般情况下，磁场比相应的生物电信号要弱得多。生物磁学研究的就是与特定生理活动相关的磁信号。例如，检测大脑、外周神经、胃肠道和心脏等的磁活动，这些测量分别称为脑磁图(magenetoencephalography，MEG)、神经磁图(magnetoneurography，MNG)、胃肠磁图(magnetograstrogram，MGG)和心磁图(magnetocardiography，MCG)。

3. 生物化学信号

生物化学信号反映了体内各种化学物质浓度变化的信息。例如，细胞内钙、钾等各种离子的浓度都可以被检测和记录；呼吸系统或者血液中的氧分压和二氧化碳分压等测量数据常用于检查血氧浓度是否正常，这些都是生物化学信号。生物化学信号有很多用途，如通过测定血糖、乳酸和各种代谢物的浓度，就可以了解各种生理系统的状况。

4. 生物力学信号

生物系统的力学参量，包括运动、位移、张力、压强和流量等，也都是生物医学信号。例如，血压就是血液对血管壁的作用力的测量，其变化可以用记录曲线来表示。曲线的上升表示心室的收缩期，此时血液从心脏射出，流向身体其他部位，血压攀升到最高值，即收缩压；曲线的下降则对应心室的舒张期，此时血压跌落至最低值，也就是所谓的舒张压(图 1.2)。

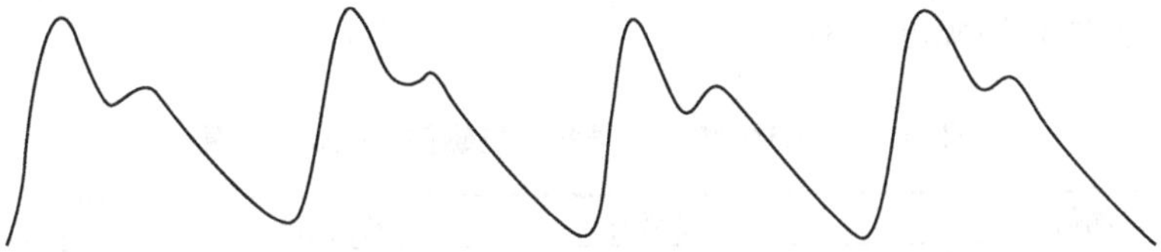

图 1.2　压力脉搏波的波形示例

5. 生物声信号

生物声信号是设计振动的一种特殊生物力学信号，很多生物现象会产生声音。例如，血液流过心脏瓣膜时产生一种独特的声音，通过测量这种声音信号就可以判断心脏瓣膜的功能是否正常。此外，呼吸系统、关节和肌肉也都会产生声音信号，而且这些信号可以经过生物组织传播出来，通常使用放在皮肤表面的扩音器或机械振动仪等声音传感器就可以检测。

6. 生物光信号

生物光信号是由生物系统的光学特性或者光诱导特性产生的，这种信号可以是生物体自发产生的，也可以是为了测量某种生物参量由外界导入的光信号。例如，通过测量羊水的荧光特性，可以判断胎儿的健康状况；用染料稀释法，也就是监测染料进入血液循环系统之后的浓度，可以估计心输出量。此外，红光和红外光有各种各样的应用，例如，通过检测皮肤等特定组织对这种光的吸收量可以精确测量组织的血氧浓度。

1.6.2 生物医学信号的特点

生物系统根据生物功能可以归纳成几个基本系统——循环系统、神经系统、呼吸系统和消化系统等，每一个基本系统实际上又是一些复杂的生物物理和生物化学过程的综合表现，并且这些基本系统还互相交织、渗透和影响。因此，生物医学信号是一种相当复杂的信号，它会受到人体诸多因素的影响，具有一般信号没有的特点，主要体现在以下几点。

1. 信号强度弱

一方面，直接从人体中检测到的生理电信号本身强度就是微弱的；另一方面，为了减少对生物体正常活动的干扰或者防止对生物体的伤害，测量中总是尽可能地减少对被测量的取样数量，因此也使得被测信号强度比较微弱。在处理各种生理信号时，就需要测量系统的灵敏度高、分辨率强、抑制噪声和抗干扰能力好。这一特点在生物电信号、生物磁信号的测量中尤为突出。表 1.1 为部分生物电信号和生物磁信号的幅度范围。

表 1.1　部分生物电信号和生物磁信号的幅度范围

被测信号	幅度范围	被测信号	幅度范围
心电(皮肤电极)	50μV～5mV	心磁	10^{-10}T 量级
脑电(头皮电极)	10～300μV	脑磁	10^{-12}T 量级
肌电	20μV～10mV	肺磁	1^{-8}T 量级
细胞电位	−100～+200μV		

2. 噪声强

噪声是指对所研究对象的信号造成干扰的其他信号。由于人体自身信号弱，加之人体又是一个复杂的整体，因此信号易受噪声的干扰。例如，电生理信号总是伴随着由于肢体动作、精神紧张等带来的干扰，而且常混有较强的工频干扰；诱发脑电信号中总是伴随着较强的自发脑电；从母体腹部取到的胎儿心电信号常被较强的母亲心电所淹没。这给信号的检测与处理带来了困难。因此处理生物医学信号时要求采用有效去除噪声的算法。

3. 频率一般较低

除心音信号频谱成分稍高外，其他电生理信号频谱一般较低，如心电信号的频谱为 0.01～35Hz，脑电的频谱分布在 1～30Hz。因此在信号的获取、放大及处理时要充分考虑信号的频率响应特性。

4. 随机性强

生物医学信号是随机信号，一般不能用确定的数学函数来描述，它的规律主要从大量统计结果中呈现出来，必须借助统计处理技术来检测、辨识随机信号和估计它的特征。另外，生物医学信号往往也是非平稳的，即信号的统计特征(如均值、方差等)随时间的变化而改变。

习　题

1.1　简述信号的概念及其几种分类方法。

1.2　简述频率与概率的定义与区别。

1.3　一袋中装有 5 只球，编号为 1，2，3，4，5，在袋中同时取 3 只，以 ξ 表示取出的 3 只球中的最大号，写出随机变量 ξ 的分布列。

1.4　已知盒中有 10 个灯泡，其中 8 个正品，2 个次品，需要从中取出 2 个正品，每次取出 1 个，取出后不放回，直到取出 2 个正品为止，设 ξ 为取出的次数，求 ξ 的分布列及 E_ξ。

1.5　在一次购物抽奖活动中，假设某 10 张券中有一等奖券 1 张，可获价值 50 元的奖品；有二等奖券 3 张，每张可获价值 10 元的奖品；其余 6 张没有奖。某顾客从此 10 张券中任抽 2 张，求：①该顾客中奖的概率；②该顾客获得的奖品总价值的概率分布列和期望。

1.6　随机过程 $X(t) = A\cos\omega t + B\sin\omega t$，其中 ω 为常数，A、B 是两个相互独立的高斯变量，并且 $E[A] = E[B] = 0$，$E[A^2] = E[B^2] = \sigma^2$。求 $X(t)$ 的数学期望和自相关函数。

1.7　给定随机过程 $X(t)$ 和常数 a，试以 $X(t)$ 的自相关函数来表示差信号

$Y(t)=X(t+a)-X(t)$ 的自相关函数。

1.8 有 3 个样本函数 $x_1(t)=2$ 、 $x_2(t)=2\cos t$ 、 $x_3(t)=3\sin t$ 组成的随机过程 $X(t)$，每个样本函数发生的概率相等，是否满足严平稳或宽平稳的条件？

1.9 已知随机过程 $X(t)=A\cos(\omega t+\varphi)$ ， φ 为在 $[0,2\pi]$ 内均匀分布的随机变量，A 可能是常数、时间函数或随机变量。A 满足什么条件时，$X(t)$ 是各态历经过程？

1.10 试用 $X(t)$ 的自相关函数及功率谱密度来表示 $Y(t)=X(t)\cos(\omega_0 t+\varphi)$ 的自相关函数及功率谱密度。其中，φ 为在 $[0,2\pi]$ 内均匀分布的随机变量，$X(t)$ 是与 φ 相互独立的随机过程。

参 考 文 献

常建平, 李海林. 2012. 随机信号分析. 北京: 科学出版社.
封州燕. 2014. 生物医学工程学概论. 北京: 机械工业出版社.
高西泉, 丁玉美. 2008. 数字信号处理. 3 版. 西安: 西安电子科技大学出版社.
何子述, 夏威. 2009. 现代数字信号处理及其应用. 北京: 清华大学出版社.
胡宗福, 赵晓群. 2012 现代信号处理基础及应用. 北京: 电子工业出版社.
黄国亮. 2007. 生物医学检测技术概论. 北京: 清华大学出版社.
吉淑娇, 雷艳敏. 2014. 随机信号分析. 北京: 清华大学出版社.
金连文, 韦岗. 2004. 现代数字信号处理简明教程. 北京: 清华大学出版社.
梁玉红. 2013. 随机信号分析基础. 西安: 西安电子科技大学出版社.
刘丽娟. 2008. 时频分析技术及其应用. 成都: 成都理工大学硕士学位论文.
罗鹏飞, 张文明. 2012. 随机信号分析与处理. 2 版. 北京: 清华大学出版社.
潘建寿, 王琳, 严鹏. 2011. 随机信号分析及应用. 北京: 清华大学出版社.
潘仲明. 2013. 随机信号与系统. 北京: 国防工业出版社.
邵朝. 2010. 随机信号分析. 北京: 国防工业出版社.
王炳和. 2011. 现代数字信号处理. 西安: 西安电子科技大学出版社.
王惠刚, 马艳. 2014. 离散随机信号处理. 北京: 电子工业出版社.
王永德, 王军. 2013. 随机信号分析基础. 4 版. 北京: 电子工业出版社.
杨福生, 高上凯. 2000. 生物医学信号处理. 北京: 清华大学出版社.
于凤芹. 2011. 数字信号处理简明教程. 北京: 科学出版社.
张贤达. 2002. 现代信号处理. 北京: 清华大学出版社.

第 2 章　平稳随机信号的线性模型及谱估计

2.1　平稳随机信号模型分类

经典功率谱估计方法的方差性能较差，分辨率低。方差性能差的原因是无法实现功率谱密度原始定义中的求均值和求极限运算。而分辨率低，对周期图法是由于假定了数据窗以外的数据全为零，对自相关法是由于假定了在延迟窗以外的自相关函数全为零。正是由于这些不符合实际的假定导致了经典谱估计分辨率较差。

现代谱估计技术是为了改善经典谱估计的分辨率差的缺点而产生的。参数模型法是现代谱估计中的主要内容，也是本章讨论的主题。参数模型法的具体思路如下。

1) 假定所研究的过程 $x(n)$ 是由一个输入序列 $u(n)$ 激励一个线性系统 $H(z)$ 的输出，如图 2.1 所示。

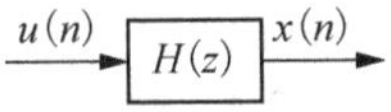

图 2.1　参数模型

2) 由已知的 $x(n)$ 或其自相关函数 $r_x(m)$ 来估计 $H(z)$ 的参数。

3) 由 $H(z)$ 的参数来估计 $x(n)$ 的功率谱。

在图 2.1 中，$H(z)$ 是一个因果的线性移不变离散时间系统，当然，它应该是稳定的，其单位抽样响应 $h(n)$ 是确定性的。输出序列 $x(n)$ 可以是平稳的随机序列，也可以是确定性的时间序列。若 $x(n)$ 是确定性的，那么 $u(n)$ 是一个冲激序列，若 $x(n)$ 是随机的，那么 $u(n)$ 应是一个白噪声序列。

不论 $x(n)$ 是确定性信号还是随机信号，对图 2.1 的线性系统，$u(n)$ 和 $x(n)$ 之间总有如下的输入输出关系

$$x(n) = -\sum_{k=1}^{p} a_k x(n-k) + \sum_{k=0}^{q} b_k y(n-k) \tag{2.1.1}$$

及

$$x(n) = \sum_{k=0}^{\infty} h(k) u(n-k) \tag{2.1.2}$$

对 (2.1.1) 式及 (2.1.2) 式两边分别取 Z 变换，并假定 $b_0 = 1$，可得

$$H(z)=\frac{B(z)}{\mathrm{A}(z)} \tag{2.1.3}$$

式中，

$$A(z)=1+\sum_{k=1}^{p}a_k z^{-k} \tag{2.1.4a}$$

$$B(z)=1+\sum_{k=1}^{p}b_k z^{-k} \tag{2.1.4b}$$

$$H(z)=\sum_{k=0}^{\infty}h(k)z^{-k} \tag{2.1.4c}$$

为了保证 $H(z)$ 是一个稳定的且是最小相位的系统，$A(z)$、$B(z)$ 的零点都应在单位圆内。

假定 $u(n)$ 是一个方差为 σ^2 的白噪声序列，由随机信号通过线性系统的理论可知，输出序列 $x(n)$ 的功率谱

$$P_x(\mathrm{e}^{j\omega})=\frac{\sigma^2 B(\mathrm{e}^{j\omega})B^*(\mathrm{e}^{j\omega})}{A^*(\mathrm{e}^{j\omega})A(\mathrm{e}^{j\omega})}=\frac{\sigma^2\,|B(\mathrm{e}^{j\omega})|^2}{|A(\mathrm{e}^{j\omega})|^2} \tag{2.1.5}$$

这样，如果激励白噪声的方差 σ^2 及模型的参数 $a_1,a_2,\cdots a_p$；$b_1,b_2,\cdots b_q$；已知，那么由上式可求出输出序列 $x(n)$ 的功率谱。

现在对(2.1.1)式分 3 种情况来讨论。

1) 如果 $b_1,b_2,\cdots b_q$ 全为零，那么(2.1.1)式、(2.1.3)式及(2.1.5)式分别变成

$$x(n)=-\sum_{k=1}^{p}a_k x(n-k)+u(n) \tag{2.1.6}$$

$$H(z)=\frac{1}{A(Z)}=\frac{1}{1+\sum_{k=1}^{p}a_k z^{-k}} \tag{2.1.7}$$

$$P_x(\mathrm{e}^{j\omega})=\frac{\sigma^2}{\left|1+\sum_{k=1}^{p}a_k \mathrm{e}^{-jk}\right|} \tag{2.1.8}$$

此三式给出的模型称为自回归(auto-regressive)模型，简称 AR 模型，它是一个全极点的模型。“自回归”的含义是：该模型现在的输出是现在的输入和过去 p 个输出的加权和。

2) 如果 $a_1,a_2,\cdots a_p$ 全为零，那么(2.1.1)式、(2.1.3)式及(2.1.5)式分别变成

$$x(n)=\sum_{k=0}^{q}b_k u(n-k)=u(n)+\sum_{k=1}^{q}b_k u(n-k),b_0=1 \tag{2.1.9}$$

$$H(z)=B(z)=1+\sum_{k=1}^{q}b_k z^{-k} \tag{2.1.10}$$

$$P_x(\mathrm{e}^{j\omega})=\sigma^2\left|1+\sum_{k=1}^{q}b_k\mathrm{e}^{-j\omega k}\right|^2 \tag{2.1.11}$$

此三式给出的模型称为移动平均(moving-average)模型，简称 MA 模型，它是一个全零点的模型。

3) 如果 $a_1,a_2,\cdots a_p$； $b_1,b_2,\cdots b_q$；不全为零，则(2.1.1)式给出的模型称为自回归-移动平均模型，简称 ARMA 模型。显然，ARMA 模型是一个既有极点，又有零点的模型。

工程实际中所遇到的功率谱大体可分为 3 种：一种是“平谱”，即白噪声的谱；另一种是“线谱”，这是由一个或多个纯正弦所组成的信号的功率谱，这两种是极端的情况；介于二者之间的是既有峰点又有谷点的谱，这种谱称 ARMA 谱。显然，由于 ARMA 模型是一个极零模型，它易于反映功率谱中的峰值和谷值。不难想象，AR 模型易反映谱中的峰值，而 MA 模型易反映谱中的谷值。

AR 模型、MA 模型和 ARMA 模型是功率谱估计中最主要的参数模型。由后面的讨论可知，AR 模型的正则方程是一组线性方程，而 MA 模型和 ARMA 模型是非线性方程。由于 AR 模型具有一系列好的性能，因此，是被研究最多并获得广泛应用的一种模型。本章将较为详细地讨论 AR 模型参数的计算、谱的性能及与其他算法的关系，最后给出 MA 模型及 ARMA 模型谱估计算法。

2.2 AR 模 型

2.2.1 AR 模型的正则方程与参数计算

假定 $u(n)$、$x(n)$ 都是实平稳的随机信号，$u(n)$ 为白噪声，方差为 σ^2，现在，我们希望建立 AR 模型的参数 a_k 和 $x(n)$ 的自相关函数关系，即 AR 模型的正则方程。

将(2.1.6)式两边同乘以 $x(n+m)$，并求均值，得

$$r_x(m)=E\{x(n)x(n+m)\}=E\{[-\sum_{k=1}^{p}a_k x(n+m-k)+u(n+m)]x(n)\}$$

即

$$r_x(m)=-\sum_{k=1}^{p}a_k E\{x(n+m-k)x(n)\}+E\{u(n+m)x(n)\}$$

于是

$$r_x(m)=-\sum_{k=1}^{p}a_k r_x(m-k)+r_{xu}(m) \tag{2.2.1}$$

由于$u(n)$是方差σ^2的白噪声，由(2.1.2)式，有

$$\begin{aligned}r_{xu}(m)&=E\{u(n+m)x(n)\}=E\{u(n+m)\sum_{k=0}^{\infty}h(k)u(n-k)\}\\&=\sigma^2\sum_{k=0}^{\infty}h(k)\delta(m+k)=\sigma^2 h(-m)\end{aligned}$$

即

$$E\{u(n)x(n-m)\}=\begin{cases}0 & m\neq 0\\ \sigma^2 h(0) & m=0\end{cases} \tag{2.2.2}$$

由 Z 变换的定义，$\lim\limits_{z\to\infty}H(z)=h(0)$，在(2.1.7)式中，当$z\to\infty$时，$h(0)=1$。综合(2.2.1)式及(2.2.2)式，有

$$r_x(m)=\begin{cases}-\sum_{k=1}^{p}a_k r_x(m-k) & m\geqslant 1\\ -\sum_{k=1}^{p}a_k r_x(k)+\sigma^2 & m=0\end{cases} \tag{2.2.3}$$

在上面的推导中，应用了自相关函数的偶对称性，即$r_x(m)=r_x(-m)$。上式可写成矩阵形式，即

$$\begin{bmatrix}r_x(0) & r_x(1) & r_x(2) & \cdots & r_x(p)\\ r_x(1) & r_x(0) & r_x(1) & \cdots & r_x(p-1)\\ r_x(2) & r_x(1) & r_x(0) & \cdots & r_x(p-2)\\ \vdots & \vdots & \vdots & \vdots & \vdots\\ r_x(p) & r_x(p-1) & r_x(p-2) & \cdots & r_x(0)\end{bmatrix}\begin{bmatrix}1\\ a_1\\ a_2\\ \vdots\\ a_p\end{bmatrix}=\begin{bmatrix}\sigma^2\\ 0\\ 0\\ \vdots\\ 0\end{bmatrix} \tag{2.2.4}$$

上述两式即 AR 模型的正则方程，又称 Yule-Walker 方程。系数矩阵不但是对称的，而且沿着和主对角线平行的任一条对角线上的元素都相等，这样的矩阵称为 Toeplitz 矩阵。若$x(n)$是复方程，那么$r_x(m)=r_x^*(-m)$，系数矩阵是 Hermitian 对称的 Toeplitz 矩阵。(2.2.4)式可简单地表示为

$$\boldsymbol{Ra}=\begin{bmatrix}\sigma^2\\ \boldsymbol{O}_p\end{bmatrix} \tag{2.2.5}$$

式中，$\boldsymbol{a}=[1,a_1,\cdots,a_p]^{\mathrm{T}}$，$\boldsymbol{O}_p$为$p\times 1$全零列向量，$\boldsymbol{R}$是$(p+1)\times(p+1)$的自相关矩阵。

可以看出，一个p阶的 AR 模型共有$p+1$个参数，即$a_1,\cdots,a_p,\sigma^2$，只要知道$x(n)$的前$p+1$个自相关函数$r_x(0),r_x(1),\cdots,r_x(p)$，由(2.2.3)式到(2.2.5)式的线性方

程组即可求出这 $p+1$ 个参数，将它们带入(2.1.8)式，即可求出 $x(n)$ 的功率谱。用高斯消元法直接求解(2.2.4)式，需要的计算量约为 $O(p^3)$。Levinson、Durbin 根据 Toeplitz 矩阵的对称性质，给出了一个高效的递推算法，需要的计算量约为 $O(p^3)$。为了更好地理解 AR 模型的一些性质，在讨论该递推算法之前，先介绍线性预测的基本概念，从而揭示 AR 模型和线性预测之间的关系。

设 $x(n)$ 在时刻 n 之前的 p 个数据 $\{x(n-p),x(n-p+1),\cdots,x(n-1)\}$ 已知，我们希望利用这 p 个数据来预测 n 时刻的值 $x(n)$。预测的方法很多，现在我们用线性预测的方法来实现。设 $\hat{x}(n)$ 是对真实 $x(n)$ 的预测，那么

$$\hat{x}(n)=-\sum_{k=1}^{p}\alpha_k x(n-k) \tag{2.2.6}$$

设预测值 $\hat{x}(n)$ 和真实值 $x(n)$ 之间的误差为 $e(n)$，则

$$e(n)=x(n)-\hat{x}(n) \tag{2.2.7}$$

因此，总的预测误差功率为

$$\rho=E\{e^2(n)\}=E\{[x(n)+\sum_{k=1}^{p}\alpha_k x(n-k)]^2\} \tag{2.2.8}$$

根据正交原理，为求得使 ρ 最小的 $a_k,k=1,\cdots,p$，应使 $x(n-p),\cdots,x(n-1)$ 和预测误差序列 $e(n)$ 正交，即

$$E\{x(n-m)[x(n)-\hat{x}(n)]\}=0,\quad m=1,2,\cdots,p \tag{2.2.9}$$

由此式可得

$$r_x(m)=-\sum_{k=1}^{p}\alpha_k r_x(m-k),\quad m=1,2,\cdots,p \tag{2.2.10}$$

再由最小均方误差结论，有

$$\rho_{\min}=E\{x(n)[x(n)-\hat{x}(n)]\}=r_x(0)+\sum_{k=1}^{p}\alpha_k r_x(k) \tag{2.2.11}$$

(2.2.10)式和(2.2.11)式被称为线性预测的 Wiener-Hopf 方程。令(2.2.8)式的 ρ 相对 $a_k,k=1,\cdots,p$ 为最小，同样可得到这两个方程。

将这两个方程和 AR 模型的正则方程相比较，可以看出它们极其相似。因为 $x(n)$ 是同一个随机信号，若线性预测器的阶次和 AR 模型的阶次一样，那么，必然有

$$\begin{cases}\alpha_k=a_k & k=1,2,\cdots,p\\ \rho_{\min}=\sigma^2\end{cases} \tag{2.2.12}$$

上面两式说明，一个 p 阶 AR 模型的 $p+1$ 个参数 $(a_1,\cdots,a_p,\sigma^2)$ 同样可用来构成一个 p 阶的最佳线性预测器。该预测器的最小均方误差 $\rho_{\min}$ 等于 AR 模型激励白噪声的能量(方程 σ^2)。反过来，若要求一个 AR 模型的输出是同阶预测器所预

测的 $x(n)$，那么该 AR 模型的系数应是线性预测器的系数，输入白噪声的能量应等于 $\rho_{\min}$。所以，AR 模型是在最小平方意义上对数据的拟合。

若 $x(n)$ 是由一个 p 阶线性预测器所产生的输出，而 $x(n)$ 又是一个由 p 阶的 AR 过程，那么

$$e(n)=x(n)-\hat{x}(n)=x(n)+\sum_{k=1}^{p}a_k x(n-k)$$

$$=x(n)+\sum_{k=1}^{p}a_k x(n-k)=u(n) \tag{2.2.13}$$

即 p 阶线性预测器的输出是一个白噪声序列。所谓 $x(n)$ 是一个 AR(p) 过程，是指 $x(n)$ 是由 $u(n)$ 激励一个 p 阶的 AR 模型所产生的。若采用高于 p 阶的 AR 模型，当 $k>p$ 时，必有 $a_k=0$。由于滤波器 $A(z)$ 能将 $x(n)$ 变成一个白噪声 $u(n)$［即 $e(n)$］，所以我们称 $A(z)$ 为白化滤波器或反滤波器。AR 模型、白化滤波器及线性预测器分别示于图 2.2 的 (a)、(b) 和 (c)。

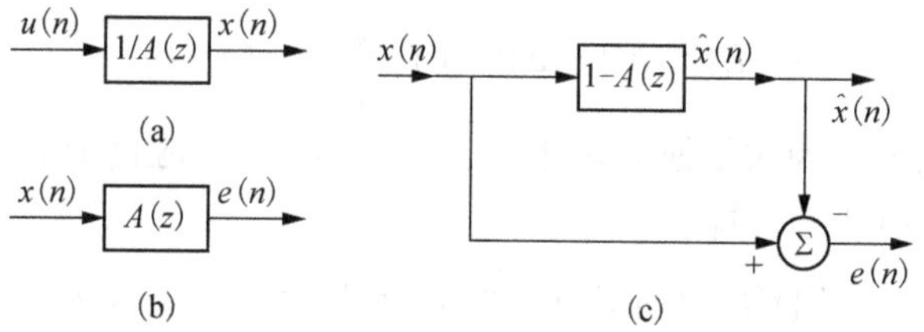

图 2.2　AR 模型与白化滤波器

(a) AR 模型；(b) 白化滤波器；(c) 线性预测器

(2.2.6) 式是用后 p 个数据向前一步预测 $x(n)$，当然，我们也可以用这个 p 数据向后一步预测 $x(n-p)$，前者称为向前预测，后者称为向后预测。线性预测的理论在 AR 模型参数的求解中起到了重要的作用。

现在讨论 Levinson-Durbin 快速算法。

定义 $a_m(k)$ 为 p 阶 AR 模型在阶次为 m 时的第 k 个系数，$k=1,2,\cdots,m$，而 $m=1,2,\cdots,p$，ρ^m 为 m 阶时的前向预测的最小误差功率(此处省去了“min”，且 $\rho^m=\sigma_m^2$)。由 (2.2.4) 式，当 $m=1$ 时，有

$$\begin{bmatrix} r_x(0) & r_x(1) \\ r_x(1) & r_x(0) \end{bmatrix}\begin{bmatrix} 1 \\ a_1(1) \end{bmatrix}=\begin{bmatrix} \rho_1 \\ 0 \end{bmatrix}$$

解出

$$a_1(1)=-r_x(1)/r_x(0) \tag{2.2.14a}$$

$$\rho_1=r_x(0)-r_x^2(1)/r_x(0)=r_x(0)[1-a_1^2(1)] \tag{2.2.14b}$$

定义初始条件

$$\rho_0=r_x(0)$$

那么

$$\rho_1 = \rho_0[1 - a_1^2(1)]$$

再定义第 m 时的第 m 个系数，即 $a_m(m)$ 为 k_m，k_m 称为反射系数，那么，由 Toeplitz 矩阵的性质，可得到如下 Levinson-Durbin 递推算法。

$$k_m = -[\sum_{k=1}^{m-1} a_{m-1}(k) r_x(m-k) + r_x(m)] / \rho_{m-1} \tag{2.2.15a}$$

$$a_m(k) = a_{m-1}(k) + k_m a_{m-1}(m-k) \tag{2.2.15b}$$

$$\rho_m = \rho_{m-1}[1 - k_m^2] \tag{2.2.15c}$$

Levinson-Durbin 算法从低阶开始递推，直到阶次 p，给出了在每一个阶次时的所有参数，即 $a_m(1), a_m(2), \cdots, a_m(m)$，其中 $m = 1, 2, \cdots, p$。这一特点特别有利于我们选择 AR 模型合适的阶次。

由于线性预测的最小均方误差总是大于零的，由(2.2.15a)式，必有

$$|k_m| < 1 \tag{2.2.16}$$

如果 $|k_m| = 1$，那么递推应该停止。由反射系数的这一特点，我们可得出预测误差功率的一个很重要的性质

$$\rho_p < \rho_{p-1} < \cdots < \rho_1 < \rho_0 \tag{2.2.17}$$

由上面的讨论可知，对一个 AR(p) 过程 $x(n)$，我们可等效地用三组参数来表示它。

1) $p+1$ 个自相关函数，即 $r_x(0), r_x(1), \cdots, r_x(p)$。

2) $p+1$ 个 AR 模型参数，即 $a_p(1), a_p(2), \cdots, a_p(p), \sigma^2$（或 ρ_p）。

3) 反射系数，即 $k_1, k_2, \cdots, k_p$ 及 $r_x(0)$。

这三组参数可以互相地导出。

(2.2.14)式及(2.2.15)式的推导是建立在 $x(n)$ 的前 $p+1$ 个自相关函数已知的基础上的，在实际工作中，我们往往并不能精确地知道 $x(n)$ 的自相关函数，而知道的仅仅是 N 点数据，即 $x_N(n),\ n = 0, 1, \cdots, N-1$，为此，我们可以按如下步骤估计 $x(n)$ 的功率谱。

1) 由 $\hat{r}_x(m)$ 估计 $x(n)$ 的自相关函数，得 $\hat{r}_x(m), m = 0, 1, \cdots, p$。

2) 用 $\hat{r}_x(m)$ 代替上述递推算法中的 $r_x(m)$，重新求解 Yule-Walker 方程，这时求出的 AR 模型参数是真实参数的估计值，即 $\hat{a}(1), \hat{a}(2), \cdots, \hat{a}(p), \rho_p$。

3) 将这些参数代入(2.1.8)式，得到 $x(n)$ 的功率谱 $P_x(e^{j\omega})$ 的估计，即

$$\hat{P}_{AR}(e^{j\omega}) = \frac{\hat{\rho}_p}{|1 + \sum_{k=1}^{p} \hat{a}_k e^{-j\omega k}|^2} \tag{2.2.18}$$

$$\hat{P}_{\mathrm{AR}}(\mathrm{e}^{j\frac{2\pi}{N}l})=\frac{\hat{\rho}_p}{|1+\sum_{k=1}^{p}\hat{a}_k\mathrm{e}^{-j\frac{2\pi}{N}lk}|^2}=\frac{\hat{\rho}_p}{|\sum_{k=0}^{N-1}\hat{a}_k\mathrm{e}^{-j\frac{2\pi}{N}lk}|^2} \tag{2.2.19}$$

式中，$a_0=1$，而 $a_{p+1},\cdots,a_{N+1}=0$。这样，上式可用 FFT 快速计算。

2.2.2 AR 模型谱估计的性质

AR 模型估计出的功率谱有一系列好的性质，现在对它们分别进行讨论。

1. AR 谱的平滑特性

由于 AR 模型是一个有理分式，因而估计出的谱要比经典法的谱平滑。

2. AR 谱的分辨率

由信号的时宽-带宽积可知，长度为 N 的信号，若抽样间隔为 T_s，那么由 DFT 做谱分析时，其分辨率粗略地为 f_s/N。在讨论经典谱估计的分辨率时，我们指出，分辨率正比于 $2\pi k/N$，即窗函数主瓣的宽度，2π 对应 f_s。总之，经典谱估计的分辨率反比于使用的信号长度。

现代谱估计的分辨率可以不受此限制。这是因为，对给定的数据 $x_N(n),n=0,1,\cdots,\ N-1$，虽然其估计出的自相关函数也是有限长，即 $m=-(N-1)\sim(N-1)$，但现代谱估计的一些方法隐含着数据和自相关函数的外推，使其可能的长度超过给定的长度。例如，AR 模型是在最小均方意义上对给定的数据的拟合，即

$$\hat{x}(n)=-\sum_{k=1}^{p}a_kx(n-k)$$

这样，$\hat{x}(n)$ 可能达到的长度是 $0\sim(N-1+p)$。在此之外，若用 $\hat{x}(n)$ 代替 $x(n)$ 还可以继续外推。

AR 谱 $P_{\mathrm{AR}}(\mathrm{e}^{j\omega})$ 对应一个无穷长的自相关函数，记为 $r_a(m)$，即

$$P_{\mathrm{AR}}(\mathrm{e}^{j\omega})=\frac{\rho_p}{|1+\sum_{k=1}^{p}a_k\mathrm{e}^{-j\omega k}|^2}=\sum_{m=-\infty}^{\infty}r_a(m)\mathrm{e}^{-j\omega m} \tag{2.2.20}$$

现在证明，$r_a(m)$ 和真实自相关函数 $r_x(m)$ 有如下关系：

$$r_a(m)=\begin{cases}r_x(m) & |m|\leqslant p\\ -\sum_{k=1}^{p}a_kr_a(m-k) & |m|>p\end{cases} \tag{2.2.21}$$

证明：(2.3.1)式可写成

$$\frac{\rho_p}{A(\mathrm{e}^{j\omega})A^*(\mathrm{e}^{j\omega})}=\sum_{m=-\infty}^{\infty}r_a(m)\mathrm{e}^{-j\omega n}$$

两边同乘以 $A(\mathrm{e}^{j\omega})$，得

$$\frac{\rho_p}{A^*(\mathrm{e}^{j\omega})}=A(\mathrm{e}^{j\omega})\sum_{m=-\infty}^{\infty}r_a(m)\mathrm{e}^{-j\omega n}$$

两边同取傅里叶反变换，考虑到是 $h(n)$ 因果序列，且 $h(0)=1$，有

$$f^{-1}[\rho_p / A^*(\mathrm{e}^{j\omega})]=\rho_p h(-k)=\rho_p h(0)=\rho_p$$

$$\begin{aligned}f^{-1}[A(\mathrm{e}^{j\omega})\sum_{m=-\infty}^{\infty}r_a(m)\mathrm{e}^{-j\omega n}]&=a(m)*r_a(m)\\&=\sum_{k=0}^{p}a(k)r_a(m-k)\end{aligned}\tag{2.2.22}$$

以上两式相等，于是有

$$r_a(m)=-\sum_{k=1}^{p}a(k)r_a(m-k)+\rho_p\delta(m),\quad m\geqslant 0\tag{2.2.23}$$

当 $|m|>p$ 时，自相关函数 $r_a(m)$ 可以用此式外推，因此(2.2.21)式的第二个式子得证。此式即是(2.2.3)式的 Yule-Walker 方程，不过此处是用 $r_a(m)$ 代替了真实的自相关函数 $r_x(m)$。但 $r_x(m)$ 和 $r_a(m)$ 是在 $m=0,1,\cdots,p$ 时用来产生同样一组自回归模型的参数，因此必有 $r_a(m)=r_x(m)$，其中 $m=0,1,\cdots,p$，这样(2.2.21)式的第一个式子得证。

(2.2.21)式称为 AR 模型的“自相关函数”匹配性质。我们用 $r_x(0),r_x(1),\cdots,r_x(p)$ 这 $p+1$ 个值可以表征一个 p 阶的 AR 模型，由此 AR(p)模型得到的谱 $P_{\mathrm{AR}}(\mathrm{e}^{j\omega})$ 对应一个无穷长的自相关序列 $r_a(m)$，$r_a(m)$ 在 $m=0,1,\cdots,p$ 时完全等于 $r_x(m)$，而在 $m>p$ 时，$r_a(m)$ 是由(2.2.21)式作外推而得到的。在经典谱估计的自相关法中，有

$$\hat{P}_{\mathrm{BT}}(\mathrm{e}^{j\omega})=\sum_{m=-p}^{p}\hat{r}_x(m)\mathrm{e}^{-j\omega n}$$

它是把 $|m|>p$ 以外的自相关函数都视为零，其分辨率当然不可避免地要受到窗函数的宽度($-p\sim+p$)的限制。而 AR 模型谱对应的自相关函数在 $|m|>p$ 后并不等于零，它可以由(2.2.21)式外推，因此避免了窗函数的影响。这是 AR 模型谱分辨率高的一个主要原因。

AR 模型谱估计的高分辨率特性也可以从 AR 模型和最大熵谱估计的关系来加以说明。为此，现在简要介绍最大熵谱估计的概念。

最大熵谱估计是 Burg 于 1967 年提出的。最大熵谱估计(maximum entropy

spectra estimation，MESE）的基本思想是，已知 $p+1$ 个自相关函数 $r_x(0), r_x(1), \cdots, r_x(p)$，现在希望利用这 $p+1$ 个值对 $m>p$ 时的未知自相关函数予以外推。外推的方法有很多，Burg 主张，外推后的自相关函数所对应的时间序列应具有最大的熵，也就是说在所有前 $p+1$ 个自相关函数等于原来给定值的外推后的自相关序列中，所选择的自相关序列对应的时间序列是“最随机”的。下面先简要介绍熵的概念，再给出最大熵谱估计的方法，并讨论它和 AR 谱的关系。

该信源由属于集合 $X=\{x_1, x_2, \cdots, x_m\}$ 的 M 个事件所组成，信源产生事件 x_1 的概率为 $P(x_1)$，则

$$\sum_{j=1}^{M} P(x_j)=1$$

定义在集合 X 中事件 x_j 的信息量为

$$I(x_j)=-\ln P(x_j)$$

若式中对数以 e 为底，则 $I(x_j)$ 的单位为奈特，若以 2 为底，则单位为比特。

定义整个信源 M 个事件的平均信息量为

$$H(X)=-\sum_{j=1}^{M} P(x_j)\ln P(x_j) \tag{2.2.24}$$

$H(X)$ 被称为信号 X 的熵。若信源 X 是一个连续型的随机变量，其概率密度为 $p(x)$，也是连续函数，模仿(2.2.24)式，信源 X 的熵定义为

$$H(X)=-\int_{-\infty}^{\infty} p(x)\ln p(x)\mathrm{d}x \tag{2.2.25}$$

假定信号 X 是一个高斯随机过程，可以证明它的每个样本的熵正比于

$$\int_{-\pi}^{\pi} \ln P_{\mathrm{MEN}}(\mathrm{e}^{j\omega})\mathrm{d}\omega \tag{2.2.26}$$

式中，$P_{\mathrm{MEN}}(\mathrm{e}^{j\omega})$ 是信号 X 的最大熵功率谱。Burg 对 $P_{\mathrm{MEN}}(\mathrm{e}^{j\omega})$ 施加了一个制约条件，即它的傅里叶反变换所得到的前 $p+1$ 个自相关函数应等于所给定的信号 X 的前 $p+1$ 个自相关函数，亦即

$$\int_{-\pi}^{\pi} P_{\mathrm{MEN}}(\mathrm{e}^{j\omega})\mathrm{e}^{j\omega m}d\omega=r_x(m),\quad m=0,1,\cdots,p \tag{2.2.27}$$

若 X 是高斯型随机信号，则利用 Language 乘子法，在(2.2.27)式的制约下令(2.2.26)式最大，得到最大熵功率谱，即

$$P_{\mathrm{MEN}}(\mathrm{e}^{j\omega})=\frac{\sigma^2}{|1+\sum_{k=1}^{p} a_k \mathrm{e}^{-j\omega k}|^2} \tag{2.2.28}$$

式中，$a_1, \cdots, a_p, \sigma^2$，是通过 Yule-Walker 方程求出的 AR 模型的参数。这样对高斯随机信号，其最大熵谱和其 AR 谱是一样的。由于最大熵谱本来就是建立在自相关函数外推的基础上的，所以 AR 谱也等效于一个外推后的自相关函数的谱。这

有助于帮助我们理解 AR 谱的性质。

当然，如果信号 X 不是高斯随机信号，则其最大熵谱和 AR 谱是不一样的。

3. AR 谱的匹配性质

由图 2.2(b)，记 $P_e(\mathrm{e}^{j\omega})$ 为误差序列 $e(n)$ 的功率谱，则

$$P_x(\mathrm{e}^{j\omega}) = \frac{P_e(\mathrm{e}^{j\omega})}{|A(\mathrm{e}^{j\omega})|^2} \tag{2.2.29}$$

又

$$P_{\mathrm{AR}}(\mathrm{e}^{j\omega}) = \frac{\rho_{\min}}{|A(\mathrm{e}^{j\omega})|^2} \tag{2.2.30}$$

比较上面两式可以看出，如果信号 $x(n)$ 的功率谱 $P_x(\mathrm{e}^{j\omega})$ 被 AR 模型的谱 $P_{\mathrm{AR}}(\mathrm{e}^{j\omega})$ 来模拟，则误差序列 $\mathrm{e}(n)$ 的功率谱 $P_e(\mathrm{e}^{j\omega})$ 将由一个常数 $\rho_{\min}$ 来模拟。具有这样谱的 $\mathrm{e}(n)$，对确定性信号来说，是一个冲激函数，对随机信号来说，将是一个白噪声。从这里也可看出 $A(z)$ 的白化作用。

记 $e(n)$ 的自相关函数为 $r_e(m)$，则

$$\rho = E\{\mathrm{e}^2(n)\} = r_e(0) = \frac{1}{2\pi}\int_{-\pi}^{\pi} P_x(\mathrm{e}^{j\omega})\,|A(\mathrm{e}^{j\omega})|^2\,\mathrm{d}\omega \tag{2.2.31}$$

将 (2.3.11) 式的 $\left|A\left(\mathrm{e}^{j\omega}\right)\right|^2$ 代入上式，有

$$\rho = \frac{\rho_{\min}}{2\pi}\int_{-\pi}^{\pi} \frac{P_x(\mathrm{e}^{j\omega})}{P_{\mathrm{AR}}(\mathrm{e}^{j\omega})}\mathrm{d}\omega \tag{2.2.32}$$

式中，ρ 是误差序列 $e(n)$ 的均方值。若令上式中的 ρ 最小，同样可得到 Yule-Walker 方程。这样，我们对 AR 模型或线性预测，又可以在频域给出新的解释：给定一个随机信号 $x(n)$ 的功率谱，我们希望用一个模型的谱 $P_{\mathrm{AR}}(\mathrm{e}^{j\omega})$ 来模拟它，使二者比值的积分为最小。

前面已推出，ρ 的最小值为 $\rho_{\min}$，这样，(2.2.32) 式变成

$$\frac{1}{2\pi}\int_{-\pi}^{\pi} \frac{P_x(\mathrm{e}^{j\omega})}{P_{\mathrm{AR}}(\mathrm{e}^{j\omega})}\mathrm{d}\omega = 1 \tag{2.2.33}$$

此式对任何阶次的 ρ 都成立。它指出，真实谱与 AR 模型比值的均值为 1，这是 AR 模型的一个重要性质，它在某种程度上也反映了自相关函数的匹配性质。由维纳-辛钦定理及 (2.2.20) 式，有

$$P_x(\mathrm{e}^{j\omega}) = \sum_{m=-\infty}^{\infty} r_x(m)\mathrm{e}^{-j\omega n}$$

$$P_{\mathrm{AR}}(\mathrm{e}^{j\omega}) = \sum_{m=-\infty}^{\infty} r_a(m)\mathrm{e}^{-j\omega n}$$

$r_a(m)$和$r_x(m)$的关系由(2.2.21)式给出。若我们增大阶次p，则等效地增加了$r_a(m)$中和$r_x(m)$相等的部分，这样$P_{AR}(e^{j\omega})$和$P_x(e^{j\omega})$近似得最好，当$p\to\infty$时，有

$$r_a(m)=r_x(m)$$
$$P_{AR}(e^{j\omega})=P_x(e^{j\omega})$$

这就是说，在理论上，我们可以用一个全极点的模型来近似一个已知的谱$P_x(e^{j\omega})$，能达到任意的精度。

由(2.2.33)式，我们可以得出$P_{AR}(e^{j\omega})$和$P_x(e^{j\omega})$相匹配的一些性质。从整体上看，$P_{AR}(e^{j\omega})$将均匀地和$P_x(e^{j\omega})$相跟随。因为均值为1，所以$P_{AR}(e^{j\omega})$将在$P_x(e^{j\omega})$的上下波动，即在有的区域，$P_{AR}(e^{j\omega})>P_x(e^{j\omega})$，而在另外的区域，$P_{AR}(e^{j\omega})<P_x(e^{j\omega})$。但是，从对(2.3.33)式积分的贡献来说，$P_x(e^{j\omega})/P_{AR}(e^{j\omega})>1$的贡献要比$P_x(e^{j\omega})/P_{AR}(e^{j\omega})<1$的贡献大。因为整个的积分值为1，所以又可得到谱匹配的局部性质：在$P_{AR}(e^{j\omega})$匹配$P_x(e^{j\omega})$过程中，$P_{AR}(e^{j\omega})<P_x(e^{j\omega})$的区域要少于$P_{AR}(e^{j\omega})>P_x(e^{j\omega})$的区域，即$P_{AR}(e^{j\omega})$对$P_x(e^{j\omega})$的匹配，在$P_{AR}(e^{j\omega})<P_x(e^{j\omega})$的区域要好于$P_{AR}(e^{j\omega})<P_x(e^{j\omega})$的区域。也就是说，$P_{AR}(e^{j\omega})$是$P_x(e^{j\omega})$的包络的一个好的近似。从AR模型自身的特点也可以理解这一点。因为$H(z)$是一个全极点的模型，因而它易于表示谱峰，而不易表现谱谷。总之，在整个频率范围内，$P_{AR}(e^{j\omega})$和$P_x(e^{j\omega})$相跟随，但在每一个局部处，它跟随$P_x(e^{j\omega})$的峰点要比跟随谷点的程度好。

4. AR谱估计的统计特性

严格地分析AR谱的方差比较困难，目前尚未有一个解析表达式。粗略地讲，AR谱的方差反比于数据$x_N(n)$的长度N和信噪比SNR。

2.3 MA 模 型

2.3.1 MA模型及其正则方程

重写(2.1.9)式至(2.1.11)式给出的MA(q)模型的3个方程

$$x(n)=u(n)+\sum_{k=1}^{q}b(k)u(n-k) \tag{2.3.1}$$

$$H(z)=1+\sum_{k=1}^{q}b(k)z^{-k} \tag{2.3.2}$$

$$P_x(\mathrm{e}^{j\omega}) = \sigma^2 |1 + \sum_{k=1}^{q} b(k)\mathrm{e}^{-j\omega k}|^2 \tag{2.3.3}$$

用 $x(n+m)$ 乘(2.3.1)式的两边，并取均值，得

$$\begin{aligned} r_x(m) &= E\{[u(n+m) + \sum_{k=1}^{q} b(k)u(n+m-k)]x(n)\} \\ &= \sum_{k=0}^{q} b(k) r_{xu}(m-k) \end{aligned}$$

式中，$b(0)=1$。因为

$$\begin{aligned} r_{xu}(m-k) &= E\{x(n)u(n+m-k)\} \\ &= E\{u(n+m-k)\sum_{i=0}^{\infty} h(i)u(n-i)\} \\ &= \sum_{i=0}^{\infty} h(i)\sigma^2\delta(i+m-k) = \sigma^2 h(k-m) \end{aligned}$$

对 MA(q) 模型，由(2.3.2)式，有

$$h(i) = b(i), \qquad i = 0,1,\cdots,q \tag{2.3.4}$$

所以，可以求出 MA(q) 模型的正则方程，即有

$$r_x(m) = \begin{cases} \sigma^2 \sum_{k=m}^{q} b(k)b(k-m) = \sigma^2 \sum_{k=0}^{q-m} b(k)b(k+m) & m = 0,1,\cdots,q \\ 0 & m > q \end{cases} \tag{2.3.5}$$

这是一个非线性方程，可见 MA 模型系数的求解要比 AR 模型困难得多。

由于 MA(q) 模型是一个全零点的模型，共有 q 个零点，因此，其功率谱不易体现信号中的峰值，即分辨率较低。考察(2.3.5)式，可以看出 $r_x(m)$ 是 MA 系数 $b(1),\cdots,b(q)$ 的卷积，所以 $r_x(m)$ 的取值是 $-q \sim +q$，这样，(2.3.3)式的功率谱

$$\begin{aligned} P_x(\mathrm{e}^{j\omega}) &= P_{\mathrm{MA}}(\mathrm{e}^{j\omega}) = \sigma^2 |B(\mathrm{e}^{j\omega})|^2 \\ &= \sigma^2 \sum_{m=-q}^{q} r_x(m)\mathrm{e}^{-j\omega n} \end{aligned} \tag{2.3.6}$$

又等效于经典谱估计的(Blackman-Turkey，BT 法)自相关法，当自相关函数 $\hat{r}_x(m)$ 的长度也是 $-q \sim +q$ 时，有

$$\hat{P}_{\mathrm{BT}}(\mathrm{e}^{j\omega}) = \sum_{m=-q}^{q} \hat{r}_x(m)\mathrm{e}^{-j\omega n}$$

因此，从谱估计的角度来看，MA 模型谱估计等效于经典谱估计中的自相关法，谱估计的分辨率较低。若单纯为了对一段有限长数据 $x_N(n)$ 作谱估计，就没有必要求解 MA 模型了。但在系统分析识别及 ARMA 谱估计中都要用到 MA 模型，因此仍然有必要讨论 MA 系数的求解方法。

目前提出的有关 MA 参数的求解方法大体有 3 种：一是谱分解法，二是用高阶的 AR 模型来近似 MA 模型，三是最大似然估计。其中最有效的是第二种，现对该方法做简要的介绍。

2.3.2 MA 模型的参数求解方法

我们可以对 $x(n)$ 建立一个无穷阶的 AR 模型，即

$$H_{\infty}(z)=\frac{1}{A_{\infty}(z)}=\frac{1}{1+\sum_{k=1}^{\infty}a(k)z^{-k}} \tag{2.3.7}$$

那么可以用它表示一个 q 阶的 MA 模型，即

$$H_{\infty}(z)=H_{q}(z)=1+\sum_{k=1}^{q}b(k)z^{-k}=B(z) \tag{2.3.8}$$

于是有

$$A_{\infty}(z)B(z)=1 \tag{2.3.9}$$

将此式两边取 Z 反变换，左边应该是 $a(k),k=1,\cdots,+\infty$ 和 $b(k),k=1,2,\cdots,q$ 的卷积，即

$$a(m)+\sum_{k=1}^{q}b(k)a(m-k)=\delta(m) \tag{2.3.10}$$

式中，$a(0)=1$，当 $m<0$ 时，$a(m)=0$。

在实际工作中，我们只能建立一个有限长的 AR 模型，如 p 阶，$p>q$，其中 AR 模型的系数为 $\hat{a}_p(1),\hat{a}_p(2),\cdots,\hat{a}_p(p)$，用这一组参数近似 MA 模型，反映在(2.3.10)式，必有近似误差，即

$$\hat{a}_p(m)+\sum_{k=1}^{q}b(k)\hat{a}_p(m-k)=e(m) \tag{2.3.11}$$

若 $\hat{a}_p(m)=a(m),m=1,2,\cdots,p$，那么 $e(0)=1$，当 m 不等于零时，$e(m)=0$。实际上，$\hat{a}_p(m)$ 是由有限长数据计算出的，它只是对 $a(m)$ 的近似，故 $e(m)$ 不可能为零，这样，令

$$\hat{\rho}_{\mathrm{MA}}=\sum_{m}|e(m)|^{2} \tag{2.3.12}$$

相对 $b(1),\cdots,b(q)$ 为最小，可求出使 $\hat{\rho}_{\mathrm{MA}}$ 为最小的 MA 参数。

实际上，(2.3.11)式是一个 q 阶的线性预测器，此处是用 $\hat{a}_p(m)$ 代替了数据 $x(n)$，而 $b(k)$ 相当于待求的线性预测器的系数。

MA 模型参数求解的步骤如下。

1) 由 N 点数据 $x(n),n=0,1,\cdots,N-1$ 建立一个 p 阶的 AR 模型，$p>q$，可用自

相关法求出 p 阶 AR 系数 $\hat{a}_p(k), k=1,\cdots,q$ 。

2) 利用 $\hat{a}_p(k), k=1,\cdots,q$ 建立(2.3.11)式的线性预测，此式等效于一个 q 阶的 AR 模型，再一次利用 AR 系数的求解方法，得到 $b(k), k=1,2,\cdots,q$ 。

由此可以看出，求出 MA 参数，需要求二次 AR 系数。一旦 MA 参数求出，将其代入(2.3.3)式，可以实现 MA 谱估计。

AR 模型阶次判断的 AIC 准则也可用于 MA(q)阶次的判断，即有

$$\text{AIC}(q) = N\ln\hat{\rho}_{\text{MA}} + 2q \tag{2.3.13}$$

当 q 由 1 增加时，使 AIC(q)为最小的阶次，其可作为候选的阶次。

在实际实现 MA 谱估计时，一旦给定了 q，则 p 一般应至少取两倍的 q，即 $p \geqslant 2q$ 。考虑到要两次求解 AR 模型的系数，为了保证所求的 $B(z)$ 具有最小相位性质，建议在求解 AR 模型系数时使用自相关法。

2.4　ARMA　模　型

本节主要介绍 ARMA(p,q) 模型参数 $a(1),a(2),\cdots,a(p)$ 及 $b(1),b(2),\cdots b(q)$ 的求解算法。

用 $x(n+m)$ 乘(2.1.1)式的两边，并取均值，结合 AR 模型和 MA 模型正则方程的推导，可得 ARMA 模型的正则方程，即有

$$r_x(m) = \begin{cases} -\sum\limits_{k=1}^{q} a(k)r_x(m-k) + \sigma^2 \sum\limits_{k=0}^{q-m} h(k)b(m+k) & m = 0,1,\cdots,q \\ -\sum\limits_{k=1}^{q} a(k)r_x(m-k) & m > q \end{cases} \tag{2.4.1}$$

由于式中 $h(k)$ 是 ARMA 模型系数 $a(k)$ 和 $b(k)$ 的函数，所以上式的第一个方程为非线性方程。但是当 $m > q$ 时，有

$$\begin{bmatrix} r_x(q) & r_x(q-1) & \cdots & r_x(q-p+1) \\ r_x(q+1) & r_x(q) & \cdots & r_x(q-p+2) \\ \vdots & \vdots & & \vdots \\ r_x(q+p-1) & r_x(q+p-2) & \cdots & r_x(q) \end{bmatrix} \begin{bmatrix} a(1) \\ a(2) \\ \vdots \\ a(p) \end{bmatrix} = -\begin{bmatrix} r_x(q+1) \\ r_x(q+2) \\ \vdots \\ r_x(q+p) \end{bmatrix} \tag{2.4.2}$$

这是一个线性方程组，共有 p 个方程，可先用来计算 AR 部分的系数。一旦 $a(1),a(2),\cdots,a(p)$ 求出，将它们代入第一个方程，再设法求解 MA 部分的系数。这是一种分开求解两部分系数的方法。(2.4.2)式称为“转变的 Yule-Walker 方程”，以区别于(2.2.4)式的 Yule-Walker 方程。显然，当 $q=0$ 时，(2.4.2)式即变成(2.2.4)式。

使用(2.4.2)式求解ARMA(p,q)模型中AR部分的参数时存在如下两个问题。

1) 由于式中使用的真实自相关函数$r_x(m)$是未知的，因此只能使用估计值$\hat{r}_x(m)$来代替，且所用的自相关函数的最大延迟是$p+q$，这大于AR(p)模型的最大延迟p。对有限长的数据，延迟取的越大，对$\hat{r}_x(m)$的估计质量越差，自然，由此对$a(k), k=1,2,\cdots,p$的估计质量也越差。

2) 式中阶次p和q都是未知的，需要先指定。p实际上是式中自相阵的维数，p和q决定了$\hat{r}_x(m)$的选用范围。因此p和q的不正确选择有可能使该自相关阵出现奇异。

总之，不论是理论分析还是仿真结果都表明，(2.4.2)式给出的估计结果较差。因此，建议在(2.4.2)式中使用更多的方程，如$M-q$个，$M-q>p$，M是自相关函数的最大延迟。这样，(2.4.2)式变成

$$\begin{bmatrix} r_x(q) & r_x(q-1) & \cdots & r_x(q-p+1) \\ \vdots & \vdots & \vdots & \vdots \\ r_x(q+p-1) & r_x(q+p-2) & \cdots & r_x(q) \\ \vdots & \vdots & \vdots & \vdots \\ r_x(M-1) & r_x(M-2) & \cdots & r_x(M-p) \end{bmatrix} \begin{bmatrix} a(1) \\ a(2) \\ \vdots \\ a(p) \end{bmatrix} = -\begin{bmatrix} r_x(q+1) \\ \vdots \\ r_x(q+p) \\ \vdots \\ r_x(M) \end{bmatrix} \tag{2.4.3}$$

这是一个超定方程，即方程的个数大于未知数的个数。上式可写成

$$\boldsymbol{Ra} = -\boldsymbol{r}$$

当我们使用估计的自相关函数来代替真实的自相关函数，即用$\hat{\boldsymbol{R}}$代替$\boldsymbol{R}$，用$\hat{\boldsymbol{r}}$代替$\boldsymbol{r}$时，$\hat{\boldsymbol{R}}\boldsymbol{a}$和$-\hat{\boldsymbol{r}}$不会完全相等，设其误差为$\boldsymbol{e}$，则

$$\hat{\boldsymbol{r}} = -\hat{\boldsymbol{R}}\boldsymbol{a} + \boldsymbol{e}$$

或

$$\hat{\boldsymbol{r}}_x(m) = -\sum_{k=1}^{p} \boldsymbol{a}(k)\hat{\boldsymbol{r}}_x(m-k) + \boldsymbol{e}(m), \quad m \geqslant q+1 \tag{2.4.4}$$

此式即为(2.4.1)式中第二个方程的变形，令

$$\hat{\rho} = \sum_{n=q+1}^{M} |e(n)|^2 = \boldsymbol{e}^{\mathrm{H}}\boldsymbol{e}$$

可得$a(1), a(2), \cdots, a(p)$的最小平方估计，即

$$\hat{\boldsymbol{a}} = -(\hat{\boldsymbol{R}}^{\mathrm{H}}\hat{\boldsymbol{R}})^{-1}\hat{\boldsymbol{R}}^{\mathrm{H}}\hat{\boldsymbol{r}} \tag{2.4.5}$$

式中，方阵$\hat{\boldsymbol{R}}^{\mathrm{H}}\hat{\boldsymbol{R}}$一般是可逆的，且是对称的，因此可用如下4种方法中的任意一种求出$\hat{\boldsymbol{a}}$。

1) 直接计算，即求出方阵$\hat{\boldsymbol{R}}^{\mathrm{H}}\hat{\boldsymbol{R}}$的逆后再与$\hat{\boldsymbol{R}}^{\mathrm{H}}$及$\hat{\boldsymbol{r}}$相乘。

2) 用矩阵的三角分解来实现。

3) 用Marple关于求解协方差方程的方法求解。

4) 用奇异值分解的方法来实现。

系数向量 $\hat{\boldsymbol{a}}$ 可表示为

$$\hat{\boldsymbol{a}} = -\hat{\boldsymbol{R}}^{+}\hat{r} \tag{2.4.6}$$

式中，$\hat{\boldsymbol{R}}^{+}$ 是 $\hat{\boldsymbol{R}}$ 的伪逆。

求出 AR 部分的参数后，余下的任务就是求解 MA 部分的参数。

若将求出的 $\hat{a}(1),\hat{a}(2),\cdots,\hat{a}(p)$ 代回到 (2.4.1) 式的第一个方程，由于该方程右边第二项包含 $h(k)$ 和 $b(k)$ 的函数，该式仍不容易求解。为此，我们利用 $\hat{a}(1),\hat{a}(2),\cdots,\hat{a}(p)$ 构成 $\hat{A}(z)$，$\hat{A}(z)=1+\sum_{k=1}^{p}\hat{a}(k)z^{-k}$。用 $\hat{A}(z)$ 和原 ARMA 模型相级联，那么 $y(n)$ 应近似一个 MA(q) 模型的输出。

由此，我们可得到求解 ARMA 模型参数的 4 个步骤。

1) 由 (2.4.5) 式估计 AR 参数 $\hat{a}(1),\hat{a}(2),\cdots,\hat{a}(p)$。

2) 对已知数据 $x_N(n)$，用 FIR 滤波器 $\hat{A}(z)=1+\sum_{k=1}^{p}\hat{a}(k)z^{-k}$ 滤波，那么滤波器的输出 $y(n)$ 将近似一个 MA(q) 过程。

3) 用 2.5 节求解 MA(q) 参数的方法，求出 $\hat{b}(1),\hat{b}(2),\cdots,\hat{b}(q)$，从而实现 ARMA($p,q$) 模型的参数估计。

4) 将 $\hat{a}(1),\hat{a}(2),\cdots,\hat{a}(p)$ 及 $\hat{b}(1),\hat{b}(2),\cdots,\hat{b}(q)$ 代入 (2.1.5) 式，即完成了 ARMA 模型谱估计。

2.5　ARMA、MA 和 AR 模型间的关系

由 2.1 节可知，AR 模型、MA 模型和 ARMA 模型分别是 $b_1,b_2,\cdots,b_q$ 全为零时的模型、$a_1,a_2,\cdots,a_p$ 全为零时的模型和 $a_1,a_2,\cdots,a_p$、$b_1,b_2,\cdots,b_q$ 不全为零时的模型。

一个宽平稳的 p 阶 AR 过程是 ARMA(p,q) 过程在 $q=0$ 时的特例。MA 模型是 ARMA(p,q) 过程的另一个特例。单位方程的白噪声 $v(n)$ 通过一个 q 阶 FIR 滤波器可产生 MA(q) 过程。

从理论上看，AR 模型和 MA 模型只是 ARMA 模型的两个特例。从实践上看，MA 模型和 ARMA 模型参数估计方法要比单纯的 AR 模型参数估计困难，并常借助于 AR 模型参数估计方法。不能认为在任何情况下选用 ARMA 模型至少都不会比选用 AR 模型或 MA 模型得到的结果更差。例如，实际过程是 AR 或 MA 过程，而我们选用了 ARMA 模型，则我们所要估计的参数将会增加很多。由于可用的数

据有限，不论采用何种参数估计法，待估计的参数越多，估计的精度也就越差。

模型间转换的理论基础是 Kolmogorov 定理，即任何 ARMA(p,q) 过程，或者 MA(q) 过程都能用无限阶的 AR(∞) 过程表示。同样，一个 ARMA(p,q) 过程或者 AR(p) 过程也可用一个 MA(∞) 过程表示。Kolmogorov 定理的实际意义在于：即使对于待研究过程选用了不太合适的模型，只要它的阶数足够高，就可作为过程的很好近似，当然这个不能认为合适模型的选择是无关紧要的。下面说明 ARMA(p,q) 与 AR(∞) 及 MA(q) 与 AR(∞) 模型间的等效关系。

2.6　功率谱估计

本节从经典谱估计出发，对周期图法和 BT 法进行讨论，然后对现代谱估计中的最大熵谱估计等内容分别进行详细讨论。

2.6.1　经典功率谱估计

1. BT 法

根据维纳-辛钦定理，1958 年 Blackman 和 Tukey 给出了这一方法的具体实现，即先由 N 个观察值 $x_N(n)$ 估计出自相关函数 $r_x(m)$，求其傅里叶变换，以此变换结果作为对功率谱 $P_x(\omega)$ 的估计。

如果我们得到的是 $x(n)$ 的 N 个观察值 $x(0),x(1),\cdots,x(N-1)$，令

$$x_N(n)=a(n)*x(n) \tag{2.6.1}$$

其中 $a(n)$ 是数据窗，对于矩形窗

$$a(n)=\begin{cases}1, & 0\leqslant n\leqslant N-1\\ 0, & 0\end{cases}$$

计算 $r_x(m)$ 的估计值的一种方法是

$$\begin{aligned}\hat{\gamma}_x(m)&=\frac{1}{N}\sum_{n=0}^{N-1}x_N(n)x_N(n+m)\\&=\frac{1}{N}\sum_{n=0}^{N-1-|m|}x_N(n)x_N(n+m),\quad |m|\leqslant N-1\end{aligned} \tag{2.6.2}$$

$\hat{r}_x(m)$ 的均值为

$$E\left[\frac{1}{N}\sum_{n=0}^{N-1-|m|} x_N(n)x_N(n+m)\right]$$

$$=\frac{1}{N}\sum_{n=0}^{N-1-|m|} E\left[x_N(n)x_N(n+m)\right]a(n)a(n+m)$$

若 $a(n)$ 是矩形窗，则

$$E\left[\hat{r}_x(m)\right]=\frac{N-|m|}{N}r_x(m) \tag{2.6.3}$$

所以，偏差

$$\text{bias}\left[\hat{r}_x(m)\right]=E\left[\hat{r}_x(m)\right]-r_x(m)=-\frac{|m|}{N}r_x(m) \tag{2.6.4}$$

由此可以看出以下几点。

1) 这种自相关函数的估计是一个有偏估计，且估计的偏差为 $-\frac{|m|}{N}r_x(m)$ ，当 $N\to+\infty$ 时, $\text{bias}\left[\hat{r}_x(m)\right]\to 0$ 。因此 $\hat{r}_x(m)$ 是 $r_x(m)$ 的渐近无偏估计。

2) 对于一个固定的 N ，当 $|m|$ 越接近于 N 时，估计的偏差就越大。

3) 由 (2.6.3) 式可看出, $E\left[\hat{r}_x(m)\right]$ 是真值 $r_x(m)$ 和三角窗函数

$$q(m)=\begin{cases}1-\frac{|m|}{N}, & 0\leqslant m\leqslant N-1\\ 0, & \text{其他}\end{cases}$$

的乘积， $q(m)$ 的长度是 $2N-1$ ，它是由矩形数据窗 $a_r(n)$ 的自相关所产生的。

$\hat{r}_x(m)$ 的方差是

$$\text{Var}\left[\hat{r}_x(m)\right]=E\left[\hat{r}_x^2(m)\right]-\left\{E\left[\hat{r}_x(m)\right]\right\}^2 \tag{2.6.5}$$

而

$$E\left[\hat{r}_x^2(m)\right]=E\left[\frac{1}{N^2}\sum_{m=0}^{N-1-|m|} x(n)x(n+m)\sum_{k=0}^{N-1-|m|} x(k)x(k+m)\right]$$

$$=\frac{1}{N^2}\sum_n\sum_k E\left[x(n)x(k)x(n+m)x(k+m)\right] \tag{2.6.6}$$

假定 $x(n)$ 是零均值的高斯随机信号，有

$$E\left[x(n)x(k)x(n+m)\right]=r_x^2(n-k)+r_x(n-k-m)r_x(n-k+m)$$

所以

$$\text{bias}\left[\hat{r}_x(m)\right]=E\left[\hat{r}_x(m)\right]-r_x(m)=-\frac{|m|}{N}r_x(m)$$

$$E\left[\hat{r}_x^2(m)\right]=\frac{1}{N^2}\sum_n\sum_k\left[r_x^2(n-k)+r_x^2(m)+r_x(n-k-m)r_x(n-k+m)\right]$$

$$=\left[\frac{N-|m|}{N}r_x(m)\right]^2+\frac{1}{N^2}\sum_n\sum_k\left[r_x^2(n-k)+r_x(n-k-m)r_x(n-k+m)\right]$$

将上式和(2.6.3)式代入(2.6.5)式得

$$\mathrm{Var}\left[\hat{r}_x(m)\right]=\frac{1}{N^2}\sum_{m=0}^{N-1-|m|}\sum_{k=0}^{N-1-|m|}\left[r_x^{\ 2}(n-k)+r_x(n-k-m)r_x(n-k+m)\right]\quad(2.6.7)$$

令 $n-k=i$，(2.6.7)式可写成

$$\mathrm{Var}\left[\hat{r}_x(m)\right]=\frac{1}{N}\sum_{i=-(N-1-|m|)}^{N-1-|m|}\left[1-\frac{|m|+|i|}{N}\right]\left[r_x^{\ 2}(i)+r_x(i-m)r_x(i+m)\right]\quad(2.6.8)$$

在大多数情况下，$r_x(m)$ 是平方可求和的，所以当 $N\to+\infty$ 时，$\mathrm{Vat}\left[\hat{r}_x(m)\right]\to 0$，又因为 lim bias[$\hat{r}_x(m)$]=0，所以对于固定的延迟|m|，$\hat{r}_x(m)$ 是 $r_x(m)$ 的一致估计。

对由(2.6.2)式得到的自相关函数估计 $\hat{r}_x(m)$ 进行傅里叶变换:

$$\hat{P}_{\mathrm{BT}}(\omega)=\sum_{m=-M}^{M}v(m)\hat{r}_x(m)\mathrm{e}^{-j\omega m},\quad |M|\leqslant N-1\quad(2.6.9)$$

其中，$v(m)$ 是平滑窗，其宽度为 $2M+1$，以此作为功率谱估计，即为 BT 谱估计。因为用这种方法求出的功率谱是通过自相关函数的估计间接得到的，所以此法也称为间接法。

2. 周期图法

周期图法是把随机信号的 N 个观察值 $x_N(n)$ 直接进行傅里叶变换，得到 $X_N(\mathrm{e}^{j\omega})$，然后取其幅值的平方，再除以 N，作为对 $x(n)$ 真实功率谱 $P_x(\omega)$ 的估计。以 $\hat{P}_{\mathrm{per}}(\omega)$ 表示周期图法估计的功率谱，则

$$\hat{P}_{\mathrm{per}}(\omega)=\frac{1}{N}\left|X_N(\mathrm{e}^{j\omega})\right|^2\quad(2.6.10)$$

其中

$$X_N(\mathrm{e}^{j\omega})=\sum_{N=0}^{N-1}x_N(n)\mathrm{e}^{-j\omega n}=\sum_{N=0}^{N-1}x(n)a(n)\mathrm{e}^{-j\omega n}\quad(2.6.11)$$

$a(n)$ 为所加的数据窗，若 $a(n)$ 为矩形窗，则

$$X_N(\mathrm{e}^{j\omega})=\sum_{N=0}^{N-1}x(n)\mathrm{e}^{-j\omega n}$$

因为这种功率谱估计的方法是直接通过观察数据的傅里叶变换求得的，所以习惯上又称之为直接法。周期图法功率谱估计的均值为

$$E\left[\hat{P}_{\mathrm{per}}(\omega)\right]=\frac{1}{2\pi}\int_{-\pi}^{\pi}P_x(\lambda)\theta(\omega-\lambda)\mathrm{d}\lambda \tag{2.6.12}$$

其中

$$\theta(\omega)=\frac{1}{N}\left|A(\omega)\right|^2=\frac{1}{N}\left[\frac{\sin\dfrac{N\omega}{2}}{\sin\dfrac{\omega}{2}}\right]^2 \tag{2.6.13}$$

3. 周期图法与 BT 法的关系

(2.6.9)式中取 M 为其最大值 $N-1$，且平滑窗 $v(m)$ 为矩形窗，则

$$\begin{aligned}\hat{P}_{\mathrm{BT}}(\omega)&=\sum_{m=-(N-1)}^{N-1}\hat{r}_x(m)\mathrm{e}^{-j\omega n}\\&=\frac{1}{N}\sum_{m=-(N-1)}^{N-1}\sum_{n=0}^{N-1}a(n)a(n+m)x(n)x(n+m)\mathrm{e}^{-j\omega n}\\&=\frac{1}{N}\sum_{n=0}^{N-1}a(n)x(n)\mathrm{e}^{j\omega n}\sum_{m=-(N-1)}^{N-1}a(n+m)x(n+m)\mathrm{e}^{-j\omega(n+m)}\end{aligned}$$

令 $n+m=l$，上式可变成

$$\begin{aligned}\hat{P}_{\mathrm{BT}}(\omega)&=\frac{1}{N}\sum_{n=0}^{N-1}a(n)x(n)\mathrm{e}^{j\omega n}\sum_{l=0}^{N-1}a(l)x(l)\mathrm{e}^{-j\omega l}\\&=\frac{1}{N}\left|X_N\left(\mathrm{e}^{j\omega}\right)\right|^2\end{aligned}$$

所以

$$\hat{P}_{\mathrm{BT}}(\omega)\Big|_{M=N-1}=\hat{P}_{\mathrm{per}}(\omega) \tag{2.6.14}$$

由此可见，周期图法功率谱估计是 BT 法功率谱估计的一个特例，当间接法中使用的自相关函数延迟 $M=N-1$ 时，二者是相同的。

4. 周期图法的改进

由概率论可以知道 $X_1,X_2,\cdots,X_L$ 是 L 个不相关的随机变量，每个随机变量的期望值为 μ，方差为 σ^2，那么对这 L 个随机变量求均值 $(X_1,X_2,\cdots,X_L)/L$，它的期望值仍为 μ，而方差变为 σ^2/L。受此启发，如果将 N 点的观察值分成 L 个数据段，每段的数据为 M 个，然后计算 L 个数据段的周期图的平均 $\overline{P}_{\mathrm{per}}(\omega)$，将其作为功率谱的估计，应能够改善估计性能。下面讨论两种周期图求平均的方法，一种是所分的数据段互不重叠，选用的数据窗口为矩形窗，这种周期图求平均的方法称为 Bartlett 法；另一种是所分的数据段可以互相重叠，选用的数据窗可以是任意窗，这种周期图求平均的方法称为 Welch 法。Welch 法实际上是 Bartlett 法的

一种改进，换句话说，Bartlett 法只是 Welch 法的一种特例。

(1) Welch 法

假定观察数据是 $x(n)$，$n=0,1,\cdots,N-1$，现将其分为 K 段，每段长度为 M，段与段之间的重叠为 $\dfrac{(KM-N)}{K}$。如图 2.3 所示，第 i 个数据段经加窗后可表示为 $x_M^i(n)=\ a(n)x(n+ik)$，$i=0,\ 1,\cdots,\ L-1,\ n=0,1,\cdots,M-1$。

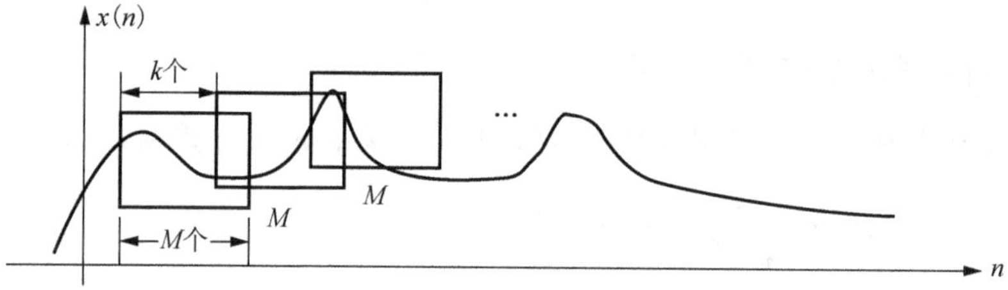

图 2.3　数据分段方法

其中，k 为一整数，L 为分段数，它们之间满足如下关系：

$$(L-1)k+M\leqslant N$$

该数据段的周期图为

$$\hat{P}_{\text{per}}^i(\omega)=\frac{1}{MU}\left|X_M^i(\omega)\right| \tag{2.6.15}$$

其中

$$X_M^i(\omega)=\sum_{n=0}^{M-1}X_M^i(n)\,\mathrm{e}^{-j\omega n} \tag{2.6.16}$$

U 为归一化因子，使用它是为了保证所得到的谱是真正功率谱的渐进无偏估计。由此得到平均周期图

$$\overline{P}_{\text{per}}(\omega)=\frac{1}{L}\sum_{i=0}^{L-1}\hat{P}_{\text{per}}^i(\omega) \tag{2.6.17}$$

如果 $x(n)$ 是一个平稳随机过程，每个独立的周期图的期望值是相等的，则根据 (2.6.15) 式和 (2.6.16) 式有

$$E\left[\overline{P}_{\text{per}}(\omega)\right]=E\left[\hat{P}_{\text{per}}^i(\omega)\right]=\frac{1}{2\pi}\int_{-\pi}^{\pi}P_x(\lambda)Q(\omega-\lambda)\mathrm{d}\lambda \tag{2.6.18}$$

其中

$$Q(\omega)=\frac{1}{MU}\left|A(\omega)\right|^2 \tag{2.6.19}$$

$A(\omega)$ 是对应 M 个点数据窗 $a(n)$ 的傅里叶变换，若 M 值较大，则 $Q(\omega)$ 主瓣宽度较窄，如果 $P_x(\omega)$ 是一慢变的谱，那么认为 $P_x(\omega)$ 在 $Q(\omega)$ 的主瓣内为常数，这样 (2.6.18) 式可以写成

$$E\left[\bar{P}_{\text{per}}(\omega)\right]\approx P_x(\omega)\frac{1}{2\pi}\int_{-\pi}^{\pi}Q(\omega)\mathrm{d}\omega \tag{2.6.20}$$

为了保证 Welch 法估计的谱是渐进无偏的，必须保证

$$\frac{1}{2\pi}\int_{-\pi}^{\pi}Q(\omega)\mathrm{d}\omega=1 \tag{2.6.21}$$

或

$$\frac{1}{MU}\frac{1}{2\pi}\int_{-\pi}^{\pi}\left|A(\omega)\right|^2\mathrm{d}\omega=1 \tag{2.6.22}$$

根据 Parseval 定理，(2.6.22)式可写成

$$\frac{1}{MU}\sum_{n=0}^{M-1}a^2(n)=1$$

所以归一化因子 U 应取成

$$U=\frac{1}{M}\sum_{n=0}^{M-1}a^2(n) \tag{2.6.23}$$

$\bar{P}_{\text{per}}(\omega)$ 的方差表达式为

$$\operatorname{Var}\left[\bar{P}_{\text{per}}(\omega)\right]=\frac{1}{L^2}\sum_{i=0}^{L-1}\sum_{l=0}^{L-1}\operatorname{Cov}\left[\hat{P}^i_{\text{per}}(\omega),\hat{P}^l_{\text{per}}(\omega)\right] \tag{2.6.24}$$

如果 $x(n)$ 是一个平稳随机过程，上式的协方差仅仅取决于 $i-l=r$，令

$$\Gamma_r(\omega)=\operatorname{Cov}\left[\hat{P}^i_{\text{per}}(\omega),\hat{P}^l_{\text{per}}(\omega)\right] \tag{2.6.25}$$

(2.6.24)式可写成单求和表示式

$$\operatorname{Var}\left[\bar{P}_{\text{per}}(\omega)\right]=\frac{1}{L}\operatorname{Var}\left[\hat{P}^i_{\text{per}}(\omega)\right]\sum_{r-(L-1)}^{L-1}\left(1-\frac{|r|}{LA}\right)\frac{\Gamma_r(\omega)}{\Gamma_0(\omega)} \tag{2.6.26}$$

其中 $\operatorname{Var}\left[\bar{P}_{\text{per}}(\omega)\right]$ 表示某一数据段的周期图方差，即

$$\operatorname{Var}\left[\hat{P}_{\text{per}}(\omega)\right]=\operatorname{Var}\left[\hat{P}^i_{\text{per}}(\omega)\right]=\Gamma_0(\omega),\qquad i=0,1,\cdots,L-1$$

而 $\dfrac{\Gamma_r(\omega)}{\Gamma_0(\omega)}$ 是 $\hat{P}^i_{\text{per}}(\omega)$ 与 $\hat{P}^{i+r}_{\text{per}}(\omega)$ 的归一化协方差，如果各个数据段的周期图之间的相关性很小，那么(2.6.26)式可近似写成

$$\operatorname{Var}\left[\hat{P}_{\text{per}}(\omega)\right]\approx\frac{1}{L}\operatorname{Var}\left[\hat{P}^i_{\text{per}}(\omega)\right] \tag{2.6.27}$$

这也就是说，平均周期图的方差减小为单数据段图方差的 $1/L$。但实际上，考虑到各个数据段之间是相关的，尤其是当段与段之间的重叠数据越多时，其相关性就越强，即各个数据段的周期图之间的相关性也越强，因此平均周期图的实际方差减少量一般比 $1/L$ 小。但是在 N 固定时，重叠越大，所能分的段数 L 的影响和段与段之间的相关性影响是相反的。通常的方法是选择一个好的数据窗，并

且尽可能地增加段的数目，直至达到一个最小的方案。例如，对于白噪声用 Welch 法进行功率谱估计，段与段之间可有 50%的重叠。

(2) Bartlett 法

对应 Welch 法，如果段与段之间互不重叠，且数据窗选用的是矩形窗，则此时得到的周期图求平均的方法即为 Bartlett 法。可以从上面讨论的 Welch 法得到 Bartlett 法有关计算公式，第 i 个数据段可表示为

$$x_M^i(M) = x(n+iM)\,,\quad i=0,1,\cdots,L-1, n=0,1,\cdots,M-1 \tag{2.6.28}$$

其中，$LM \leqslant N$。该数据段的周期图为

$$\hat{P}_{\text{per}}^i(\omega) = \frac{1}{M}\left|X_M^i(\omega)\right|^2 \tag{2.6.29}$$

其中

$$X_M^i(\omega) = \sum_{n=0}^{M-1} X_M^i(n)\mathrm{e}^{-j\omega n} \tag{2.6.30}$$

平均周期图为

$$\overline{P}_{\text{per}}(\omega) = \frac{1}{L}\sum_{i=0}^{L-1}\hat{P}_{\text{per}}^i(\omega) \tag{2.6.31}$$

其数学期望为

$$E\left[\overline{P}_{\text{per}}(\omega)\right] = E\left[\hat{P}_{\text{per}}^i(\omega)\right] = \frac{1}{2\pi}\int_{-\pi}^{\pi} P_x(\lambda)Q(\omega-\lambda)\mathrm{d}\lambda \tag{2.6.32}$$

其中

$$Q(\omega) = \frac{1}{M}\left[\frac{\sin\dfrac{\omega M}{2}}{\sin\dfrac{\omega}{2}}\right]^2 \tag{2.6.33}$$

将(2.6.33)式与(2.6.13)式相比，取平均情况下 $A(\omega)$ 的主瓣宽度是不取平均情况下 $A(\omega)$ 的主瓣宽度的 N/M。由此可知，取平均以后，由(2.6.32)式与(2.6.33)式计算的平均周期图偏差要比(2.6.12)式与(2.6.13)式计算的平均周期图偏差大，同时分辨率也下降。而平均周期图的方差仍可应用(2.6.26)式计算，由于数据段非重叠，各数据段的相关性比 Welch 法各数据段的相关性要小，因此平均周期图的方差更趋向于(2.6.27)式的理论结果，但要注意，在 N 一定的情况下，此时所能分的段数比 Welch 法有重叠情况下所能分的段数 L 小，因此总的来说，Welch 法的计算结果要比 Bartlett 法好。

5. 经典功率谱估计性能比较

为了对几种经典功率谱估计方法的性能进行比较，我们采用包含 4 个复正弦

的数据。信号表示为

$$x(n)=y(n)+\sum_{k=1}^{4}A_k\mathrm{e}^{j2\pi f_k n}$$

其中包含有 4 个复正弦，其归一化频率分别是 f_1=0.15、f_2=0.16、f_3=0.252、f_4=－0.16, A_k 对应不同的系数，可得到不同的信噪比，本数据在 f_1 处的信噪比为 64dB，在 f_2 处的信噪比为 54dB，在 f_3 处的信噪比为 2dB，在 f_4 处的信噪比为 30dB。$y(n)$ 是一个复值的噪声序列，其功率谱为

$$P_y(n)=2\sigma^2\left|1+\sum_{k=1}^{4}b(k)\mathrm{e}^{j\omega k}\right|^2$$

其中，$\sigma^2=0.01$，$b(k)$ 是模型系数。

$x(n)$ 的真实功率谱曲线如图 2.4(a) 所示，注意其频率是-0.5～0.5，即-π～π。令归一化频率 f_1 和 f_2 相差 0.01，目的是检验算法的分辨能力；f_3 的信噪比很低，目的是检验算法对弱信号的检测能力。

现取 N=128，图 2.4(b) 显示出了该数据段直接求出的周期图，所用数据窗为矩形窗，由于主瓣过零点宽度 B=2/128=0.015 625>0.01，因此 f_1 和 f_2 不能完全分开，只是在波形的顶部能看出两个频率分量。

图 2.4(c) 是利用 Welch 平均法求出的周期图，共分 4 段，每段 32 点，没有重叠，使用 Hamming 窗，这时谱变得较平滑，但分辨率降低。

图 2.4(d) 也是用 Welch 平均法求出的周期图，共分 7 段，每段 32 点，重叠 16 点，使用 Hamming 窗，谱变得更加平滑，分辨能力和图 2.4(c) 大体一致。

图 2.4(e) 是用 BT 法求出的功率谱曲线，M=32，没有加窗；图 2.4(f) 也是用 BT 法求出的欧尼功率谱曲线，M=16，使用了 Hamming 窗。

综合上述讨论，可以对经典谱估计作一大致的总结。

经典谱估计，不论是直接法还是间接法都可用 FFT 快速计算，且物理概念明确，因而仍是目前较常用的谱估计方法。

谱的分辨率较低，它正比于 $2\pi/N$，N 是所使用的数据长度。

由于不可避免地受到窗函数的影响，真正功率谱 $P_x(\omega)$ 在窗口主瓣的功率向旁瓣部分泄露，降低了分辨率，另外，较大的旁瓣也有可能掩盖 $P_x(\omega)$ 中较弱的部分，或者产生假的峰值。当分析数据较短时，这些影响更加突出。

方差性能不好，不是 $P_x(\omega)$ 的一致估计，且 N 增大时功率谱起伏加剧。

周期图的平滑和平均是和窗函数的使用紧紧相关联的。平滑和平均主要用来改善周期图的方差性能，但往往又减少了分辨率和增加了偏差。没有一个窗函数

能使估计的功率谱在方差、偏差和分辨率各个方面都得到改善，因此，使用窗函数只是改进估计质量的一个技巧问题，而不是根本的解决方法。

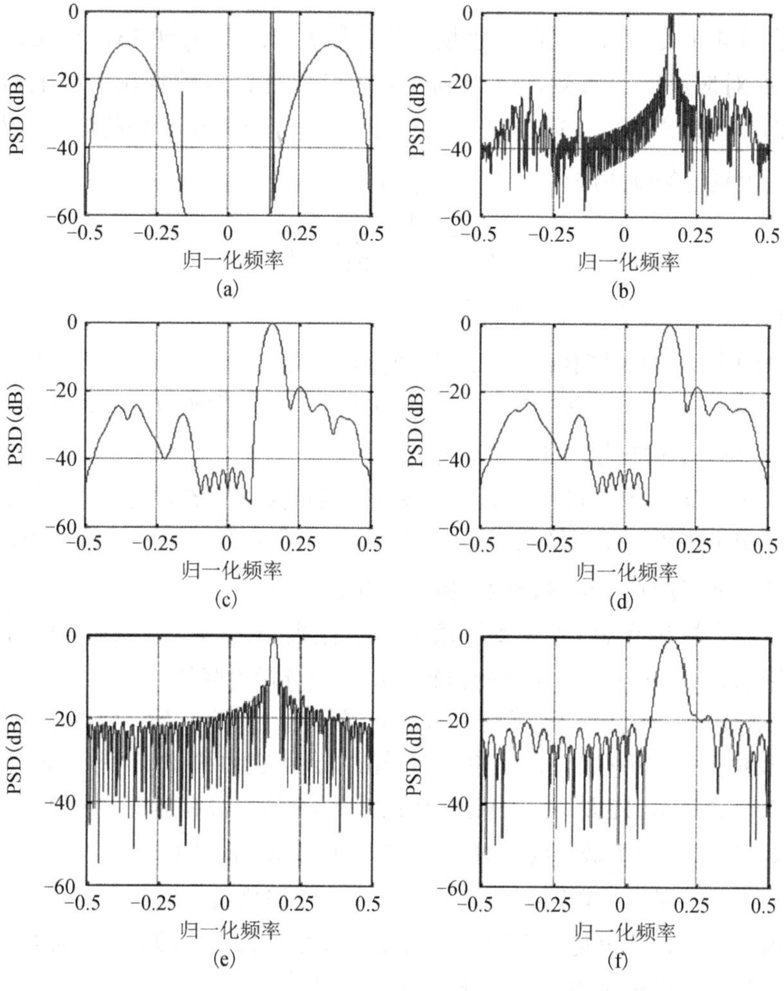

图 2.4　功率谱估计方法比较

2.6.2　最大熵谱估计方法

给定一个宽平稳过程的自相关 $r_x(k)$ 在 $|k| \leqslant p$ 时的值，要解决的问题是如何外推出 $k > p$ 时的 $r_x(k)$ 值。用 $r_e(k)$ 表示外推的值，显然应对 $r_x(k)$ 加一些约束。例如，若

$$P_x(e^{j\omega}) = \sum_{k=-p}^{p} r_x(k) e^{-j\omega k} + \sum_{|k|>p} r_e(k) e^{-j\omega k} \tag{2.6.34}$$

则 $P_x(e^{j\omega})$ 应对应于一个合法的功率谱，即 $P_x(e^{j\omega})$ 对所有 w 都是实值的且非负的。但一般来说,只约束 $P_x(e^{j\omega})$ 是实值和非负的还不能保证获得唯一的外推结果，因此必须对可允许的外推再加上一些约束。Burg 就提出一个这样的约束，就是使随机过程的熵达到最大化。由于熵是随机性或不确定性的一个测度，最大熵外推等价于要找出使 $x(n)$ 尽可能“白”(随机) 的自相关序列 $r_e(k)$ 。在某种意义上，这种外推对 $x(n)$ 加了尽可能少的约束或最少量的结构要求。对功率谱而言，这对应于约束 $P_x(e^{j\omega})$ “尽可能平坦”。如图 2.5 所示，不同的外推方法会得到不同的功率谱形状，其中最上面的外推方法有最“平坦”的谱。

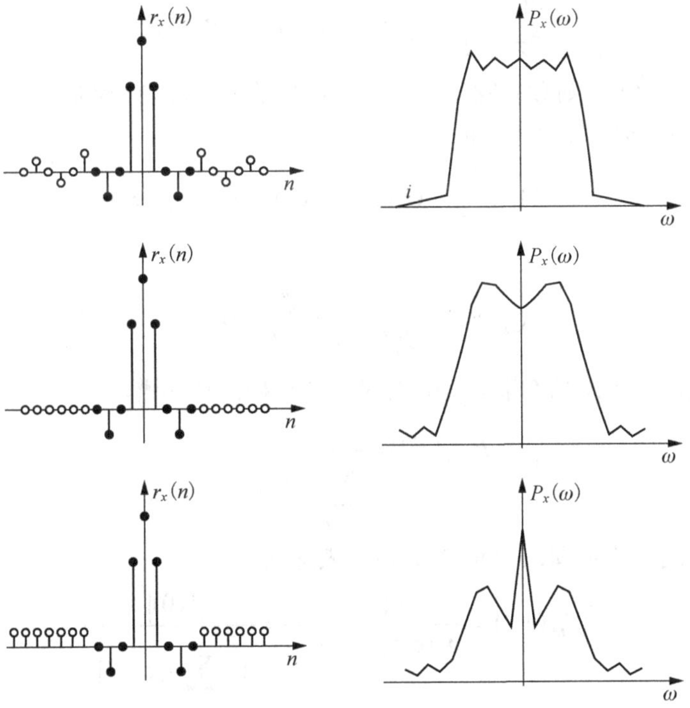

图 2.5　自相关序列的不同外推方法及其对应功率谱

$$\frac{1}{2\pi} P_x(e^{j\omega}) e^{j\omega} \, d\omega = r_x(k), |k| \leqslant p$$

对一个功率谱为 $P_x(e^{j\omega})$ 的高斯随机过程，其熵是

$$H(x) = \frac{1}{2\pi} \int_{-\pi}^{\pi} \ln\left[P_e(e^{j\omega})\right] d\omega \tag{2.6.35}$$

因此对于高斯过程，若已知部分自相关序列$r_x(k)(|k|\leqslant p)$，其最大熵功率谱是使(2.6.35)式最大化，同时约束$P_x(\mathrm{e}^{j\omega})$的逆 DTFT 在$|k|\leqslant p$时等于给定的自相关值，即

$$\frac{1}{2\pi}\int_{-\pi}^{\pi}P_e(\mathrm{e}^{j\omega})\mathrm{e}^{jk\omega}\mathrm{d}\omega=r_x(k) \tag{2.6.36}$$

为求使熵最大化的$r_e(k)$值，取$H(x)$对$r_e^*(k)$的导数并使之等于 0，即

$$\frac{\partial H(x)}{\partial r^*_x(k)}=\frac{1}{2\pi}\int_{-\pi}^{\pi}\frac{1}{P_x\left(\mathrm{e}^{j\omega}\right)}\bullet\frac{\partial P_x(\mathrm{e}^{j\omega})}{\partial r^*_x(k)}\mathrm{d}\omega=0 \qquad |k|>p \tag{2.6.37}$$

由(2.6.34)式可得$\dfrac{\partial P_x(\mathrm{e}^{j\omega})}{\partial r^*_x(k)}=\mathrm{e}^{jk\omega}$，再代入上式就有

$$\frac{1}{2\pi}\int_{-\pi}^{\pi}\frac{1}{P_x(\mathrm{e}^{j\omega})}\mathrm{e}^{jk\omega}\mathrm{d}\omega=0 \qquad |k|>p \tag{2.6.38}$$

定义$Q_x(\mathrm{e}^{j\omega})$，则(2.6.38)式表明$Q_x(\mathrm{e}^{j\omega})$的逆 DTFT 应是一个有限长序列$q_x(k)$，在$|k|>p$时值为 0，即

$$q_x(k)=\frac{1}{2\pi}\int_{-\pi}^{\pi}Q_x(\mathrm{e}^{j\omega})\mathrm{e}^{j\omega}\mathrm{d}\omega=0 \qquad |k|>p$$

因此

$$Q_x(\mathrm{e}^{j\omega})=\frac{1}{P_x(\mathrm{e}^{j\omega})}=\sum_{k=-p}^{p}q_x(k)\mathrm{e}^{-j\omega k}$$

且高斯过程的最大熵功率谱$\hat{P}_{\mathrm{mem}}(\mathrm{e}^{j\omega})$是一个全极点功率谱，为

$$\hat{P}_{\mathrm{mem}}(\mathrm{e}^{j\omega})=\frac{1}{\sum\limits_{k=-p}^{p}q_x(k)\mathrm{e}^{-j\omega k}} \tag{2.6.39}$$

利用谱因子化定理，(2.6.39)式可以表达为

$$\hat{P}_{\mathrm{MEM}}(\mathrm{e}^{j\omega})=\frac{|b(0)|^2}{A_p(\mathrm{e}^{j\omega})A^*_p(\mathrm{e}^{j\omega})}=\frac{|b(0)|^2}{\left|1+\sum\limits_{k=1}^{p}a_p\mathrm{e}^{-j\omega k}\right|^2}$$

若用矢量$\boldsymbol{a}_p=[1,a_p(1),\cdots,a_p(p)]$和$\boldsymbol{e}=[1,\mathrm{e}^{j\omega},\cdots,\mathrm{e}^{jP\omega}]^{\mathrm{T}}$来表示，则 MEM 谱可写为

$$\hat{P}_{\mathrm{MEM}}(\mathrm{e}^{j\omega})=\frac{|b(0)|^2}{\left|\boldsymbol{e}^{\mathrm{H}}\boldsymbol{a}_p\right|^2} \tag{2.6.40}$$

确定了 MEM 谱的形式后，剩下的是求系数$a_p(k)$和$b(0)$。由于(2.6.36)式给定的约束，必须选择这些系数使得$\hat{P}_{\mathrm{MEM}}(\mathrm{e}^{j\omega})$的逆 DTFT 产生的自相关序列与给定

的 $r_x(k)$ 在 $|k|\leqslant p$ 时的值相匹配。在 2.6.2 节已看到，若系数 $a_p(k)$ 是如下自相关正则方程的解：

$$\begin{bmatrix} r_x(0) & r_x^*(0) & \cdots & r^*{}_x(p) \\ r_x(1) & r_x(0) & \cdots & r^*{}_x(p-1) \\ \vdots & \vdots & & \vdots \\ r_x(p) & r_x(p-1) & \cdots & r_x(0) \end{bmatrix} \begin{bmatrix} 1 \\ a_p(1) \\ \vdots \\ a_p(p) \end{bmatrix} = \boldsymbol{\varepsilon}^p \begin{bmatrix} 1 \\ 0 \\ \vdots \\ 0 \end{bmatrix} \tag{2.6.41}$$

且若

$$|b(0)|^2 = r_x(0) + \sum_1^p a_p(k) r_x^*(k) = \varepsilon_p$$

则所获得的自相关将满足(2.6.39)式的约束。因此，MEM 谱估计是

$$\hat{P}_{\mathrm{MEM}}(\mathrm{e}^{j\omega}) = \frac{\varepsilon_p}{\left|\boldsymbol{e}^{\mathrm{H}} \boldsymbol{a}_p\right|^2} \tag{2.6.42}$$

其中，$\boldsymbol{a}_p$ 是方程(2.6.41)的解。显然，这时的 MEM 谱估计就是 AR 模型谱估计中自相关法的结果，只是表达为上式的形式。当然，若对信号的类型或熵的表述采用不同的定义，则最大熵谱估计还有其他的结果，这里不再深入讨论。

2.7　应 用 举 例

任何形状的曲线包括瞬时心率变化趋势图，都可以分解为数目不等的不同频率不同幅度不同相位的正弦曲线。也就是说任何复杂的混乱的曲线，都可以转换归纳成不同的正弦曲线的组合，根据各种正弦曲线的功率分布绘制出频谱曲线从而可揭示某些规律。功率谱分析是目前心率变异性分析的主要方法。

将心率变化曲线转变为频谱常用的方法有快速傅里叶转换法(FFT 算法)和自回归分析法（AR 算法)，两种算法所绘制的图形不相同，但其数量的结果是可比的。FFT 算法简单，运行快速；AR 算法的优点是其频谱图中各频段的曲线平滑，频谱峰的中心频率容易识别。AR 模型需要对模型阶次进行估计，下面给出模型阶次的选择的 MATLAB 实现。模型阶次选择分别采用最终预测误差准则(final prediction error criterion，FPE 准则)、AIC 定阶准则(Akaika's information criterion，AIC)、MDL 定阶准则、CAT 定阶准则。

```
for m = 1:N-1
  %判断是否达到所选定阶准则的要求
  if strcmp(criterion,'FPE')
```

```
        objectfun(m+1) = (N+(m+1))/(N-(m+1))*E(m+1);
    elseif strcmp(criterion,'AIC')
        objectfun(m+1) = N*log(E(m+1))+2*(m+1);
    elseif strcmp(criterion,'MDL')
        objectfun(m+1) = N*log(E(m+1))+(m+1)*log(N);
    elseif strcmp(criterion,'CAT')
        for index = 1:m+1
            temp = temp+(N-index)/(N*E(index));
        end
        objectfun(m+1) = 1/N*temp-(N-(m+1))/(N*E(m+1));
    end
    if objectfun(m+1) >= objectfun(m)
        orderpredict = m;
        break;
    end
end
% orderpredict 变量即为使用相应准则预测的 AR 模型阶次
```

将 20 例经预处理的 HRV 信号序列作为实验对象，分别使用 FPE、AIC、MAL 和 CAT 定阶准则预测 AR 模型阶次。其中一例典型信号使用不同预测准则，其目标函数随阶次的变化情况显示，使用 FPE、AIC 及 MDL 定阶准则所预测的 AR 模型阶次大概位于 10 附近，即阶次 10 左右会使相应的目标函数最小化，符合定阶准则的要求，使用 CAT 定阶准则预测的阶次较小，在 5～10。

习　题

2.1　试证明：若要一个 p 阶的 AR 模型在白噪声激励下的输出 $x(n)$ 是一个平稳的随机过程，那么该 AR 模型的极点必须都位于单位圆内。

2.2　一个 AR(2) 过程如下

$$x(n) = -a_1 x(n-1) - a_2 x(n-2) + u(n)$$

试求该模型稳定的条件。

2.3　给定一个 ARMA(1,1) 过程的转移函数

$$H(z) = \frac{1 + b(1)z^{-1}}{1 + a(1)z^{-1}}$$

现用一个无穷阶的 AR(∞) 模型来近似，其转移函数

$$H_{\mathrm{AR}}(z) = \frac{1}{1 + c(1)z^{-1} + c(2)z^{-2} + \cdots}$$

试证明

$$c(k)=\begin{cases}1 & k=0\\ [a(1)-b(1)][-b(1)]^{k-1} & k\geqslant 1\end{cases}$$

2.4　现用一个无穷阶的 MA(∞) 模型

$$H_{\mathrm{MA}}(z)=d(0)+d(1)z^{-1}+d(2)z^{-2}+\cdots$$

来近似习题 2.4 中的 ARMA(1,1) 模型，试证明

$$d(k)=\begin{cases}1 & k=0\\ [b(1)-a(1)][-a(1)]^{k-1} & k\geqslant 1\end{cases}$$

2.5　一个平稳随机信号的前 4 个自相关函数是

$$r_x(0)=1, r_x(1)=-0.5, r_x(2)=0.625, r_x(3)=-0.6875$$

且

$$r_x(m)=r_x(-m)$$

试利用这些自相关函数分别建立一阶、二阶及三阶 AR 模型，给出模型的系数及对应的均方误差。

2.6　一个 ARMA(1,1) 过程的差分方程是

$$x(n)=ax(n-1)+u(n)-bu(n-1)$$

(1) 给出模型的转移函数及单位抽样响应。

(2) 试给出模型的正则方程。

(3) 求 $r_x(0)$、$r_x(1)$，推出 $r(m)$ 的一般表达式。

2.7　用二阶 AR 模型谱估计值器对一纯正正弦波信号作谱估计，求得的谱峰位置在归一化频率为 f=0.167 处，试求 AR 参数。

2.8　设有均值为 0，方差为 1 的白噪声 $\varphi(k)$ 通过下列差分方程表示的滤波器后产生随机信号 $y[k]$

$$y[k]=0.9y[k-1]+\varphi(k)$$

(1) 对 AR 模型确定滤波器的系统函数 $H(z)$。

(2) 求输出功率谱 $p_y(\omega)$。

2.9　设 $x(n)$ 的 AR(2) 模型为 $x(n)+a(1)x(n-1)+a(2)x(n-2)=b(0)\omega(n)$，其中 $\omega(n)$ 是单位方差白噪声，若 $r_x(0)=1, r_x(1)=0.5, r_x(2)=0.75$，试求其模型参数 $a(1)$、$a(2)$ 和 $b(0)$ 的值。

参 考 文 献

何子述. 2009. 现代数字信号处理及其应用. 北京: 清华大学出版社.
胡广书. 2012. 数字信号处理. 北京: 清华大学出版社.
胡广书. 2015. 现代信号处理教程. 2 版. 北京: 清华大学出版社.
皇甫堪. 2003. 现代数字信号处理. 北京: 电子工业出版社.
纽伯尔德·理查德. 2015. 数字信号处理及应用. 李玉柏译. 北京: 机械工业出版社.
邱天爽, 郭莹. 2015. 信号处理与数据分析. 北京: 清华大学出版社.
邱天爽, 唐洪, 刘海龙. 2012. 统计信号处理. 北京: 科学出版社.
杨绿溪. 2007. 现代数字信号处理. 北京: 科学出版社.
张贤达. 2002. 现代信号处理. 2 版. 北京: 清华大学出版社.
赵晓晖. 2013. 谱估计与自适应信号处理教程. 北京: 电子工业出版社.

第 3 章　维纳滤波器和卡尔曼滤波器

3.1　概　　述

为了从含有噪声的数据中提取我们所感兴趣的信息，我们需要这样一个滤波器设计：当信号与噪声同时输入时，在输出端能将信号尽可能精确地重现出来，而同时噪声却受到最大程度的抑制。根据信号和噪声的统计特性(自相关函数或功率谱)，以线性最小均方误差估计准则所设计的最佳滤波器，称为维纳滤波器。这种滤波器能最大限度地滤除干扰噪声，提取有用信号。但是，当输入信号的统计特性偏离设计条件时，它就不再是最佳的了。到 20 世纪 60 年代初，由于空间技术的发展，出现了卡尔曼滤波理论，即利用状态变量模型对非平稳、多输入多输出随机序列作最优估计。卡尔曼滤波器既可以对平稳的和非平稳的随机信号作线性最佳滤波，也可以作为非线性滤波。然而只有在对信号和噪声的统计特性已知的情况下，这两种滤波器才能获得最优解。

3.2　维纳滤波器

3.2.1　线性最优滤波

图 3.1 为线性离散时间滤波器的原理图，滤波器的输入为时间序列 $u(n)$，其中 n 表示离散时刻；以其冲激响应 $h(n)$ 来表征滤波器；在对应时刻滤波器的输出为 $y(n)$。这个输出信号用以产生期望响应的估计值 $d(n)$。由于滤波器的输入信号和期望响应表示各自随机过程的实现，估计通常带有其自身统计特性误差 $e(n)$。我们在实际中可以用 $y(n)$ 与 $d(n)$ 的差来表示估计误差，现实的需求是在某种统计意义上使估计误差尽可能的小。

滤波器问题的本质即为：给定一个输入取样序列 $u(1),u(2),u(3),\cdots$，设计一个线性离散型滤波器[其输出 $y(n)$ 提供了期望响应 $d(n)$ 的一个估计值]，使得其估计误差的均方值 $e(n)$ 为最小。

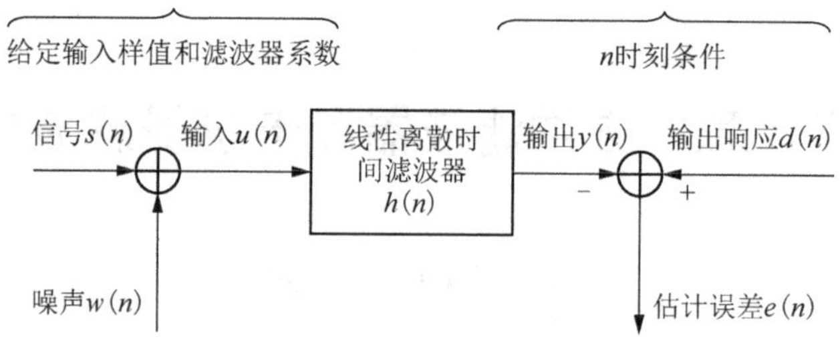

图 3.1　统计问题示意框图

3.2.2　正交性原理

继续图 3.1 所示的随机信号滤波问题，滤波器的输入时间序列为 $u(0),u(1),u(2),\cdots$，冲激响应为 $h(0),h(1),h(2),\cdots$，假设它们是复数序列且是无穷序列，某时刻滤波器的输出为线性卷积

$$y(n)=\sum_{k=0}^{\infty}h_k^*u\left(n-b\right),\quad n=0,1,2\cdots \tag{3.2.1}$$

其中，*表示复共轭。

图 3.1 的滤波器的目的是要产生一个期望响应 $d(n)$ 的估计值，设滤波器的输入序列和期望响应是均值为零的广义平稳随机过程[若均值非零，需进行一步预处理工作，在滤波前将 $u(n)$ 和 $d(n)$ 中减去均值]

$$e(n)=d(n)-y(n) \tag{3.2.2}$$

估计误差 $e(n)$ 是一个随机变量的采样值，为优化滤波器设计，选用 $e(n)$ 的最小均方值。因此定义的代价函数为均方误差：

$$J=E\left[e(n)e^*(n)\right]=E\left[\left|e(n)\right|^2\right] \tag{3.2.3}$$

至此，滤波器问题即求使 J 获得最小值的运行条件。

对于复值输入，滤波器系数通常同样为复值，设第 k 个滤波器系数以复数形式表示为

$$h_k=a_k+jb_k\qquad k=0,1,2\cdots \tag{3.2.4}$$

对其定义相应的梯度算子，即第 k 个滤波器系数实部与虚部的一阶偏微分形式

$$\nabla_k=\frac{\partial}{\partial a_k}+j\frac{\partial}{\partial b_k}\qquad k=0,1,2\cdots \tag{3.2.5}$$

因此，将算子 ∇ 用于代价函数 J，得到一个多维复值梯度向量 ∇J，其中第 k 个元素为

$$\nabla_k J = \frac{\partial T}{\partial a_k} + j\frac{\partial J}{\partial b_k} \qquad k = 0,1,2\cdots \tag{3.2.6}$$

(3.2.6)式表明实系数函数梯度可以自然扩展到复系数的更一般的情况。梯度算子的作用是寻找兴趣域代价函数的稳定点。复数约束可以分别对实部和虚部进行两次实数约束，令其分别置零。

为了从代价函数中获得最小值，梯度向量∇J的所有元素必须同时为零，即：

$$\nabla_k J = 0 \qquad k = 0,1,2\cdots \tag{3.2.7}$$

在这组约束条件下，就可以让滤波器在均方误差意义下达到最佳。

将(3.2.3)式带入(3.2.6)式，得到

$$\nabla_k J = E[\frac{\partial e(n)}{\partial a_k}e^*(n) + \frac{\partial e^*(n)}{\partial a_k}e(n) + \frac{\partial e(n)}{\partial b_k}je^*(n) + \frac{\partial e^*(n)}{\partial b_k}je(n)] \tag{3.2.8}$$

由(3.2.2)式和(3.2.4)式，可以得到 4 个偏微分

$$\begin{aligned} \frac{\partial e(n)}{\partial a_k} &= -u(n-k) \\ \frac{\partial e(n)}{\partial b_k} &= ju(n-k) \\ \frac{\partial e^*(n)}{\partial a_k} &= -u^*(n-k) \\ \frac{\partial e^*(n)}{\partial b_k} &= -ju^*(n-k) \end{aligned} \tag{3.2.9}$$

将(3.2.9)式中 4 个偏微分方程带入(3.2.8)式整理得

$$\nabla_k J = -2E[u(n-k)e^*(n)] \tag{3.2.10}$$

现在求解代价函数J最小时所要求的工作条件，设e_o表示滤波器工作在最优条件下估计误差的特定值，则(3.2.7)式中规定的条件等效为

$$E[u(n-k)e_o^*(n)] = 0 \quad k = 0,1,2,\cdots \tag{3.2.11}$$

由此可见,使代价函数J获得最小值的充要条件是其对应的估计误差$e_o(n)$正交于n时刻进入期望响应估计的每个输入样值。

从几何角度来看，滤波器的输出即估计

$$d(n) = \sum_{k=0}^{M-1} h(k)u(n-k) \tag{3.2.12}$$

是由数据$\{u(k), 0 \leqslant k \leqslant M-1\}$张成的子空间重的一个矢量，误差$e(n)$是从$y(n)$到$d(n)$的一个矢量[即$y(n) = e(n) + d(n)$]。如图 3.2 所示，正交性原理表明,当$e(n)$和数据子空间垂直时[即$e(n)$和每个数据点 $u(k)$，$0 \leqslant k \leqslant M-1$ 正交时]，长度$\varepsilon_M = E|e(n)|^2$是最小的。

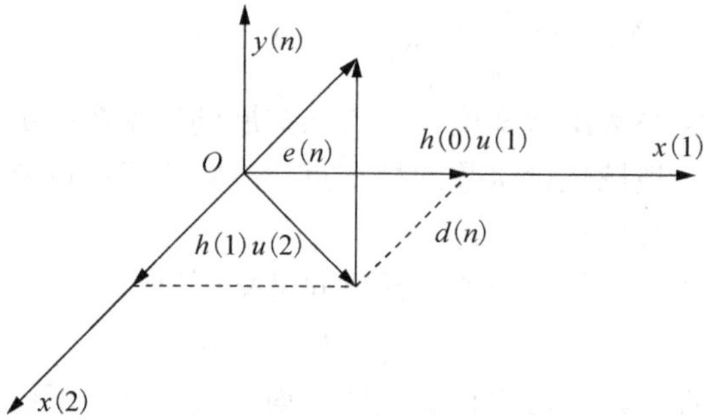

图 3.2　线性均方误差问题几何解释

这段推理构成正交性原理，它是线性优化滤波核心理论之一，也是验证线性滤波器是否工作于最优状态的数学基础。

正交原理推论：

考虑滤波器输出信号 $y(n)$ 与误差 $e(n)$ 之间的相关特性时，可以得到正交原理的推论，其相关函数表示为

$$E[y(n)e^*(n)] = E[\sum_{k=0}^{\infty} h_k^* u(n-k)e^*(n)]$$
$$= \sum_{k=0}^{\infty} h_k^* E[u(n-k)e^*(n)]$$

令 $y_o(n)$ 表示在均方误差最优意义下滤波器的输出，而 $e_o(n)$ 表示响应的估计误差，因此由正交性原理得

$$E[y_o(n)e_o^*(n)] = 0 \tag{3.2.13}$$

由此我们得到正交性原理的推论：当滤波器工作于最优条件下时，期望响应的估值用滤波器的输出 $y_o(n)$ 表示，相应的估值误差 $e_o(n)$ 与它们相互正交。

令 $\hat{d}(n|\mu_n)$ 表示在均方误差意义下最优的期望响应的估值，给定输入信号直到时刻 n（包括 n）张成的空间为 μ_n，则有

$$\hat{d}(n|\mu_n) = y_o(n) \tag{3.2.14}$$

注意，估值 $\hat{d}(n|\mu_n)$ 具有零均值，因为其抽头的输入是设为零均值的，这个条件也符合期望响应 $d(n)$ 为零均值的假设。

3.2.3　最小均方误差

线性离散时间滤波器如图 3.1 所示。当达到最优时误差函数如下

$$e_o(n) = d(n) - y_o(n)$$
$$= d(n) - \hat{d}(n \mid \mu_n) \tag{3.2.15}$$

重新安排式有

$$d(n) = \hat{d}(n \mid \mu_n) + e_o(n) \tag{3.2.16}$$

令

$$J_{\min} = E[|e_o(n)|^2] \tag{3.2.17}$$

表示最小均方误差，对式中两边同时取均方值，并应用正交性原理推论，可以得到：

$$\sigma_d^2 = \sigma_{\hat{d}}^2 + J_{\min} \tag{3.2.18}$$

其中，σ_d^2 是期望响应的方差，$\sigma_{\hat{d}}^2$ 是估值 $\hat{d}(n \mid \mu_n)$ 的方差；它们都为零均值，再次整理上式，得到：

$$J_{\min} = \sigma_d^2 - \sigma_{\hat{d}}^2 \tag{3.2.19}$$

(3.2.19) 式表明，对于最优滤波器，最小均方误差即为期望响应方差与滤波器输出估计值方差的差值。

若需将均方误差的最小值限定在 0 与 1 之间，将 (3.2.19) 式归一化，具体来说，将 (3.2.19) 式两边同时除以 σ_d^2，从而得到：

$$\frac{J_{\min}}{\sigma_d^2} = 1 - \frac{\sigma_{\hat{d}}^2}{\sigma_d^2} \tag{3.2.20}$$

其中，σ_d^2 只会在极为特殊的情况下出现为零的状况，所以上式显然成立。现在用 ε 代替 $\frac{J_{\min}}{\sigma_d^2}$，其中 ε 称为归一化均方误差，即写成如下形式：

$$\varepsilon = 1 - \frac{\sigma_{\hat{d}}^2}{\sigma_d^2} \tag{3.2.21}$$

至此可以看出归一化均方误差的特性，第一，归一化均方误差 ε 非负；第二，比率 $\frac{\sigma_{\hat{d}}^2}{\sigma_d^2}$ 总是小于 1 的正数，因此有 $0 \leqslant \varepsilon \leqslant 1$。

最极端的两类情况是 ε 等于 0，此时最优滤波器工作在理想状态下，此时滤波器输出估值 $\hat{d}(n \mid \mu_n)$ 与期望响应 $d(n)$ 完全一致。而若 ε 等于 1，最优滤波器工作在最坏的情况下，此时滤波器输出估值 $\hat{d}(n \mid \mu_n)$ 与期望响应 $d(n)$ 的差最大。

3.2.4 维纳-霍夫方程

1. 维纳滤波器原理概述

根据滤波器的输出是否为输入的线性函数，可将它分为线性滤波器和非线性滤波器两种。研究滤波器的基本目的之一是如何设计和制造最佳或最优的滤波器，所谓最佳滤波器是指能够根据某一最佳准则进行滤波的滤波器。

维纳滤波，从连续或离散的输入数据中滤除噪声和干扰，以提取有用信息的滤波过程，这是维纳滤波器最本质的设计目的之一。从噪声中提取信号波形的各种估计方法中，维纳滤波是一种最基本的方法，适用于需要从噪声中分离出的有用信号是整个信号(波形)，而不只是它的几个参量的滤波过程，其基本依据就是最小均方误差准则。另外，维纳滤波器的参数是固定的，而自适应滤波器的参数是时变的，故维纳滤波器不是自适应滤波器。然而实现维纳滤波的要求是：①输入过程是广义平稳的；②输入过程的统计特性是已知的。

设维纳滤波器的输入为含噪声的随机信号。期望输出与实际输出之间的差值为误差，对该误差求均方，即为均方误差。因此均方误差越小，噪声滤除效果就越好。为使均方误差最小，关键在于求冲激响应。如果能够满足维纳-霍夫方程，就可使维纳滤波器达到最佳。根据维纳-霍夫方程，最佳维纳滤波器的冲激响应，完全由输入自相关函数及输入与期望输出的互相关函数所决定。

维纳滤波器的优点是适应面较广，无论平稳随机过程是连续的还是离散的，是标量的还是向量的，都可应用。对某些问题，还可求出滤波器传递函数的显式解，并进而采用由简单的物理元件组成的网络构成维纳滤波器。维纳滤波器的缺点是，要求得到半无限时间区间内的全部观察数据的条件很难满足，同时它也不能用于噪声为非平稳的随机过程的情况，对于向量情况应用也不方便。因此，维纳滤波在实际问题中应用不多。

维纳滤波是用来解决从噪声中提取信号的一种过滤(或滤波)方法。这种线性滤波问题，可以看作一种估计问题或一种线性估计问题。继续从图 3.1 的系统来看，一个线性系统，如果它的单位样本响应为 $h(n)$，当输入一个随机信号 $u(n)$，且 $u(n)=s(n)+w(n)$，其中 $s(n)$ 为有用信号，而 $w(n)$ 为噪声，则输出 $y(n)=\sum_{m}h(m)u(n-m)$，我们希望 $u(n)$ 通过线性系统 $h(n)$ 后得到的 $y(n)$ 尽量接近于 $d(n)$，因此称 $y(n)$ 为 $d(n)$ 的估计值，用 $\hat{d}(n)$ 表示，即 $y(n)=\hat{d}(n)$。实际上，由输出 $y(n)$ 所示的卷积形式可以理解为从当前和过去的观察值 $u(n),u(n-1),u(n-2),\cdots,u(n-m),\cdots$ 来估计信号的当前值 $\hat{d}(n)$。因此，用 $h(n)$ 进行过滤问题实际上是一种统计估计问题。

一般地，从当前的和过去的观察值 $u(n), u(n-1), u(n-2), \cdots$ 估计当前的信号值 $y(n)=\hat{d}(n)$ 称为过滤或滤波；从过去的观察值，估计当前的或者将来的信号值 $y(n)=\hat{s}(n+N)(N\geqslant 0)$ 称为外推或预测；从过去的观察值，估计过去的信号值 $y(n)=\hat{s}(n-N)(N\geqslant 1)$ 称为平滑或内插。也可以按图 3.3 所示，理解平滑、滤波与预测之间的关系。因此维纳滤波器又常常被称为最佳线性过滤与预测或线性最优估计。这里所谓的最佳与最优是以最小均方误差为准则的。

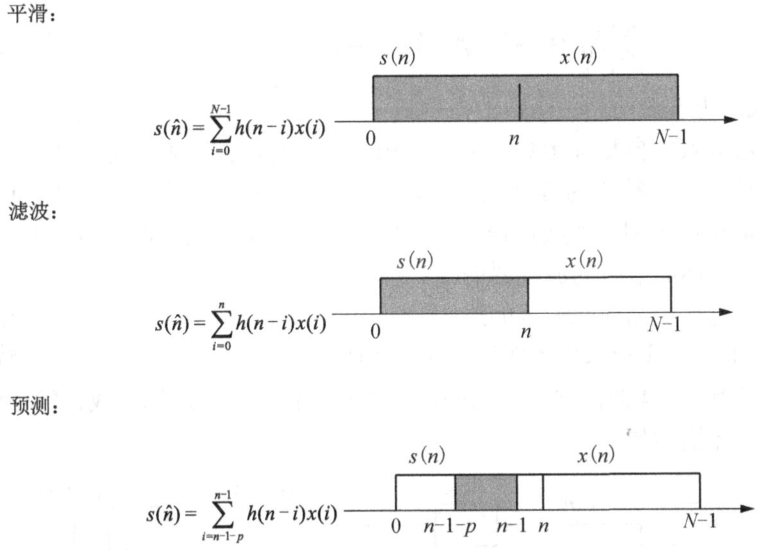

图 3.3　平滑、滤波与预测

2. 维纳-霍夫方程

(3.2.11) 式描述的正交性原理是最优滤波器的充要条件。若将 (3.2.1) 式与 (3.2.2) 式代入 (3.2.11) 式，可以得到另一充要条件：

$$E\left\{u(n-k)\left[d^*(n)-\sum_{i=0}^{\infty}h_{oi}u^*(n-i)\right]\right\}=0 \qquad k=0,1,2\cdots \tag{3.2.22}$$

其中，h_{oi} 是最优滤波器冲激响应的第 i 个系数，整理并展开这个式子，得到

$$\sum_{i=0}^{\infty}h_{oi}E[u(n-k)u^*(n-i)]=E[u(n-k)d^*(n)] \qquad k=0,1,2\cdots \tag{3.2.23}$$

我们来分析 (3.2.23) 式左右两端期望的实际意义。

1) 期望 $\sum_{i=0}^{\infty} h_{oi} E[u(n-k)u^*(n-i)]$ 等于相隔 $i-k$ 个延迟的滤波器输入的自相关函数，即

$$r(i-k)=\sum_{i=0}^{\infty} h_{oi} E[u(n-k)u^*(n-i)] \tag{3.2.24}$$

2) 期望 $E[u(n-k)d^*(n)]$ 等于滤波器输入 $u(n-k)$ 与期望响应 $d(n)$ 相隔 $-k$ 个延迟的互相关，即

$$p(-k)=E[u(n-k)d^*(n)] \tag{3.2.25}$$

如此，利用两式的实际意义，得到最优滤波器的另一个充要条件，即

$$\sum_{i=0}^{\infty} h_{oi} r(i-k)=p(-k) \quad k=0,1,2\cdots \tag{3.2.26}$$

(3.2.26) 式从更普遍的相关函数的角度定义了最优滤波器的系数，其中一个相关函数是滤波器输入的自相关函数，另一个相关函数是滤波器输入与期望响应的互相关函数，这个方程被称为维纳-霍夫 (Wiener-Hopf) 方程。这里需要留意原来由 Wiener 和 Hopf 系统阐述的线性最优滤波器方程是用于连续时间滤波器的，而此式所述系统是表述离散时间滤波器的。

首先我们研究线性横向滤波器的维纳-霍夫方程的解。对于线性横向滤波器或 FIR 滤波器，按照图 3.1 得到期望响应 $d(n)$ 的估计值时，维纳-霍夫方程的求解将大大简化。现考虑图 3.4 的横向滤波结构。该结构简化为 3 种运算组成，即存储、相乘和相加。具体描述如下。

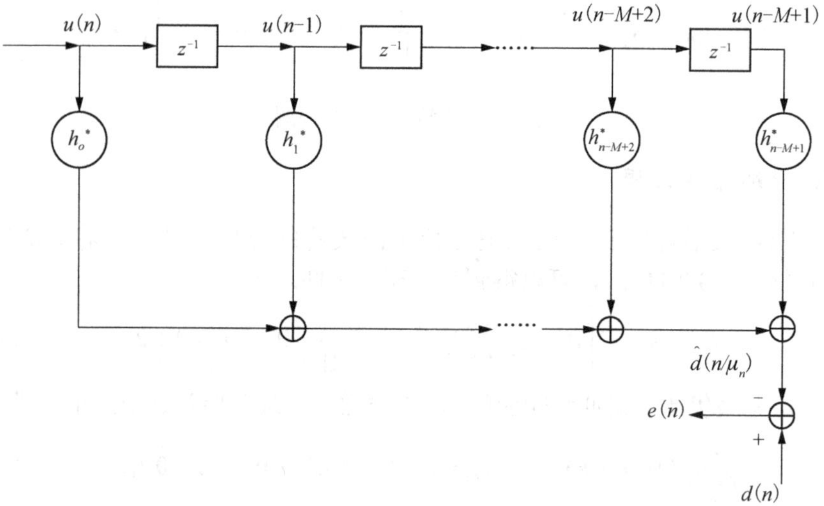

图 3.4　横向滤波器

1) 存储可用 $M-1$ 个单样值延迟即延迟单元的级联来表示，图中每个延迟单元标志为 z^{-1}。我们把各延迟单元被接入的点称为抽头点。每个抽头点的输入为 $u(n),u(n-1),\ \cdots,u(n-M+1)$。因此，当将 $u(n)$ 看作滤波器输入的当前值时，其余 $M-1$ 个抽头输入 $u(n-1),\cdots,u(n-M+1)$ 都被称为滤波器输入的过去值。

2) 抽头输入 $u(n),u(n-1),\cdots,u(n-M+1)$ 与抽头权值 $h_o,h_1,\cdots,h_{M-1}$ 的内积使用一系列乘法器来实现，图中每个乘法器都是用 h_o^* 等标志的 $u(n)$ 和 h_o 的标量内积形成的，对其他内积也是如此。

3) 乘法器的输出最终流经加法器进行汇总，形成最终的滤波器输出。

图 3.4 所示的横向滤波器冲激响应是用一系列有限抽头权值 $h_o,h_1,\cdots,h_{M-1}$ 表示的，因此(3.2.26)式的维纳-霍夫方程变成 M 个线性方程组

$$\sum_{i=0}^{M-1} h_{oi} r(i-k) = p(-k) \qquad k=0,1,\cdots,M-1 \tag{3.2.27}$$

式中是滤波器抽头权值的最优值。

令 $\boldsymbol{R}$ 表示图 3.4 横向滤波器中抽头输入 $u(n),u(n-1),\cdots,u(n-M+1)$ 组成的 $M*M$ 相关矩阵，即

$$\boldsymbol{R}=E[\boldsymbol{u}(n)\boldsymbol{u}^{\mathrm{H}}(n)] \tag{3.2.28}$$

其中

$$\boldsymbol{u}(n)=[u(n),u(n-1),\cdots,u(n-M+1)]^{\mathrm{T}} \tag{3.2.29}$$

是 $M*1$ 的抽头输入向量。以展开的形式，相关矩阵 $\boldsymbol{R}$ 可表示为

$$\boldsymbol{R}=\begin{bmatrix} r(0) & r(1) & \cdots & r(M-1) \\ r^*(1) & r(0) & \cdots & r(M-2) \\ \cdots & & & \\ r^*(M-1) & r^*(M-2) & \cdots & r(0) \end{bmatrix} \tag{3.2.30}$$

相应的，令 $\boldsymbol{p}$ 为滤波器抽头输入与期望响应 $d(n)$ 的 $M*1$ 的互相关向量

$$\boldsymbol{p}=E[\boldsymbol{u}(n)d^*(n)] \tag{3.2.31}$$

其展开式为

$$\boldsymbol{p}=[p(0),p(-1),\cdots,p(1-M)]^{\mathrm{T}} \tag{3.2.32}$$

注意，$\boldsymbol{p}$ 定义式中的延迟为零或为负数，故可将(3.2.28)式的维纳-霍夫方程写成紧凑的矩阵形式

$$\boldsymbol{R}\boldsymbol{w}_o=\boldsymbol{p} \tag{3.2.33}$$

其中，$\boldsymbol{w}_o$ 表示均方误差意义上的最优横向滤波器的 $M*1$ 抽头权向量，即

$$\boldsymbol{w}_o=[w_{o,0},w_{o,1},\cdots,w_{o,M-1}]^{\mathrm{T}} \tag{3.2.34}$$

如果相关矩阵 $\boldsymbol{R}$ 是非奇异的，可从(3.2.33)式中解出 $\boldsymbol{w}_o$。为此，(3.2.33)式两边同时左乘以逆矩阵 $\boldsymbol{R}^{-1}$，得

$$\boldsymbol{w}_o = \boldsymbol{R}^{-1}\boldsymbol{p} \tag{3.2.35}$$

最优抽头权向量 $\boldsymbol{w}_o$ 的计算需要知道两个条件：①抽头向量 $\boldsymbol{u}(n)$ 的相关矩阵 $\boldsymbol{R}$；②抽头输入向量 $\boldsymbol{u}(n)$ 与期望响应 $d(n)$ 的互相关向量 $\boldsymbol{p}$。

维纳滤波的实际用途有限，原因如下。

1) 它需要已知自相关矩阵 $\boldsymbol{R}$ 和互相关向量 $\boldsymbol{p}$，这两个量通常是未知的。

2) 它包含了矩阵的求逆，非常耗时。

3) 若信号为非平稳的，则 $\boldsymbol{R}$ 和 $\boldsymbol{p}$ 是时变的，导致必须重复计算 $\boldsymbol{w}_o$。

设计维纳滤波器的过程就是寻求在最小均方误差下滤波器的单位脉冲响应或传递函数的表达式，其实质就是解维纳-霍夫方程。为了得到维纳解，可以求解维纳-霍夫方程。维纳过滤是根据全部过去的和当前的观察数据来估计信号的当前值，它的解是以均方误差求解维纳-霍夫方程即可求得维纳滤波器的冲激响应。(3.2.26) 式所示标准方程右端的求和范围即 i 的取值范围没有具体分析，实际上有 3 种情况。

1) 有限冲激响应 (FIR) 维纳滤波器，i 从 0 到 $N-1$ 取有限个整数值。

2) 非因果无限冲激响应 (非因果 IIR) 维纳滤波器，i 从 ∞ 到 $-\infty$ 取所有整数值。

3) 因果无限冲激响应 (因果 IIR) 维纳滤波器，i 从 0 到 ∞ 取正整数值。

上述 3 种情况下标准方程的解法不同，下一节将描述因果 IIR 维纳滤波器和 FIR 维纳滤波器的求解。

3.2.5　维纳滤波器的设计与实现

1. FIR 维纳滤波器

假定滤波器的长度为 M，系数为 $\{h_k, 0 \leqslant k \leqslant M-1\}$。这样其输出 $y(n)$ 就和有效数据记录 $u(n), u(n-1), \cdots, u(n-M+1)$ 有关，正如之前所表示的

$$y(n) = \sum_{k=0}^{M-1} h(k)x(n-k) \tag{3.2.36}$$

期望响应 $d(n)$ 和实际输出 $y(n)$ 之间的误差的均方值为

$$\begin{aligned}\varepsilon_M &= E\left|e(n)\right|^2 \\ &= E\left|d(n) - \sum_{k=0}^{M-1} h(k)x(n-k)\right|^2\end{aligned} \tag{3.2.37}$$

由于 (3.2.37) 式是滤波器系数的二次方程，故最小化 ε_M 产生一组线性方程：

$$\sum_{k=0}^{M-1} h(k)\gamma_{xx}(l-k) = \gamma_{dx}(l),\ l = 0,1,\cdots,M-1 \tag{3.2.38}$$

这正是上节所述的维纳-霍夫方程，形式上也是一致的，其中，$\gamma_{xx}(k)$ 是输入序列 $u(n)$ 的自相关，$\gamma_{dx}(k)$ 是期望序列 $d(n)$ 和输入序列 $\{u(n), 0 \leqslant n \leqslant M-1\}$ 的互

相关。

一般来说，上式得矩阵形式 $\boldsymbol{R}\boldsymbol{w}_o=\boldsymbol{p}$ 的最优滤波器系数解为 $\boldsymbol{w}_o=\boldsymbol{R}^{-1}\boldsymbol{p}$，如上节讨论的，$\boldsymbol{R}$ 是一个 $M*M$ 的 Toeplitz 矩阵，其元素为 $\gamma_{xx}(l-k)$； $\boldsymbol{p}$ 是 $M*1$ 的互相关矢量，其元素为 $\gamma_{\mathrm{dx}}(l)$，而通过维纳滤波器得到的最小均方误差为

$$\mathrm{MMSE}_M=\min_{w_o}\varepsilon_M=\sigma_d^2-\sum_{k=0}^{M-1}w_{ok}\gamma_{\mathrm{dx}}^*(k) \tag{3.2.39}$$

或等价为

$$\mathrm{MMSE}_M=\sigma_d^2-\boldsymbol{p}_d^{*t}\boldsymbol{R}^{-1}\boldsymbol{p}_d \tag{3.2.40}$$

其中，$\sigma_d^2=E\left|d(n)\right|^2$。

如果我们设计的滤波器处于最理想状态，有 $d(n)=s(n)$；且 $s(n)$ 和 $w(n)$ 不是相关的随机序列(比较切合实际的一种状态)，则会有

$$\begin{aligned}\gamma_{xx}(k)&=\gamma_{ss}(k)+\gamma_{ww}(k)\\ \gamma_{\mathrm{dx}}(k)&=\gamma_{ss}(k)\end{aligned} \tag{3.2.41}$$

那么维纳-霍夫方程变为

$$\sum_{k=0}^{M-1}h(k)[\gamma_{ss}(l-k)+\gamma_{ww}(l-k)]=\gamma_{ss}(l)\quad l=0,1,\cdots,M-1 \tag{3.2.42}$$

如果我们正在处理预测问题，即 $d(n)=s(n+D)$，其中 $D>0$。假设 $s(n)$ 和 $w(n)$ 是不相关随机序列，那么可得

$$\gamma_{\mathrm{dx}}(k)=\gamma_{ss}(l+D) \tag{3.2.43}$$

于是维纳预测滤波方程变为

$$\sum_{k=0}^{M-1}h(k)[\gamma_{ss}(l-k)+\gamma_{ww}(l-k)]=\gamma_{ss}(l+D)\qquad l=0,1,\cdots,M-1 \tag{3.2.44}$$

在所有这些情况下，求逆的相关矩阵都是 Toeplitz 矩阵。因此(广义的)Levinson-Durbin 算法可以用来求解最优滤波器的系数。

例 3.1　考虑信号 $x(n)=s(n)+w(n)$，其中 $s(n)$ 是一个满足如下差分方程的 AR(1)过程：$s(n)=0.6s(n-1)+v(n)$。

其中，$\{v(n)\}$ 是方差为 $\sigma_v^2=0.64$ 的白噪声序列，而 $\{w(n)\}$ 是方差为 $\sigma_v^2=1$ 的白噪声序列。我们将设计一个长度为 M=2 的维纳滤波器来估计 $\{s(n)\}$。

解：由于 $\{s(n)\}$ 是通过白噪声激励单极点滤波器得到的，故 $s(n)$ 的功率谱密度为

$$\begin{aligned}\Gamma_{ss}(f)&=\sigma_v^2\left|H(f)\right|^2\\ &=\frac{0.64}{\left|1-0.6\mathrm{e}^{-j2\pi f}\right|^2}\\ &=\frac{0.64}{1.36-1.2\cos 2\pi f}\end{aligned}$$

其相应的自相关序列$\{\gamma_{ss}(m)\}$为

$$\gamma_{ss}(m)=(0.6)^{|m|}$$

滤波器系数方程为

$$2h(0)+0.6h(1)=1$$
$$0.6h(0)+2h(1)=0.6$$

这些方程解的结果

$$h(0)=0.451,\quad h(1)=0.165$$

其相应最小均方误差为

$$\begin{aligned}\text{MMSE}_2&=1-h(0)\gamma_{ss}(0)-h(1)\gamma_{ss}(1)\\&=1-0.451-(0.165)(0.6)\\&=0.45\end{aligned}$$

2. IIR 维纳滤波器

这一节中，我们讨论无限时宽(IIR)的滤波器，并且输入序列也是无限的。因此滤波器的输出为

$$y(n)=\sum_{k=0}^{\infty}h(k)x(n-k) \tag{3.2.45}$$

我们所要解决的核心问题依然是选择合适的滤波器参数，使期望响应$d(n)$和实际输出$y(n)$之间的均方误差最小化，即

$$\begin{aligned}\varepsilon_M&=E\left|e(n)\right|^2\\&=E\left|d(n)-\sum_{k=0}^{\infty}h(k)x(n-k)\right|^2\end{aligned} \tag{3.2.46}$$

其由正交性原理推导出的维纳-霍夫方程

$$\sum_{k=0}^{\infty}h(k)\gamma_{xx}(l-k)=\gamma_{dx}(l)\qquad l>0 \tag{3.2.47}$$

由残差的最小均方误差公式得到：

$$\text{MMSE}_{\infty}=\min_{w_o}\varepsilon_{\infty}=\sigma_d^2-\sum_{k=0}^{\infty}w_{ok}\gamma_{\text{dx}}^{*}(k) \tag{3.2.48}$$

(3.2.47)式所示的维纳-霍夫方程无法通过 z 变化直接求解，因为该方程仅对于$l\geqslant 0$成立。我们将基于平稳随机过程$\{u(n)\}$的修正表示来求解最优 IIR 维纳滤波器。

回顾可知，具有自相关$\gamma_{xx}(k)$和功率谱密度$\Gamma_{xx}(f)$的平稳随机过程$\{u(n)\}$，可以用一个等效修正过程$\{i(n)\}$表示。而修正过程$\{i(n)\}$是将$\{x(n)\}$经过一个系统函数为$1/G(z)$的噪声白化滤波器得到的，其中$G(z)$是$\Gamma_{xx}(z)$的谱因子分解的最小相位部分：

$$\Gamma_{xx}(z) = \sigma_i^2 G(z) G(z^{-1}) \tag{3.2.49}$$

因此 $G(z)$ 在区域 $|z| > r_1$ 是解析的，其中 $r_1 < 1$。

现在我们将维纳滤波器视为白化滤波器 $1/G(z)$ 级联上另一个滤波器 $Q(z)$，其中 $Q(z)$ 的输出 $y(n)$ 与最优维纳滤波器的输出是一致的，由于

$$y(n) = \sum_{k=0}^{\infty} q(k) i(n-k) \tag{3.2.50}$$

并且 $e(n) = d(n) - y(n)$，因此应用正交性原理的维纳-霍夫方程为

$$\sum_{k=0}^{\infty} q(k) \gamma_{ii}(l-k) = \gamma_{di}(l) \quad l \geqslant 0 \tag{3.2.51}$$

但由于 $\{i(n)\}$ 是白过程，因此可得除了 $l = k$ 外 $\gamma_{ii}(l-k) = 0$，于是得到的解为

$$q(l) = \frac{\gamma_{di}(l)}{\gamma_{ii}(0)} = \frac{\gamma_{di}(l)}{\sigma_i^2} \quad l \geqslant 0 \tag{3.2.52}$$

序列 $\{q(l)\}$ 的 z 变换为

$$\begin{aligned} Q(z) &= \sum_{k=0}^{\infty} q(z) z^{-k} \\ &= \frac{1}{\sigma_i^2} \sum_{k=0}^{\infty} \gamma_{di}(k) z^{-k} \end{aligned} \tag{3.2.53}$$

如果用

$$\Gamma_{di}(z) = \sum_{k=-\infty}^{\infty} \gamma_{di}(k) z^{-k} \tag{3.2.54}$$

并且定义

$$[\Gamma_{di}(z)]_+ = \sum_{k=0}^{\infty} \gamma_{di}(k) z^{-k} \tag{3.2.55}$$

则

$$Q(z) = \frac{1}{\sigma_i^2} [\Gamma_{di}(z)]_+ \tag{3.2.56}$$

为了确定 $[\Gamma_{di}(z)]_+$，我们从噪声白化滤波器的输出开始，该输出可表示为

$$i(n) = \sum_{k=0}^{\infty} v(k) x(n-k) \tag{3.2.57}$$

其中，$\{v(k), k \geqslant 0\}$ 是噪声白化滤波器的冲激响应，

$$\frac{1}{G(z)} \equiv V(z) = \sum_{k=0}^{\infty} v(k) z^{-k} \tag{3.2.58}$$

于是

$$\gamma_{di}(k)=E[d(n)i^*(n-k)]$$
$$=\sum_{m=0}^{\infty}v(m)E[d(n)x^*(n-m-k)]$$
$$=\sum_{m=0}^{\infty}v(m)\gamma_{dx}(k+m) \tag{3.2.59}$$

互相关序列 $\gamma_{di}(k)$ 的 z 变换为

$$\Gamma_{di}(z)=\sum_{-\infty}^{\infty}[\sum_{m=0}^{\infty}v(m)\gamma_{dx}(k+m)]z^{-k}$$
$$=\sum_{m=0}^{\infty}v(m)\sum_{k=-\infty}^{\infty}\gamma_{dx}(k+m)z^{-k}$$
$$=\sum_{m=0}^{\infty}v(m)z^{m}\sum_{k=-\infty}^{\infty}\gamma_{dx}(k)z^{-k}$$
$$=V(z^{-1})\Gamma_{dx}(z)=\frac{\Gamma_{dx}(z)}{G(z^{-1})} \tag{3.2.60}$$

因此

$$Q(z)=\frac{1}{\sigma_i^2}\left[\frac{\Gamma_{dx}(z)}{G(z^{-1})}\right]_+ \tag{3.2.61}$$

最后，最优 IIR 维纳滤波器的系统函数为

$$H_{opt}(z)=\frac{Q(z)}{G(z)}$$
$$=\frac{1}{\sigma_i^2 G(z)}\left[\frac{\Gamma_{dx}(z)}{G(z^{-1})}\right]_+ \tag{3.2.62}$$

综上所述，求解最优 IIR 维纳滤波器要求首先完成 $\Gamma_{xx}(z)$ 的谱因子分解以得到最小相位成分 $G(z)$，然后求出 $\Gamma_{dx}(z)/G(z^{-1})$ 的因果部分。下面通过一道例题来验证此过程。

例 3.2　求例题 3.1 中的信号的最优 IIR 维纳滤波器。

解：对于该信号，我们有

$$\Gamma_{xx}(z)=\Gamma_{ss}(z)+1=\frac{1.8\left(1-\frac{1}{3}z^{-1}\right)\left(1-\frac{1}{3}z\right)}{(1-0.6z^{-1})(1-0.6z)}$$

其中 $\sigma_i^2=1.8$，并且

$$G(z)=\frac{1-\frac{1}{3}z^{-1}}{1-0.6z^{-1}}$$

互相关 $\gamma_{dx}(m)$ 的 z 变换为

$$\Gamma_{dx}(z)=\Gamma_{ss}(z)=\frac{0.64}{(1-0.6z^{-1})(1-0.6z)}$$

于是

$$\left[\frac{\Gamma_{dx}(z)}{G(z^{-1})}\right]_+=\left[\frac{0.64}{(1-0.6z^{-1})(1-\frac{1}{3}z)}\right]_+$$

$$=\left[\frac{0.8}{1-0.6z^{-1}}+\frac{0.266z}{1-\frac{1}{3}z}\right]_+$$

$$=\frac{0.8}{1-0.6z^{-1}}$$

最优 IIR 滤波器的系统函数为

$$H_{\text{opt}}(z)=\frac{1}{1.8}\left(\frac{1-0.6z^{-1}}{1-\frac{1}{3}z^{-1}}\right)\left(\frac{0.8}{1-0.6z^{-1}}\right)$$

$$=\frac{\frac{4}{9}}{1-\frac{1}{3}z^{-1}}$$

并且其冲激响应为

$$h_{\text{opt}}(n)=\frac{4}{9}\left(\frac{1}{3}\right)^n,\quad n\geqslant 0$$

最后我们探讨一下滤波器的频域特征值表达式的最小均方误差问题，首先我们注意到 $\sigma_d^2=E|d(n)|^2$ 恰好是自相关序列 $\{\gamma_{dd}(k)\}$ 在 $k=0$ 处的值。由于

$$\gamma_{dd}(k)=\frac{1}{2\pi j}\oint_C \Gamma_{dd}(z)z^{k-1}\mathrm{d}z \tag{3.2.63}$$

从而可以推算出

$$\sigma_d^2=\gamma_{dd}(0)=\frac{1}{2\pi j}\oint_C \frac{\Gamma_{dd}(z)}{z}\mathrm{d}z \tag{3.2.64}$$

其中，围线积分是 $\Gamma_{dd}(z)$ 在收敛域内沿着一条围绕原点的闭合路径的积分。

然后通过帕塞瓦定理，很容易将(3.2.48)式中的第二项变换到频域。由于 $k<0$ 时有

$h_{\text{opt}}(k)=0$，故有

$$\sum_{k=-\infty}^{\infty}h_{\text{opt}}(k)\gamma_{dx}^*(k)=\frac{1}{2\pi j}\oint_C H_{\text{opt}}(z)\Gamma_{dx}(z^{-1})z^{-1}\mathrm{d}z \tag{3.2.65}$$

其中，C 是位于 $H_{opt}(z)$ 和 $\Gamma_{dx}(z^{-1})$ 的公共收敛域内围绕原点的闭合路径积分。

将(3.2.64)式和(3.2.65)式两个式子结合起来，可得到所期望的 MMSE_∞ 的表达式为

$$\mathrm{MMSE}_\infty = \frac{1}{2\pi j}\oint_C \left[\Gamma_{dd}(z) - H_{opt}(z)\Gamma_{dx}(z^{-1})\right] z^{-1}\mathrm{d}z \tag{3.2.66}$$

例 3.3　对于例题 3.2 所推导的最优维纳滤波器，其最小均方误差为

$$\mathrm{MMSE}_\infty = \frac{1}{2\pi j}\oint_C \left[\frac{0.3555}{\left(z-\frac{1}{3}\right)(1-0.6z)}\right]\mathrm{d}z \tag{3.2.67}$$

在单位圆内 $z=\frac{1}{3}$ 处有一个单极点。通过计算在该极点的留数，可得

$$\mathrm{MMSE}_\infty = 0.444$$

我们观察到，该 MMSE_∞ 只比例题 3.1 的最优双抽头维纳滤波器的 MMSE_∞ 稍微小一些。

3. 非因果维纳滤波器

在上一节中，我们将最优维纳滤波器约束为因果滤波器[即对于 $n<0, h_{opt}(n)=0$]。在这一节中，我们舍弃这一约束条件，并且允许滤波器生成的输出 $y(n)$ 中可以同时包含序列 $\{x(n)\}$ 的无限过去值和无限未来值，即

$$y(n) = \sum_{k=-\infty}^{\infty} h(k)x(n-k) \tag{3.2.68}$$

但得到的滤波器是物理上不可实现的。我们也可将该滤波器视为平滑滤波器，利用信号的无限未来值对期望信号 $d(n)$ 的估计 $\hat{d}(n)=y(n)$ 做平滑。

利用正交性原理，可以得到非因果滤波器的维纳-霍夫方程为

$$\sum_{k=-\infty}^{\infty} h(k)\gamma_{xx}(l-k) = \gamma_{dx}(l) \quad -\infty < l < \infty \tag{3.2.69}$$

而相应的 MMSE_{nc} 为

$$\mathrm{MMSE}_{nc} = \sigma_d^2 - \sum_{k=-\infty}^{\infty} h(k)\gamma_{dx}^*(k) \tag{3.2.70}$$

由于(3.2.69)式中 l 对于 $-\infty < l < \infty$ 均成立，因此可对该方程直接进行变换，得到最优非因果维纳滤波器为

$$H_{nc}(z) = \frac{\Gamma_{dx}(z)}{\Gamma_{xx}(z)} \tag{3.2.71}$$

相应的MMSE_{nc}在z域可以简单地表示为

$$\mathrm{MMSE}_{nc}=\frac{1}{2\pi j}\oint_C[\Gamma_{dd}(z)-H_{nc}(z)\Gamma_{dx}(z^{-1})]z^{-1}\mathrm{d}z \tag{3.2.72}$$

在下面的例题中，我们将把最优非因果滤波器的形式和上一节得到的最优因果滤波器进行比较。

例 3.4　对于例题 3.1 中信号特征来说，最优非因果滤波器可以用(3.2.71)式所示，其中

$$\Gamma_{dx}(z)=\Gamma_{ss}(z)=\frac{0.64}{(1-0.6z^{-1})(1-0.6z)}$$

并且

$$\begin{aligned}\Gamma_{xx}(z)&=\Gamma_{ss}(z)+1\\&=\frac{2(1-0.3z^{-1}-0.3z)}{(1-0.6z^{-1})(1-0.6z)}\end{aligned}$$

于是

$$H_{nc}(z)=\frac{0.3555}{\left(1-\frac{1}{3}z^{-1}\right)\left(1-\frac{1}{3}z\right)}$$

该滤波器显然是非因果的。

由该滤波器得到的最小均方差可以通过(3.2.72)式确定。被积函数为

$$\frac{1}{z}\Gamma_{ss}(z)[1-H_{nc}(z)]=\frac{0.3555}{\left(z-\frac{1}{3}\right)\left(1-\frac{1}{3}z\right)}$$

在单位圆内的唯一极点是$z=\dfrac{1}{3}$。故留数为

$$\left.\frac{0.3555}{1-\frac{1}{3}z}\right|_{z=\frac{1}{3}}=\frac{0.3555}{8/9}=0.40$$

因此，最优非因果维纳滤波器得到的最小可达均方误差为

$$\mathrm{MMSE}_{nc}=0.40$$

注意，正如我们所期望的那样，这比因果滤波器的最小可达均方误差要小。

3.3　卡尔曼滤波器

3.3.1　卡尔曼滤波器的初步认识

1. 卡尔曼滤波器的起源

简单来说，卡尔曼滤波器是一个最优化自回归数据处理算法。卡尔曼滤波器是一套数学等式，它提供了一种有效的以最小均方误差来估计系统状态的计算(递归的)方法。它在以下几方面是非常强大的：即使在系统准确模型也未知的情况下，它仍支持过去、现在、甚至将来估计。对于解决很大部分的问题，它是最优，效率最高甚至是最有用的。它的广泛应用已经超过 30 年，包括机器人导航、控制、传感器数据融合甚至在军事方面的雷达系统及导弹追踪等。近年来更被应用于计算机图像处理，如头脸识别、图像分割、图像边缘检测等。

从维纳-霍夫方程来看，维纳滤波算法是十分低效的。这种算法要求设置大量的存储器来保存过去的测量数据，一个新的数据到来后，要进行更新，重新计算自相关和互相关序列。再者，求解这个方程需要耗费大量时间对高阶矩阵求逆。因此，维纳滤波算法难以运用于实时处理中，尤其是无法用于军事、航空航天等领域。

卡尔曼和布西提出了递推滤波算法，成功地将状态变量引入到滤波理论中来，用消息与干扰的状态空间模型代替了通常用来描述它们的协方差函数，将状态预估和观测更新联系起来，适于计算机直接进行计算，而不是去寻求滤波器冲激响应的明确公式。这种方法得出的是表征状态估计值及其均方误差的微分方程，给出的是递推算法。

卡尔曼滤波不要求保存过去的测量数据，当新的数据到来时，根据新的数据和前一时刻的储值的估计，借助于系统本身的状态转移方程，按照一套递推公式，即可算出新的估值。这一点说明卡尔曼滤波器属于 IIR 滤波器的范畴。这就是说，与维纳滤波器不同，卡尔曼滤波器能够利用先前的运算结果，再根据当前数据提供的最新消息，即可得到当前的估值。卡尔曼递推算法大大减少了滤波装置的存储量和计算量，并且突破了平稳随机过程的限制，使卡尔曼滤波器适用于对时变信号的实时处理。因此，卡尔曼滤波器在应用上有更加广泛的可能性和更加美好的前景。

2. 卡尔曼滤波器的举例

卡尔曼滤波器的 5 条公式是其核心内容。结合现代的计算机，其实卡尔曼的程序相当简单，只要你理解了那 5 条公式。在介绍它的 5 条公式之前，先让我们来根据下面的例子一步一步地探索。

假设我们要研究的对象是一个房间的温度。根据你的经验判断，这个房间的温度是恒定的，也就是下一分钟的温度等于现在这一分钟的温度(假设我们用一分钟来作时间单位)。假设你对你的经验不是 100%地相信，可能会上下偏差几摄氏度。我们把这些偏差看成高斯白噪声，也就是这些偏差和前后时间是没有关系的而且符合高斯分配。另外，我们在房间里放一个温度计，但是这个温度计也不准确，测量值会比实际值偏差。我们也把这些偏差看成高斯白噪声。

现在对于某一分钟我们有两个关于该房间的温度值：你根据经验的预测值(系统的预测值)和温度计的值(测量值)。下面我们要用这两个值结合它们各自的噪声来估算出房间的实际温度值。

假如我们要估算 k 时刻的实际温度值。首先你要根据 $k-1$ 时刻的温度值，来预测 k 时刻的温度。因为你相信温度是恒定的，所以你会得到 k 时刻的温度预测值是跟 $k-1$ 时刻一样的，假设是 23℃，同时该值的高斯噪声的偏差是 5℃(5 是这样得到的：如果 $k-1$ 时刻估算出的最优温度值的偏差是 3，你对自己预测的不确定度是 4℃，它们平方相加再开方，就是 5)。然后，你从温度计那里得到了 k 时刻的温度值，假设是 25℃，同时该值的偏差是 4℃。

由于我们用于估算 k 时刻的实际温度有两个温度值，分别是 23℃和 25℃。究竟实际温度是多少呢？相信自己还是相信温度计呢？究竟相信谁多一点，我们可以用它们的协方差来判断。因为 Kg^2=5^2/(5^2+4^2)，所以 Kg=0.78，我们可以估算出 k 时刻的实际温度值是：23+0.78×(25−23)=24.56(℃)。可以看出，因为温度计的协方差比较小(比较相信温度计)，所以估算出的最优温度值偏向温度计的值。

现在我们已经得到 k 时刻的最优温度值了，下一步就是要进入 k+1 时刻，进行新的最优估算。到现在为止，好像还没看到什么自回归的东西出现。对了，在进入 k+1 时刻之前，我们还要算出 k 时刻那个最优值(24.56℃)的偏差。算法如下：[(1−Kg)×5^2]^0.5=2.35。这里的 5 就是上面的 k 时刻你预测的那个 23℃温度值的偏差，得出的 2.35 就是进入 k+1 时刻以后 k 时刻估算出的最优温度值的偏差(对应于上面的 3)。

就是这样，卡尔曼滤波器就不断地把协方差递归，从而估算出最优的温度值。它运行得很快，而且只保留了上一时刻的协方差。上面的 Kg，就是卡尔曼增益。

3. 卡尔曼滤波器算法

首先，我们先要引入一个离散控制过程的系统。该系统可用一个线性随机微分方程来描述：

$$X(k) = AX(k-1) + BU(k) + W(k) \tag{3.3.1}$$

再加上系统的测量值：

$$Z(k) = HX(k) + V(k) \tag{3.3.2}$$

上两式子中，$X(k)$ 是 k 时刻的系统状态，$U(k)$ 是 k 时刻对系统的控制量。A 和 B 是系统参数，对于多模型系统，它们为矩阵。$Z(k)$ 是 k 时刻的测量值，H 是测量系统的参数，对于多测量系统，H 为矩阵。$W(k)$ 和 $V(k)$ 分别表示过程和测量的噪声。它们被假设成高斯白噪声，协方差分别是 Q、R（这里我们假设它们不随系统状态变化而变化）。

对于满足上面的条件(线性随机微分系统，过程和测量都是高斯白噪声)，卡尔曼滤波器是最优的信息处理器。下面我们结合其协方差来估算系统的最优化输出(类似上一节那个温度的例子)。

首先我们要利用系统的过程模型，来预测下一状态的系统。假设现在的系统状态是 k，根据系统的模型，可以基于系统的上一状态而预测出现在状态：

$$X(k|k-1) = AX(k-1|k-1) + BU(k) \tag{3.3.3}$$

式中，$X(k|k-1)$ 是利用上一状态预测的结果，$X(k-1|k-1)$ 是上一状态最优的结果，$U(k)$ 为现在状态的控制量，如果没有控制量，它可以为 0。

到现在为止，我们的系统结果已经更新了，可是，对应于 $X(k|k-1)$ 的协方差还没有更新。我们用 P 表示协方差：

$$\boldsymbol{P}(k|k-1) = \boldsymbol{A}\,\boldsymbol{P}(k-1|k-1)\,\boldsymbol{A}^{\mathrm{T}} + \boldsymbol{Q} \tag{3.3.4}$$

式中，$\boldsymbol{P}(k|k-1)$ 是 $\mathrm{X}(k|k-1)$ 对应的协方差，$\boldsymbol{P}(k-1|k-1)$ 是 $X(k-1|k-1)$ 对应的协方差，$\boldsymbol{A}^{\mathrm{T}}$ 表示 $\boldsymbol{A}$ 的转置矩阵，$\boldsymbol{Q}$ 是系统过程的协方差。式子(3.3.3)、(3.3.4)就是卡尔曼滤波器 5 个公式当中的前两个，也就是对系统的预测。

我们有了现在状态的预测结果，然后我们再收集现在状态的测量值。结合预测值和测量值，我们可以得到现在状态 (k) 的最优化估算值 $X(k|k)$

$$X(k|k) = X(k|k-1) + \mathrm{Kg}(k)\left[Z(k) - H\mathrm{X}(k|k-1)\right] \tag{3.3.5}$$

其中 Kg 为卡尔曼增益(Kalman Gain)：

$$\mathrm{Kg}(k) = \boldsymbol{P}(k|k-1)\,\boldsymbol{H}^{\mathrm{T}} / \left[\boldsymbol{HP}(k|k-1)\,\boldsymbol{H}^{\mathrm{T}} + \boldsymbol{R}\right] \tag{3.3.6}$$

到现在为止，我们已经得到了 k 状态下最优的估算值 $X(k|k)$。但是为了要令卡尔曼滤波器不断地运行下去直到系统过程结束，我们还要更新 k 状态下 $X(k|k)$ 的协方差：

$$P(k|k) = \left[\boldsymbol{I} - \mathrm{Kg}(k)\,\boldsymbol{H}\right]\boldsymbol{P}(k|k-1) \tag{3.3.7}$$

其中，$\boldsymbol{I}$ 为 1 的矩阵，对于单模型单测量，$\boldsymbol{I}=1$。当系统进入 $k+1$ 状态时，$P(k|k)$ 就是(3.3.4)式的 $P(k-1|k-1)$。这样，算法就可以自回归地运算下去。

卡尔曼滤波器的原理基本描述了，(3.3.3)式、(3.3.4)式、(3.3.5)式、(3.3.6)式和(3.3.7)式就是它的 5 个基本公式。根据这 5 个公式，可以很容易用计算机编程实现。

在上面的例子中，过程误差和测量误差设定为 4 是为了讨论的方便。实际中，温度的变化速度及温度计的测量误差都没有这么大。下面以一个例子说明。

假设如下一个系统：

- 房间内连续两个时刻温度差值的标准差为 0.02℃
- 温度计的测量值误差的标准差为 0.5℃
- 房间温度的真实值为 24℃
- 温度的初始估计值为 23.5℃，误差的方差为 1

Matlab 仿真的代码如下（结果见图 3.5、3.6）：

```
% Kalman filter example of temperature measurement in Matlab
% This M code is modified from Xuchen Yao's matlab on 2013/4/18
%房间当前温度真实值为 24℃,认为下一时刻与当前时刻温度相同,误差为 0.02℃(即认为连续的两个时刻最多变化 0.02℃)。
%温度计的测量误差为 0.5℃。
%开始时，房间温度的估计为 23.5℃，误差为 1℃。
% Kalman filter example demo in Matlab
% This M code is modified from Andrew D. Straw's Python
% implementation of Kalman filter algorithm.
```

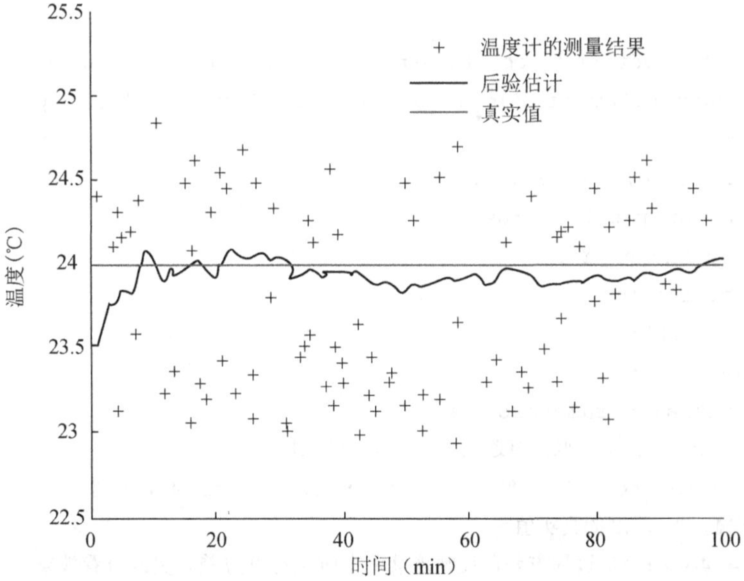

图 3.5　真实值与最优估计值的比较

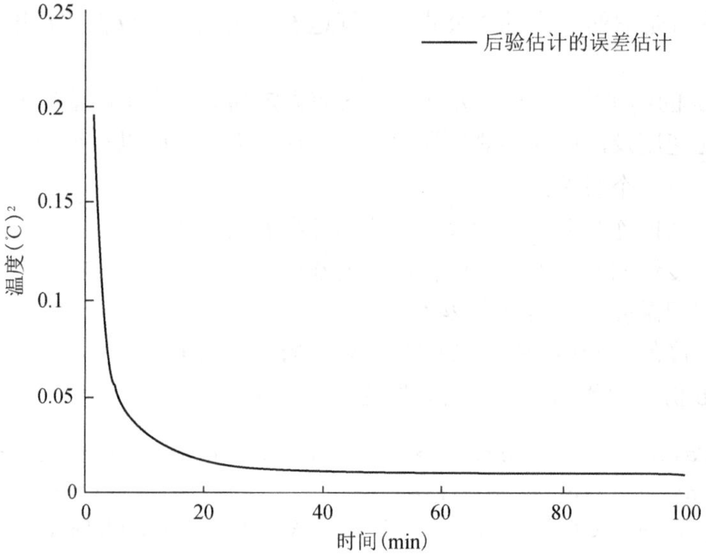

图 3.6　最优估计值的方差

```
% The original code is from the link in references
% Below is the Python version's comments:
% Kalman filter example demo in Python
% A Python implementation of the example given in pages 11-15 of
"An
% Introduction to the Kalman Filter" by Greg Welch and Gary Bishop,
% University of North Carolina at Chapel Hill, Department of
Computer
% Science, TR 95-041,
% by Andrew D. Straw
% by Xuchen Yao
% by Lin Wu
clear all;
close all;
% intial parameters
n_iter = 100; %计算连续n_iter个时刻
sz = [n_iter, 1]; % size of array. n_iter行，1列
x=24; % 温度的真实值
Q = 4e-4; % 过程方差，反映连续两个时刻温度方差。更改查看效果
R = 0.25; % 测量方差，反映温度计的测量精度。更改查看效果
z = x + sqrt(R)*randn(sz); % z 是温度计的测量结果，在真实值的基础上加
```

上了方差为 0.25 的高斯噪声。

```
% 对数组进行初始化
xhat=zeros(sz); % 对温度的后验估计。即在 k 时刻，结合温度计当前测量值与k-1 时刻先验估计，得到的最终估计值
P=zeros(sz); % 后验估计的方差
xhatminus=zeros(sz); % 温度的先验估计。即在 k-1 时刻，对 k 时刻温度作出的估计
Pminus=zeros(sz); % 先验估计的方差
K=zeros(sz); % 卡尔曼增益，反映了温度计测量结果与过程模型(即当前时刻与下一时刻温度相同这一模型)的可信程度
% intial guesses
xhat(1) = 23.5; %温度初始估计值为 23.5℃
P(1) =1; %误差方差为 1
for k = 2:n_iter
% 时间更新(预测)
xhatminus(k) = xhat(k-1); %用上一时刻的最优估计值来作为对当前时刻的温度的预测
Pminus(k) = P(k-1)+Q; %预测的方差为上一时刻温度最优估计值的方差与过程方差之和
% 测量更新(校正)
K(k) = Pminus(k)/( Pminus(k)+R ); %计算卡尔曼增益
xhat(k) = xhatminus(k)+K(k)*(z(k)-xhatminus(k)); %结合当前时刻温度计的测量值，对上一时刻的预测进行校正，得到校正后的最优估计。该估计具有最小均方差
P(k) = (1-K(k))*Pminus(k); %计算最终估计值的方差
end
FontSize=14;
LineWidth=3;
figure();
plot(z,'k+'); %画出温度计的测量值
hold on;
plot(xhat,'b-','LineWidth',LineWidth) %画出最优估计值
hold on;
plot(x*ones(sz),'g-','LineWidth',LineWidth); %画出真实值
legend('温度计的测量结果', '后验估计', '真实值');
xl=xlabel('时间(分钟)');
yl=ylabel('温度');
```

```
set(xl,'fontsize',FontSize);
set(yl,'fontsize',FontSize);
hold off;
set(gca,'FontSize',FontSize);
figure();
valid_iter = [2:n_iter]; % Pminus not valid at step 1
plot(valid_iter,P([valid_iter]),'LineWidth',LineWidth); %画出最
优估计值的方差
legend('后验估计的误差估计');
xl=xlabel('时间(分钟)');
yl=ylabel('℃^2');
set(xl,'fontsize',FontSize);
set(yl,'fontsize',FontSize);
set(gca,'FontSize',FontSize);
```

3.3.2 卡尔曼滤波器的实现

1. 卡尔曼滤波的基本假设

(1)适合于线性(随机)系统模型

非线性的系统可以近似地线性化成为线性系统。所谓线性系统是符合叠加原理的系统，形式如下面的状态和测量方程。

(2)噪声为均值为 0 的高斯白噪声

白噪声：白噪声是指功率谱在整个频域内为常数的噪声，噪声是随机信号，因而白噪声无法求其频谱，只能求其功率谱。白噪声的自相关函数在 $t=0$ 时不为 0，在 t 不等于 0 时值为 0。“白色”是指噪声值与时间无关，不能通过现在时刻的噪声值预测其他时刻的噪声大小。白色也意味着噪声在所有的频率具有相等的功率谱。因为白噪声在不同时间的值是不相关的，所以任何两个不同时刻的噪声的协方差为 0，因此设状态方程的噪声 $\boldsymbol{W}(k)$ 为白噪声，则不同时刻的噪声向量的协方差 $E(\boldsymbol{W}(k)\boldsymbol{W}(j)^{\mathrm{T}})=\boldsymbol{Q}(k)\delta_{kj}$，当 $k=j$ 时，$\delta_{ij}\neq 0$；当 $k\neq j$ 时，$\delta_{ij}=0$。即该协方差矩阵的主对角线元素不为零，其余的都为零。

高斯噪声是指噪声的分布为高斯分布，即正态分布。

2. 卡尔曼滤波基本公式

设系统的状态方程为

$$\boldsymbol{X}(k)=\boldsymbol{A}\boldsymbol{X}(k-1)+\boldsymbol{B}\boldsymbol{U}(k-1)+\boldsymbol{W}(k-1) \tag{3.3.8}$$

系统的测量方程为

$$\boldsymbol{Z}(k)=\boldsymbol{C}\boldsymbol{X}(k)+\boldsymbol{V}(k) \tag{3.3.9}$$

其中，$\boldsymbol{A}(k-1)$ 为状态转移矩阵；$\boldsymbol{X}(k-1)$ 为状态向量；$\boldsymbol{B}(k-1)$ 为输入控制项矩阵；$\boldsymbol{U}(k-1)$ 为输入或者控制信号；$\boldsymbol{W}(k-1)$ 为零均值、白色高斯过程噪声序列，其协方差为 $\boldsymbol{Q}(k-1)$；$\boldsymbol{C}(k)$ 为测量矩阵；$\boldsymbol{V}(k)$ 为协方差为 $\boldsymbol{R}(k)$ 的零均值、白色高斯测量噪声。系统的测量方程的输出项 $\boldsymbol{Z}(k)$ 是可以实际测量的量。

用 $\hat{\boldsymbol{X}}(k)$ 表示 k 时刻对随机信号 $\boldsymbol{X}(k)$ 的最优线性滤波估计值，用 $\hat{\boldsymbol{X}}(k+1|k)$ 表示在 k 时刻对 k+1 时刻的信号 $\boldsymbol{X}(k+1)$ 的最优线性预测估计。

卡尔曼滤波器的递推算法如下。

状态的一步预测方程(基于系统的上一个状态)

$$\hat{\boldsymbol{X}}(k|k-1)=\boldsymbol{A}(k-1)\boldsymbol{X}(k-1|k-1)+\boldsymbol{B}(k-1)\boldsymbol{U}(k-1) \tag{3.3.10}$$

协方差的一步预测

$$\boldsymbol{P}(k|k-1)=\boldsymbol{A}(k-1)\boldsymbol{P}(k-1|k-1)\boldsymbol{A}^{\mathrm{T}}(k-1)+\boldsymbol{Q}(k-1) \tag{3.3.11}$$

滤波增益方程

$$\boldsymbol{K}(k)=\boldsymbol{P}(k|k-1)\boldsymbol{C}^{\mathrm{T}}(k)[\boldsymbol{C}(k)\boldsymbol{P}(k|k-1)\boldsymbol{C}^{\mathrm{T}}(k)+\boldsymbol{R}(k)]^{-1} \tag{3.3.12}$$

滤波估计方程

$$\hat{\boldsymbol{X}}(k|k)=\hat{\boldsymbol{X}}(k|k-1)+\boldsymbol{K}(k)[\boldsymbol{Z}(k)-\boldsymbol{C}(k)\hat{\boldsymbol{X}}(k|k-1)] \tag{3.3.13}$$

滤波协方差更新方程

$$\boldsymbol{P}(k|k)=[\boldsymbol{I}-K(k)\boldsymbol{C}(k)]\boldsymbol{P}(k|k-1) \tag{3.3.14}$$

协方差的更新方程还有下面几种不同的形式：

$$\boldsymbol{P}(k|k)=\boldsymbol{P}(k|k-1)-\boldsymbol{K}(k)\boldsymbol{C}(k)\boldsymbol{P}(k|k-1) \tag{3.3.15}$$

(3.3.14)式和(3.3.15)式相同，适用于增益为最优卡尔曼增益的时候。使用其他增益的话要用(3.3.17)式。

$$\boldsymbol{P}(k|k)=\boldsymbol{P}(k|k-1)-\boldsymbol{K}(k)\boldsymbol{S}(k)\boldsymbol{K}^{\mathrm{T}}(k) \tag{3.3.16}$$

其中，测量的预测协方差(或新息协方差) $\boldsymbol{S}(k)=\boldsymbol{C}(k)\boldsymbol{P}(k|k-1)\boldsymbol{C}^{\mathrm{T}}(k)+\boldsymbol{R}(k)$，用来衡量新息(测量值减去测量估计值)的不确定性，新息的协方差越小，说明测量值越精确。

$$\boldsymbol{P}(k|k)=[\boldsymbol{I}-\boldsymbol{K}(k)\boldsymbol{C}(k)]\boldsymbol{P}(k|k-1)[\boldsymbol{I}-\boldsymbol{K}(k)\boldsymbol{C}(k)]^{\mathrm{T}}-\boldsymbol{K}(k)\boldsymbol{R}(k)\boldsymbol{K}^{\mathrm{T}}(k) \tag{3.3.17}$$

其中，$\boldsymbol{I}$ 为与协方差阵同维的单位阵。(3.3.17)式可保证协方差阵 $\boldsymbol{P}$ 的对称性和正定性。这个公式对于任何卡尔曼增益 $\boldsymbol{K}$ 都成立。

(3.3.14)式或(3.3.15)式计算比较简单，所以实际中总是使用这个公式，但是需要注意这个公式仅在使用最优卡尔曼增益时才成立。如果算术精度总是很低而

导致 numerical stability 出现问题，或者特意使用了非最优卡尔曼增益，就必须使用(3.3.17)式。上面(3.3.10)～(3.3.14)的 5 个式子就是卡尔曼滤波的迭代公式。如果系统是非时变的，则系数矩阵 $\boldsymbol{A}$ 、$\boldsymbol{B}$ 、$\boldsymbol{C}$ 都是常数矩阵。根据上面的 5 个公式就可以完成卡尔曼滤波的全过程并继续下去。因为把根据状态方程计算的预测值 $\hat{X}(k|k-1)$ 和 k 时刻的实际测量值 $Z(k)$ 相结合来估计 k 时刻的状态真值 $X(k|k)$，所以起到了削减误差的最佳估计效果，实现了测量值的修正。

过程(状态)协方差矩阵 $\boldsymbol{P}$ 两个标量 x_1 、 x_2 标准的协方差公式为 $\mathrm{Cov}(x_1,x_2)=E\{[x_1-E(x_1)][x_2-E(x_2)]\}$。

设状态向量 $\boldsymbol{X}$ 有 q 个分量，一步滤波后各个状态分量的误差：$\boldsymbol{E}(k)=\boldsymbol{X}(k)-\hat{\boldsymbol{X}}(k)$，该误差的均方误差 $\boldsymbol{P}(k)$ 就变成一个误差的协方差矩阵，$\boldsymbol{P}(k|k)=\mathrm{Cov}\left[\boldsymbol{X}(k)-\hat{\boldsymbol{X}}(k|k)\right]$：

$$\boldsymbol{P}(k)=\begin{bmatrix} P_{11}(k) & P_{12}(k) & \cdots & P_{1q}(k) \\ P_{21}(k) & P_{22}(k) & \cdots & P_{2q}(k) \\ \vdots & \vdots & \cdots & \vdots \\ P_{q1}(k) & P_{q2}(k) & \cdots & P_{qq}(k) \end{bmatrix}, \tag{3.3.18}$$

其中，P_{ij} 为 k 时刻状态分量 x_i 和 x_j 的滤波误差的协方差：

$$P_{ij}(k)=E\left\{\left[x_i(k)-\hat{x}_i(k)\right]\left[(x_j(k)-\hat{x}_j(k)\right]\right\} \tag{3.3.19}$$

3. 卡尔曼滤波器参数的估计和调整

在卡尔曼滤波的使用中，通常首先要测量噪声协方差 $\boldsymbol{R}$ 。可以通过离线测量实验确定。但是确定过程噪声协方差 $\boldsymbol{Q}$ 一般更困难，因为无法直接观察过程。当对一个相对简单的过程模型加入足够的不确定性时(通过选择合适的 Q)得到的结果是可信的。无论如何，通过运行中调整 $\boldsymbol{Q}$ 和 $\boldsymbol{R}$ 可以得到较好的滤波效果。调整通常是离线的，通常借助于过程的另一个卡尔曼滤波进行系统辨识来实现。在 $\boldsymbol{Q}$ 和 $\boldsymbol{R}$ 为常数的情况下，估计误差协方差 P_k 和卡尔曼增益 K_k 都会迅速镇定，然后保持为常量。

然而通常的情况是测量误差不会保持常量。例如，当观察光电跟踪器面板上的亮点时，对附近的亮点的测量误差要小于远处的。有时过程噪声 $\boldsymbol{Q}$ 在滤波器运行中是动态变化的，变成了 $\boldsymbol{Q}_k$，以调整符合不同的动态特点。例如，在跟踪三维虚拟环境中的用户头部时，如果用户慢速移动，就要减小 $\boldsymbol{Q}_k$ 值，如果动态变化加快就增加 $\boldsymbol{Q}_k$ 值。在这类情况下，通过选择来适应用户意图的不确定性及模型中的不确定性。

(1) 测量方程协方差的确定

测量方程是由测量设备可以实现的测量来确定形式的。例如，激光测距仪可以对目标位置进行径向位置和角度位置的测量(极坐标测量)，因此这两个量就是测量方程的输出。测量方程的协方差可以通过对激光测距仪的试验来确定。方法是利用在测距仪和目标都固定的情况下，激光测距仪对已知位置的目标进行多次测量，得到一组测量数据，然后利用 Matlab 软件求出这组数据的协方差就可以作为测量方程的协方差了。当然测距仪在测量不同距离的目标时，测量的误差可能不同，所以就有不同的协方差，可以取一个中间位置对应的协方差为仪器的协方差，或者取测量范围内最大的协方差。

(2) 状态方程(过程方程)的协方差确定

过程方程的协方差比较难以确定，一种方法是对于比较容易观察过程变化的系统，通过经验设定协方差。另一种需要通过仿真来调整。对于给定的过程方程，先预设一个协方差，通过设定一系列标准的测量值，仿真观察卡尔曼滤波是否很快收敛，如果不收敛或者收敛慢则可以调整过程协方差来达到较好的效果。

(3) 过程、测量误差及协方差的确定

误差及协方差的准确确定比较重要，也比较困难。测量方程的误差可以通过离线测量确定，但是过程误差不容易准确估计。

设状态方程 $\boldsymbol{X}(k+1)=\boldsymbol{A}(k)\boldsymbol{X}(k)+\boldsymbol{B}(k)\boldsymbol{u}(k)+\boldsymbol{V}(k)$，$\boldsymbol{V}(k)$ 为零均值、白色高斯过程噪声，其协方差为 $\boldsymbol{Q}(k)$。如果噪声 $\boldsymbol{V}(k)$ 表示成 $\Gamma(k)v(k)$，$\Gamma(k)$ 为过程噪声分布矩阵，$v(k)$ 为一个标量。则 $\boldsymbol{Q}(k)$ 变为 $\Gamma(k)\sigma_v^2(k)\Gamma^{\mathrm{T}}(k)$。以目标在 x 轴方向上做匀速直线运动为例：状态向量 $\boldsymbol{X}(k) = [x\ \dot{x}]^{\mathrm{T}}$，噪声分布矩阵为 $\Gamma(k)=\begin{bmatrix} T^2/2 \\ T \end{bmatrix}$，$T$ 为采样周期，而标量 $v(k)$ 是 0 均值，方差为 q 的量。$E[v^2(k)]=q$。为何噪声分布矩阵取这样的值？因为这是过程噪声，两个过程变量分别为目标移动的位置和速度，它们的过程噪声有一定的相关性。因为设定目标为匀速运动，所以过程中产生加速度的变化引起状态变量的噪声。$\Delta x=aT^2/2$，$\Delta\dot{x}=aT$，这里将认为 $v(k)=a$，是方差为 q 的零均值变量，q 的值可以参照在加速度测量中的加速度变化情况。当然还可能存在其他噪声形式，需要通过工作过程中的系统辨识等方法来确定。

协方差的计算。$\boldsymbol{Q}(k)$ 是噪声 $\boldsymbol{V}(k)$ 的协方差。

$$\boldsymbol{Q}(k)=E[\boldsymbol{V}(k)\boldsymbol{V}^{\mathrm{T}}(k)]=\begin{bmatrix} E[v_1^2(k)] & E[v_1(k)v_2(k)] \\ E[v_2(k)v_1(k)] & E[v_2^2(k)] \end{bmatrix} \tag{3.3.20}$$

如果噪声向量中各分量都服从各自的 0 均值正态分布：$v_1(k)\sim N(0,r_1^2)$，$v_2(k)\sim N(0,r_2^2)$。

其中，

$$E[v_1^2(k)] = E[(v_1(k)-0)^2] = E[(v_1(k)-E(v_1(k)))^2] = r_1^2 \tag{3.3.21}$$

$$E[v_1(k)v_2(k)] = E[(v_1(k)-E(v_1(k)))(v_2(k)-E(v_2(k)))] = r_2^2 \tag{3.3.22}$$

如果噪声向量的各分量互不相关，则 $E[v_1(k)v_2(k)] = 0$ 。

4. 卡尔曼滤波初始化

初始化也比较重要，初始化偏差大容易振动，甚至可能不收敛。例如，跟踪一辆车，状态空间为 $\boldsymbol{X}_k = [x \quad \dot{x}]^{\mathrm{T}}$ ，如果知道足够精确的车的初始位置，那么可以初始化 $\hat{\boldsymbol{X}}(0|0) = [0 \quad 0]$ 或者别的具体值。并且，通过给状态协方差矩阵赋较小的值来告诉滤波器我们知道确切的初始位置，如初始化为 $\boldsymbol{P}(0|0) = \begin{bmatrix} 0 & 0 \\ 0 & 0 \end{bmatrix}$ ，或者给定其他较小的值。如果我们不确切地知道最初的位置与速度，那么协方差矩阵可以初始化为一个对角线元素是 b 的矩阵， b 取一个合适的比较大的数。$\boldsymbol{P}(0|0) = \begin{bmatrix} b & 0 \\ 0 & b \end{bmatrix}$ 。此时，滤波器更倾向于使用初次测量值的信息。

(1) 二维状态向量估计

设雷达进行一维跟踪时，状态方程为 $\boldsymbol{X}_k = [x \quad \dot{x}]^{\mathrm{T}}$ ，测量噪声 $\boldsymbol{V}(k) \sim N(0,\ r)$ (即 $\boldsymbol{V}$ 符合均值为 0，方差为 r 的正态分布)，且与过程噪声独立。这时状态估计初始化可以采用初始两点差分，利用第一和第二时刻的两个测量值 $Z(0)$ 和 $Z(1)$ 进行初始化。

$$\hat{\boldsymbol{X}}(1|1) = \begin{bmatrix} \hat{x}(1|1) \\ \hat{\dot{x}}(1|1) \end{bmatrix} = \begin{bmatrix} z(1) \\ \dfrac{z(1)-\mathrm{z}(0)}{T} \end{bmatrix} \tag{3.3.23}$$

初始协方差：

$$\boldsymbol{P}(1|1) = \begin{bmatrix} r & r/T \\ r/T & 2r/T^2 \end{bmatrix} \tag{3.3.24}$$

T 为测量的采样周期。状态估计和滤波从 $k=2$ 时刻开始。

(2) 四维状态向量估计的初始化

属于两坐标雷达的数据处理，系统的状态向量表示为 $\boldsymbol{X}(k) = [x \quad \dot{x} \quad y \quad \dot{y}]^{\mathrm{T}}$ ，状态方程为 $\boldsymbol{X}(k) = \boldsymbol{A}\boldsymbol{X}(k-1) + \boldsymbol{W}(k-1)$ ，测量方程为 $\boldsymbol{Z}(k) = \boldsymbol{C}\boldsymbol{X}(k) + \boldsymbol{V}(k)$ ，测量状态向量：

$$\boldsymbol{Z}(k) = \begin{bmatrix} z_1(k) \\ z_2(k) \end{bmatrix} = \begin{bmatrix} x(k) \\ y(k) \end{bmatrix} = \begin{bmatrix} \rho\cos\theta \\ \rho\sin\theta \end{bmatrix} \tag{3.3.25}$$

注意：这里选择直角坐标系表示目标状态数据，但是雷达的测量数据是以极坐标形式表示的，这里在测量变量里把极坐标数据转化为直角坐标数据，这样做的目的或许是把测量方程也变成了线性方程，这样的话，就可以用普通的卡尔曼滤波方法。否则的话，测量向量以极坐标表示，写成

$$\boldsymbol{Z}(k)=\begin{bmatrix} z_1(k) \\ z_2(k) \end{bmatrix}=\begin{bmatrix} \rho \\ \theta \end{bmatrix}=\begin{bmatrix} \sqrt{x^2+y^2} \\ a\tan(y/x) \end{bmatrix} \tag{3.3.26}$$

是非线性方程，只能写成 $\boldsymbol{Z}(k)=f\left(\boldsymbol{X}(k)\right)+\boldsymbol{V}(k)$ 的形式，需要用扩展卡尔曼滤波方法。

系统的初始状态可利用前两个时刻的测量值 $z(0)$ 和 $z(1)$ 来确定，即

$$\boldsymbol{X}(1|1)=\begin{bmatrix} z_1(1) & \dfrac{z_1(1)-z_1(0)}{T} & z_2(1) & \dfrac{z_2(1)-z_2(0)}{T} \end{bmatrix}^{\mathrm{T}} \tag{3.3.27}$$

由于初始状态值是由测量值给定的，因此初始状态协方差矩阵 $\boldsymbol{P}$ 也是由测量方差相应地设定的。由于测量方程中的测量(即输出量)是由真实测量值 ρ 和 θ 转化来的，因此测量 $\boldsymbol{Z}$ 的测量噪声也需要由直接测量值 ρ 和 θ 的测量噪声求出。

k 时刻测量噪声在直角坐标系下的协方差为

$$\boldsymbol{R}(k)=\begin{bmatrix} r_{11} & r_{12} \\ r_{12} & r_{22} \end{bmatrix}=\boldsymbol{A}\begin{bmatrix} \sigma_\rho^2 & 0 \\ 0 & \sigma_\theta^2 \end{bmatrix}\boldsymbol{A}^{\mathrm{T}} \tag{3.3.28}$$

其中，σ_ρ^2 和 σ_θ^2 分别为径向距离和方位角测量误差的协方差。即 ρ 的测量误差服从 $N(0,\ \sigma_\rho^2)$ 分布。而 $\boldsymbol{A}$ 为 $\boldsymbol{Z}$ 对 ρ 和 θ 的雅可比矩阵，但是(3.3.28)式是如何推出来的？

$$\boldsymbol{A}=\begin{bmatrix} \cos\theta & -\rho\sin\theta \\ \sin\theta & \rho\cos\theta \end{bmatrix} \tag{3.3.29}$$

则初始的状态协方差阵可写成：

$$\boldsymbol{P}(1|1)=\begin{bmatrix} r_{11}(1) & r_{11}(1)/T & r_{12}(1) & r_{12}(1)/T \\ r_{11}(1)/T & 2r_{11}(1)/T^2 & r_{12}(1)/T & 2r_{12}(1)/T^2 \\ r_{12}(1) & r_{12}(1)/T & r_{22}(1) & r_{22}(1)/T \\ r_{12}(1)/\mathrm{T} & 2r_{12}(1)/T^2 & r_{22}(1)/T & 2r_{22}(1)/T^2 \end{bmatrix} \tag{3.3.30}$$

滤波器从 k=2 时刻开始工作。

当然如果测量方程的输出直接就是 ρ 和 θ，测量向量是(3.3.26)式的形式，而状态方程不变，那么初始的状态协方差阵可能仍然要写成(3.3.30)式的形式，因为状态量仍然是从测量转化过来的，它们之间的关系没有变。

但是如果状态方程发生改变，直接以 ρ 和 θ 及它们的速度为状态向量，测量方程也是以 ρ 和 θ 输出：

$$\boldsymbol{X}(k)=\begin{bmatrix} x & \dot{x} & y & \dot{y} \end{bmatrix}^{\mathrm{T}},\boldsymbol{Z}(k)=[\rho \quad \theta]^{\mathrm{T}} \tag{3.3.31}$$

状态方程为 $\boldsymbol{X}(k)=\boldsymbol{A}\boldsymbol{X}(k-1)+\boldsymbol{W}(k-1)$，测量方程为 $\boldsymbol{Z}(k)=\boldsymbol{C}\boldsymbol{X}(k)+\boldsymbol{V}(k)$ 测量噪声 $\boldsymbol{V}(k)$ 的均值为零，协方差为 $\boldsymbol{R}(k)$。

则 $\boldsymbol{R}(k)=\begin{bmatrix} r_{11} & r_{12} \\ r_{12} & r_{22} \end{bmatrix}=\boldsymbol{A}\begin{bmatrix} \sigma_\rho^2 & 0 \\ 0 & \sigma_\theta^2 \end{bmatrix}$，$\sigma_\rho^2$ 和 σ_θ^2 分别为径向距离和方位角测量误差的协方差。

则初始的状态协方差阵可写成：

$$
\boldsymbol{P}(1|1)=\begin{bmatrix} r_{11}(1) & r_{11}(1)/T & r_{12}(1) & r_{12}(1)/\mathrm{T} \\ r_{11}(1)/T & 2r_{11}(1)/T^2 & r_{12}(1)/T & 2r_{12}(1)/\mathrm{T}^2 \\ r_{12}(1) & r_{12}(1)/\mathrm{T} & r_{22}(1) & r_{22}(1)/\mathrm{T} \\ r_{12}(1)/\mathrm{T} & 2r_{12}(1)/\mathrm{T}^2 & r_{22}(1)/T & 2r_{22}(1)/\mathrm{T}^2 \end{bmatrix}
$$

$$
=\begin{bmatrix} \sigma_\rho^2 & \sigma_\rho^2/T & 0 & 0 \\ \sigma_\rho^2/T & 2\sigma_\rho^2/T^2 & 0 & 0 \\ 0 & 0 & \sigma_\theta^2 & \sigma_\theta^2/T \\ 0 & 0 & \sigma_\theta^2/T & 2\sigma_\theta^2/T^2 \end{bmatrix} \tag{3.3.32}
$$

3.4　应 用 举 例

维纳滤波器按最小均方误差准则设计，它所处理的是平稳随机信号，但是通信中遇到的信号通常总是具有确定的结构，又例如，表示沿着预定航向飞行的飞机位置的信号也不是随机的。这类信号的最佳滤波问题就不满足维纳滤波理论的要求。采用互补维纳滤波器是对非随机信号进行最佳滤波的一种方法。

图 3.7 是互补维纳滤波器的原理图，图中，$s(n)$ 是类噪声或随机信号，用两个具有不同误差特征的类型完全不同的仪器测量，分别得到 $s(n)+v_1(n)$ 和 $s(n)+v_2(n)$。这里 $v_2(n)$ 和 $v_1(n)$ 分别是两个仪器测量时引入的误差和噪声。图中滤波器的频率特性是互补的。例如，$G(z)$ 是低通而 $1-G(z)$ 则是高通。如果 $s(n)$ 是类噪声或随机信号，$v_1(n)$ 是低频噪声，$v_2(n)$ 是高频噪声，那么，两个滤波器的输入 $x_1(n)$ 和 $x_2(n)$ 都是随机的，符合维纳滤波器的条件，这时可以按照均方误差最小准则将 $G(z)$ 设计成一个低通维纳滤波器，将 $1-G(z)$ 设计成一个高通维纳滤波器。用这两个滤波器分别把 $v_2(n)$ 和 $v_1(n)$ 滤去后，得到 $s(n)$ 的两个最佳估计，将其相加后作为输出 $\hat{s}(n)$，它便是 $s(n)$ 的最佳估计的改善结果。

由图中可以写出输出 $s(n)$ 的 Z 变换的关系式

$$
\hat{S}(z)=S(z)+V_1(z)[1-G(z)]+V_2(z)G(z)
$$

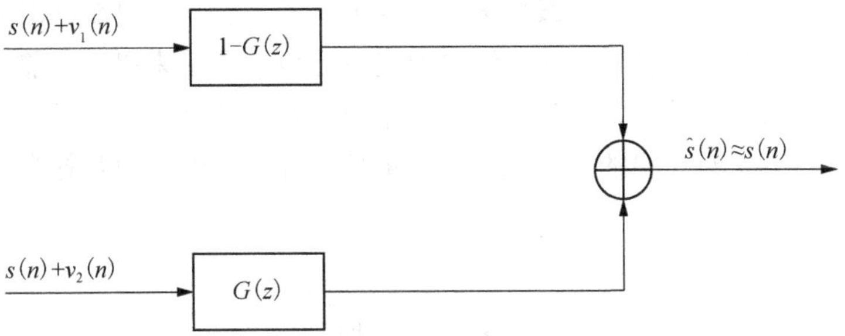

图 3.7　互补维纳滤波器原理图

可以看出，信号项 $S(z)$ 不受滤波器任何影响，正确设计 $G(z)$ 可以使两个噪声减到最小。但是值得注意的是，如果信号 $s(n)$ 不是随机的或者噪声的，则两个滤波器的输入就不符合维纳滤波理论的要求。因此，$G(z)$ 和 $1-G(z)$ 就不能设计成性能最佳的维纳滤波器。为此，将上式改写成以下形式

$$\hat{S}(z)=[S(z)+V_1(z)]-\{[S(z)+V_1(z)]-[S(z)+V_2(z)]\}G(z)$$

根据该式构造出图 3.8 所示的滤波方案。可以看出，这时滤波器 $G(z)$ 的输入中已经不含有 $s(n)$ 了，与维纳滤波模型是完全符合的。设计 $G(z)$ 的目的是有效地滤去 $v_2(n)$ 并对 $v_1(n)$ 作出最佳估计。由于 $v_1(n)$ 和 $v_2(n)$ 都是噪声，因此，$G(z)$ 的设计完全符合维纳滤波理论的条件。此外，图中所示的方案还有另一个优点，这就是，因为 $\hat{s}(n)$ 是 $x_1(n)$ 减去 $\hat{v}_1(n)$ 的结果，所以，$\hat{s}(n)$ 除了是 $s(n)$ 的最佳估计外，它相对于 $s(n)$ 来说几乎没有任何延时。

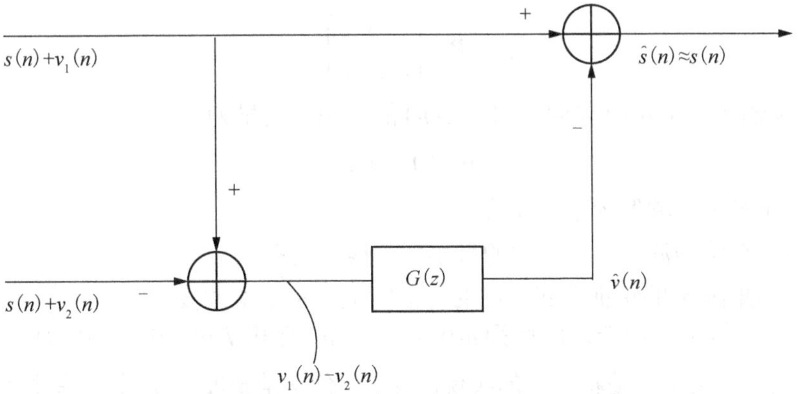

图 3.8　互补维纳滤波器实现方案

互补维纳滤波器在飞机盲目着陆系统中得到了应用。盲目着陆时飞机以较慢的恒定速度沿着一个无线电波束下降，为了自动对准跑道，通常要为盲目着陆系

统提供两个信号，一个是由无线电波束提供的信号，它与飞机航向滑离跑道方向的大小成比例；另一个信号由飞机通过对自身方位的测量来提供。前者是飞机位置信号与高频噪声的叠加，后者由于飞机下降过程中风向的改变而在信号中导入了低频噪声。为了对飞机的位置信号进行最佳估计，显然采用互补维纳滤波器是很合适的。

习　题

3.1　已知信号模型为 $s(n)=s(n-1)+w(n)$，测量模型为 $x(n)=s(n)+v(n)$，这里 $w(n)$ 和 $v(n)$ 都是均值为零的白噪声，其方差分别为 0.5 和 1，$v(n)$ 与 $s(n)$ 和 $w(n)$ 都不相关。现设计以因果 IIR 维纳滤波器处理 $x(n)$，以得到对 $s(n)$ 的最佳估计。求该滤波器的传输函数和差分方程。

3.2　在测试某正弦信号 $s(n)=\sin\frac{\pi}{4}n$ 的过程中叠加有白噪声 $v(n)$，即测试结果为

$$x(n)=\sin\frac{\pi}{4}n+v(n)$$

设计一个长为 $N=4$ 的有限冲激响应滤波器，对 $x(n)$ 进行滤波后得到 $\hat{s}(n)$，它与 $s(n)$ 的误差的均方值最小，求该滤波器的冲激响应和估计误差的平均功率。

3.3　考虑一个维纳滤波问题，其抽头输入向量 $\boldsymbol{u}(n)$ 的相关矩阵 $\boldsymbol{R}$ 为

$$\boldsymbol{R}=\begin{bmatrix}1 & 0.5\\ 0.5 & 1\end{bmatrix}$$

抽头输入向量 $\boldsymbol{u}(n)$ 与期望响应 $d(n)$ 的互相关向量为

$$\boldsymbol{p}=[0.5,0.25]^{\mathrm{T}}$$

(1) 求维纳滤波器的抽头权值。

(2) 这个维纳滤波器所产生的最小均方误差是多少。

(3) 用矩阵 $\boldsymbol{R}$ 的特征值和相应的特征向量表示维纳滤波器。

3.4　假设给定两个时间序列 $u(0),u(1),\cdots,u(N)$ 和 $d(0),d(1),\cdots,d(N)$，两者都是两个联合广义平稳随机过程的实现。该序列分别是长度为 M 横向滤波器的抽头输入和期望响应。假设这两个过程是各态遍历的，通过使用时间平均的方法导出维纳滤波器抽头权向量的估计值。

3.5　对于功率谱密度为 $\Gamma_{xx}(f)$ 的平稳随机过程 $\{x(n)\}$，考虑一个无限长度（$p=\infty$）的一步前向预测器。证明预测误差滤波器的均方误差可表示为

$$E_{\infty}^{f} = 2\pi \exp\left\{\int_{-1/2}^{1/2} \ln \Gamma_{xx}(f) \mathrm{d}f\right\}$$

3.6　考虑一个信号 $x(n)=s(n)+w(n)$，其中 $s(n)$ 是一个满足如下方程的 AR(1) 过程 $s(n)=0.8s(n-1)+v(n)$ 其中，$v(n)$ 是方差为 0.49 的白噪声序列，而 $w(n)$ 是方差为 1 的白噪声序列，并且过程 $v(n)$ 和 $w(n)$ 不相关。

(1) 求自相关序列 $\{\gamma_{xx}(m)\}$ $\{\gamma_{ss}(m)\}$。

(2) 设计一个长度 $M=2$ 的维纳滤波器来估计 $s(n)$。

(3) 求 $M=2$ 时的最小均方误差。

3.7　已知一阶马尔科夫链的信号模型为 $s(n)=0.6s(n-1)+w(n)$，式中，$w(n)$ 是方差为 0.82 的零均值白噪声。对 $s(n)$ 进行观测，得到 $x(n)=s(n)+v(n)$，式中，$v(n)$ 是方差为 1 的零均值白噪声。

设计一因果 IIR 维纳滤波器对 $x(n)$ 进行处理以得到 $s(n)$ 的最佳估计。

(1) 求滤波器的冲激响应。

(2) 若用 $x(n)$ 为 $s(n)$ 的估计，试与设计的滤波器的处理结果进行比较，后者的估计误差均方改进了多少分贝？

3.8　标准 Kalman 滤波算法具有一定的应用条件，请问都有哪些主要条件。

3.9　通常加权最小二乘算法的估计精度要比普通最小二乘算法的高，请分析其原因。

3.10　下面判断正确的是(　　)

(A) Kalman 滤波是递推算法，估计值只与当前的量测结果有关。

(B) 最小二乘算法是批处理算法，无法进行递推求解，是阻碍这种算法应用的最大问题。

(C) Kalman 滤波本质上也是批处理算法，在这一点上与最小二乘算法是一致的。

(D) Kalman 滤波是线性最小方差估计的一种，而最小二乘算法并没有利用统计特性，因而二者不具有可比性。

参考文献

陈鸿彬. 1980. 信息与系统. 北京: 国防工业出版社.

邓自立, 孙书利, 石莹. 2003. 基于 Kalman 滤波的白噪声估计理论的推广. 科学技术与工程, 3(6): 521-524.

邓自立. 2005. 最优估计理论及其应用—建模、滤波、信息融合估计. 哈尔滨: 哈尔滨工业大学出版社.

段广仁. 2004. 线性系统理论. 哈尔滨: 哈尔滨工业大学出版社.

何友, 张晶炜. 2009. 雷达数据处理及应用. 北京: 电子工业出版社.

黄小平. 2015. 卡尔曼滤波器原理及应用. 北京: 电子工业出版社.

邱天爽, 唐洪, 刘海龙. 2012. 统计信号处理. 北京: 科学出版社.

宋寿鹏. 2009. 数字滤波器设计及工程应用. 镇江: 江苏大学出版社.
王世元. 2015. 非线性卡尔曼滤波器原理及应用. 北京: 电子工业出版社.
王玉德. 2011. 数字信号处理. 北京: 北京大学出版社.
西蒙. 2013. 最优状态估计: 卡尔曼，H ∞ 及非线性滤波. 张勇刚, 李宁译. 北京: 国防工业出版社.
姚天任. 2009. 现代数字信号处理. 湖北: 华中科技大学出版社.
张有为. 1980. 维纳与卡尔曼滤波理论导论. 北京: 人民教育出版社.
郑大钟. 2002. 线性系统理论. 北京: 清华大学出版社.
Schwartz M, Shaw L. 1975. Signal Processing: Discrete Spectral analysis Detection, and Estimation. Texas, US: McGraw- Hill.
Welch G, Bishop G. 2001.An Introduction to the Kalman Filter. Bromsgrove: ACM Inc.
Wiener N. 1949. Extrapolation, Interpolation, and Smoothing of Stationary Time Series, With Engineering Application. Cambridge, MA, US: Press of M.I.T and John Wiley&Sons.

第 4 章　自适应滤波

4.1　概　　述

自适应滤波是近几十年以来发展起来的一种最佳滤波方法。它是在维纳滤波、卡尔曼滤波等线性滤波基础上发展起来的一种最佳滤波方法。由于它具有更强的适应性和更优的滤波性能，在工程实际中，尤其在信号处理、控制、图像处理等许多不同领域，得到了广泛的应用。

自适应滤波理论是在维纳滤波、卡尔曼滤波等线性滤波的基础上发展起来的最佳滤波方法。它只需要很少的或完全不需要任何有关输入信号和噪声的先验知识，就可以使自适应滤波器系统的权系数根据实际情况自动地进行调整，从而达到最佳状况。这种滤波器的实现差不多像维纳滤波器那样简单，而滤波性能几乎如卡尔曼滤波器一样好。因此，自适应滤波技术得到了迅速的发展。目前，自适应滤波技术已经被广泛地应用于雷达、声呐、通信、地震勘探、生物医学、工业技术等研究领域，并推动着这些领域的进步。

4.1.1　自适应滤波技术的发展

自适应滤波是信号与信息处理的一个重要分支，最早开始于 20 世纪中期。1950 年 Plackett 首次推出了标准 RLS 算法。1957～1965 年，GE 公司的 Howell 和 Applebaum 在研制天线的过程中，为了抑制旁瓣，消除信号中的噪声、干扰而首先提出了自适应滤波的概念。1965 年，在维纳滤波、卡尔曼滤波等线性滤波基础上，美国斯坦福大学的维德罗和霍夫首次提出了最小均方自适应算法，从而奠定了自适应滤波的理论基础。与此同时，苏联莫斯科自动学和遥控力学研究所的艾日曼，研制出一种自动梯度搜索机器。英国的加布尔等研制出了自适应滤波器。20 世纪 60 年代后期及 70 年代初期，自适应滤波的理论研究和实践应用得到了进一步的发展，人们提出了各种自适应滤波算法，并将这些算法广泛应用于通信、雷达、声呐及生物医学等诸多领域中。美国贝尔实验室的勒凯是第一个将自适应滤波技术应用于商业数字通信中的研究人员。1967 年，斯坦福大学建成了首个自适应噪声对消系统，并将该系统成功应用于医学中，该系统对消了心电放大器和记录仪输出端存在的信号干扰。此后，格里菲斯和弗罗斯特等于 1969～1972 年，发明了一类“线性约束”自适应天线算法，该算法与“引导算法”相似。1974 年，

Godard 应用卡尔曼滤波原理推导出了一种新的变形算法，这是成功应用卡尔曼理论的实例之一。1977 年，Makhoul 提出了各型滤波器，由此发展出了 LMS 格型自适应滤波算法。1981 年，Gentleman 和 Knung 引入了一种基于矩阵代数的 QR 分解的数值方法来求解 RLS 问题。

4.1.2　自适应滤波器的组成

自适应滤波器可分为参数可以调节的数字滤波器及自适应算法两部分，这两部分也称为滤波部分和控制部分。参数可变滤波器即可编程滤波器，自适应算法可对其参数进行控制以实现最佳的工作。

自适应算法主要根据滤波器输入的统计特性进行处理。它可能还与滤波器输出和其他数据有关。根据自适应算法是否与滤波器输出有关，我们可以将自适应算法分成开环算法和闭环算法两类。开环算法的控制输出只取决于滤波器的输入和某些其他数据，但不取决于滤波器的输出，如图 4.1(a)所示。闭环算法的控制输出则是滤波器的输入、滤波器输出及某些其他输入的函数，如图 4.1(b)所示。

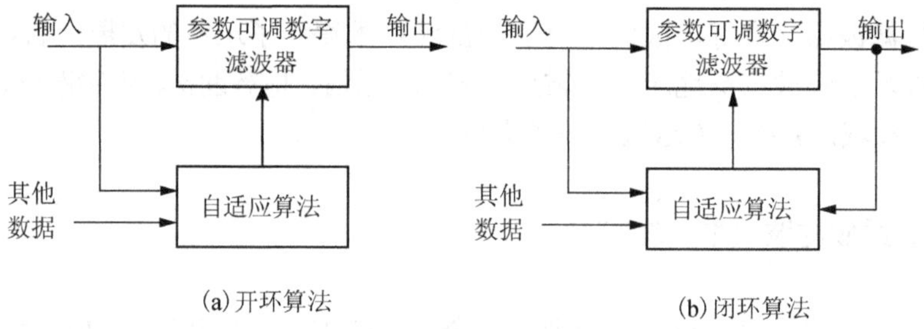

图 4.1　自适应滤波器的组成

闭环算法利用了输出反馈，它不但能够在滤波器输入变化时保持最佳的输出状态，而且能够在某种程度上补偿滤波器元件参数的变化和误差及运算误差。它的缺点是存在系统稳定性的问题及收敛程度不高。开环算法的优点是调整速度快，一般不存在系统稳定性的问题。但是通常它要求的计算量很大而且也不能够补偿元器件参数误差和运算误差。因此，在实际应用中，大多数采用闭环算法。然而，在一些要求高速调整的系统中，如雷达系统，开环算法也很受重视。

自适应的参数可调数字滤波器也称为可编程滤波器，自适应滤波器的参数将随着输入信号的变化而变化，所以它是非线性的和时变的。组成自适应滤波器的可编程滤波器，当它的参数固定时，可能是线性的或非线性的。时域的线性可编程滤波器有 FIR(有限脉冲响应)横式滤波器、IIR(无限脉冲响应)横式滤波器及格型滤波器。

时域 FIR 横式滤波器的框图如图 4.2 所示。其输出 $y(n)$ 为输入 $x(n) = x_1(n)$ 及其延时值（或过去值）$x(n-1) = x_2(n), \cdots, x(n-K+1) = x_K(n)$ 的线性组合

$$y(n) = \sum_{i=1}^{K} w_i^* x_i(n) = \sum_{i=1}^{K} w_i^* x(n-i+1) \tag{4.1.1}$$

图 4.2 中用实线框住的部分又常被称为线性组合器。这是一种全零点滤波器，它始终是稳定的，并且能实现线性的相位平移特性。因此，它在自适应滤波中得到了广泛的应用。它的缺点是，为了实现具有陡峭边沿的通带特性需要相当高的阶数。

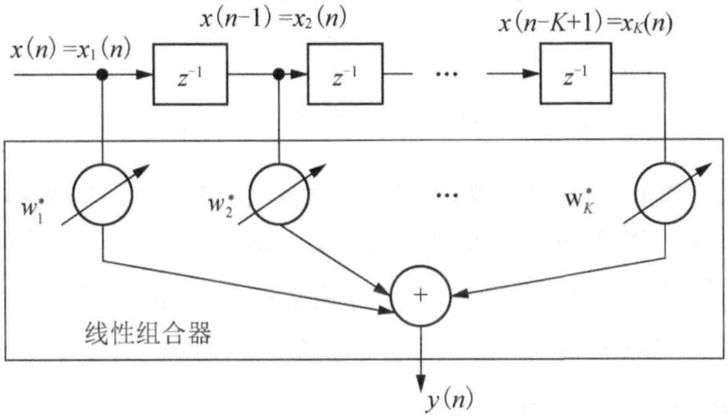

图 4.2 时域 FIR 横式滤波器

用天线阵可以实现空域自适应滤波。典型的天线阵如图 4.3 所示，其重要的组成也是一个线性组合器。因此，时域处理的结果常可以推广到空域处理的情况。但是，必须特别注意的是，对于天线阵来说，我们必须进行时域—空域联合处理，这比单纯的时域处理复杂，而且具有一些特殊的性质。

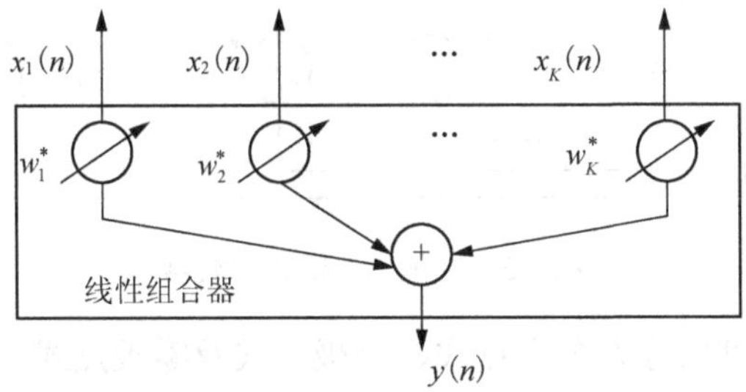

图 4.3 天线阵—空域滤波器

在图 4.2 和图 4.3 及公式(4.1.1)中，加权系数用 w_i^*。采用这种方式时，自适应滤波有关公式的数学表达式比较方便。现在多数文献采用这种方式。文献中还有不用共轭直接采用加权系数 w_i 的方式，此时线性组合器成为图 4.4 的形式，

相应的线性组合器输出为

$$y(n)=\sum_{i=1}^{K}w_i x_i(n) \tag{4.1.2}$$

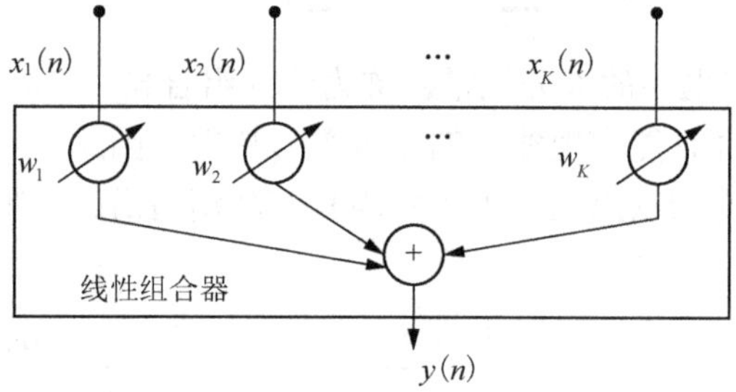

图 4.4　线性组合器的另一种表达方式

时域 IIR 横式滤波器的框图如图 4.5 所示。这种滤波器既有零点又有极点，或者是只有极点。它可以用不高的阶数实现具有陡峭边沿的通带特性。其主要缺点是稳定性不好和相位特性难以控制。这些缺点限制了它在自适应滤波中的应用。但是由于它较易实现具有陡峭边沿的通带特性，在实现对多径效应的自适应均衡等方面有很大的潜力，因而引起人们的广泛关注。

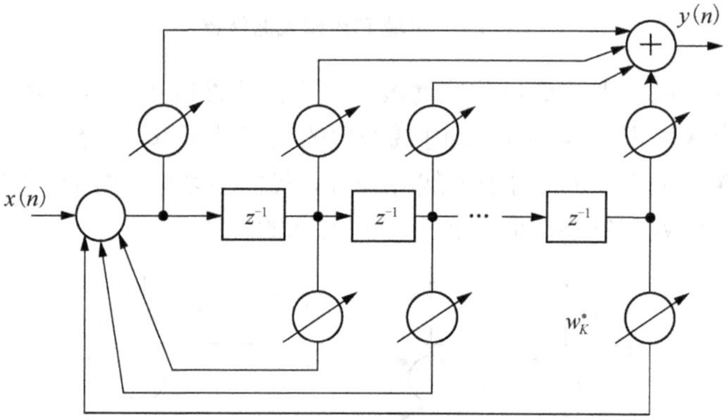

图 4.5　时域 IIR 横式滤波器

格型滤波器也可以分为全零点式、全极点式及零极点式。时域全零点格型滤波器的框图如图 4.6 所示。它的主要优点是具有相对独立的组件结构，每个组件的参数可以独立调节；对舍入误差不敏感；各阶反向预测误差相互正交。由于这些特点，格型滤波器在自适应滤波器中得到了广泛的应用。

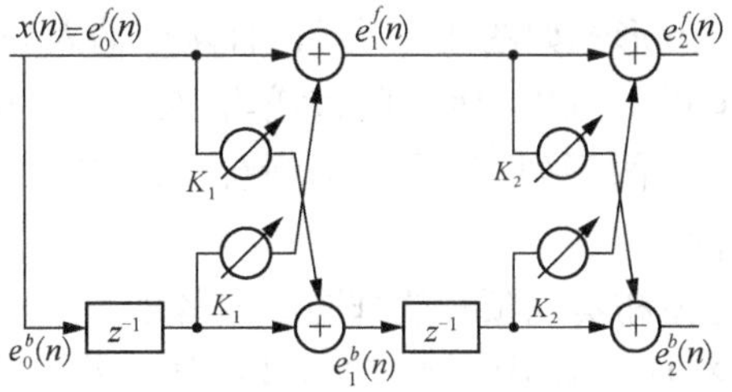

图 4.6　时域全零点格型滤波器

4.1.3　自适应滤波器原理

自适应滤波器是由参数可以调节的数字滤波器和自适应算法两部分组成。这种可以调节的数字滤波器也称为自适应处理器，它可以是 FIR 数字滤波器或 IIR 数字滤波器，也可以是格型数字滤波器。

如图 4.7 所示，输入信号 $x(n)$ 通过参数可调数字滤波器后产生输出信号有 $y(n)$，输出信号 $y(n)$ 与参考信号 $d(n)$（也称为期望输出）进行比较，就形成了误差信号 $e(n)$。自适应算法根据误差信号 $e(n)$ 来调整自适应滤波器的参数，最终使误差信号 $e(n)$ 的均方值达到最小值。也可以说，自适应滤波器是一种能够自动调整自身参数的一种特殊的维纳滤波器，在设计的时候不需要事先知道关于输入信号和噪声的统计特性知识，它可以在自己的工作过程中逐渐知道或者是估计出所需要的统计特性，并且以此为依据自动调整滤波器的参数，以达到最佳滤波效果。当输入信号的统计特性发生变化时，它就会跟踪这种变化，自动调整自身的参数，使滤波器的性能重新达到所需的标准。

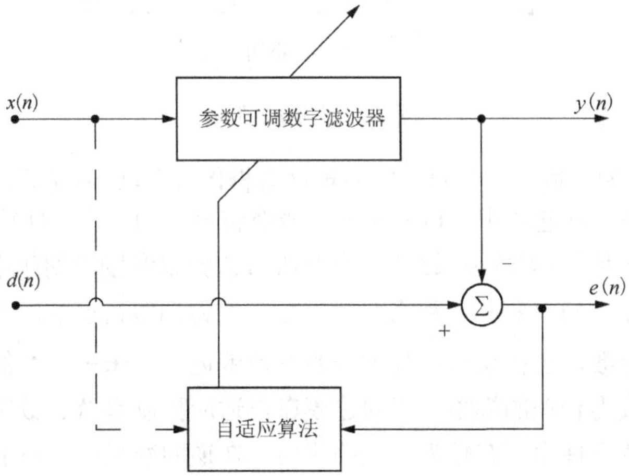

图 4.7　自适应滤波器原理图

自适应滤波器的一般形式如图 4.7 所示，有两个输入分别为 $x(n)$ 和 $d(n)$，两个输出分别为 $y(n)$ 和 $e(n)$。其中 $x(n)$ 可以为单输入信号，也可以为多输入信号，$d(n)$、$y(n)$ 和 $e(n)$ 都是时间序列。在不同的情况下这些信号表示着不同的信息，下面是几个常见的实例。

自适应预测的原理图和实现预测的框图如图 4.8 所示。图 4.8(a)中，自适应处理器的输入信号是 $x(n)$，输出响应是预测值 $\hat{x}(n+\theta)$，参考响应(也称期望响应) $d(n)$ 是 $n+\theta$ 时刻的信号值 $x(n+\theta)$。图 4.8(b)中，自适应处理器的参数被复制到从动处理器，从动处理器的输出是 $\hat{x}(n+\theta)$。自适应预测可以应用于语音编码、谱估计、谱线增强、信号白化等方面。

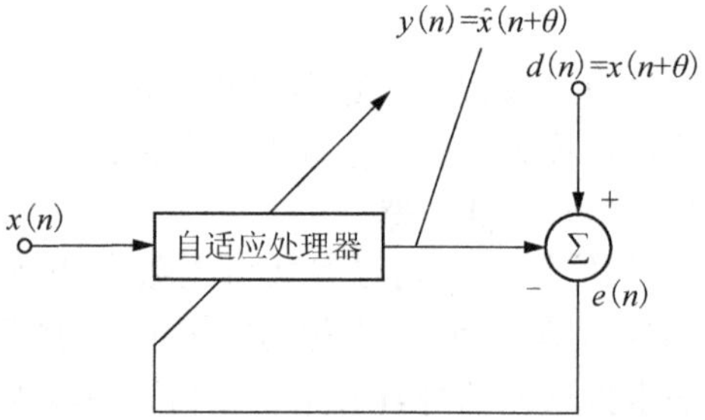

(a) 原理图

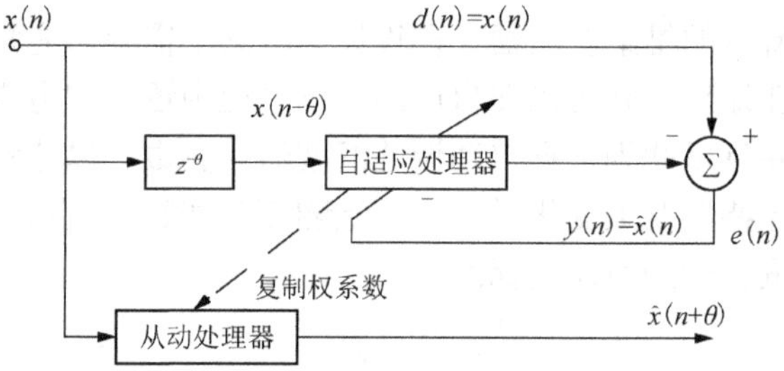

(b) 实用方框图

图 4.8　自适应预测

图 4.9 所示为自适应信号建模的原理性方框图。图 4.9(a)是正向建模，图 4.9(b)是逆向建模。在正向建模中，自适应处理器调整自己的权值，使输出响应 $y(n)$ 尽可能地逼近未知系统(被建模系统)的输出 $d(n)$。如果激励源的频率成分固定，且未知系统内部噪声 $\delta(n)$ 很小，那么自适应处理器将调整自己的滤波参数到近似等于未知系统的参数，这样自适应处理器的参数就近似为未知系统的参数，成为未知系统的一个较为合理的模型。正向建模在自适应控制系统、数字滤波器设计、相干估计和地球物理中都有较为广泛的应用。在逆向建模中，自适应处理器调整自己的权值以成为被建模系统的逆系统，即把被建模系统的输出转换成延时的输

入信号 $x(n-\theta)$，这里延时时间 θ 包括被建模系统和自适应处理器中引起的时间延迟。如果输入信号的谱固定并且噪声 $\delta(n)$ 很小，那么，自适应处理器调整权值的结果是使自己成为未知系统的逆系统的较为合理的模型。逆向建模常用于自适应控制、语音分析、信道均衡、解卷积、数字滤波器的设计等方面。

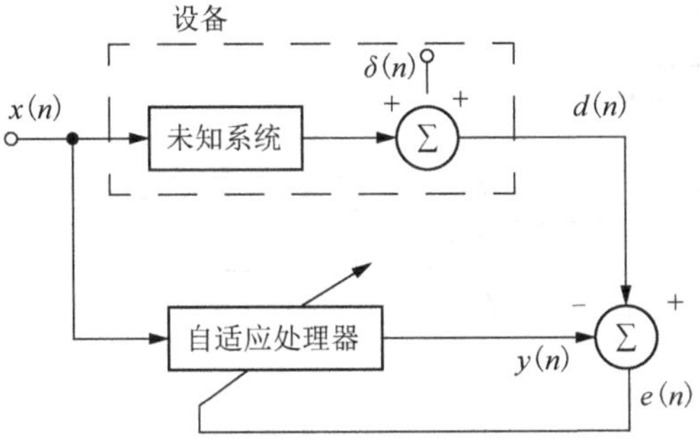

(a) 正向建模

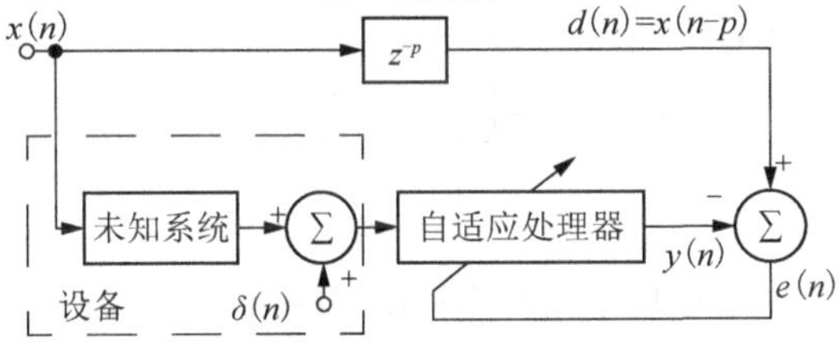

(b) 逆向建模

图 4.9　自适应建模

图 4.10 所示的是自适应干扰抵消器的基本结构，它有着相当广泛的应用。期望响应 $d(n)$ 是信号和噪声之和，即 $d(n)=x(n)+\delta(n)$，自适应处理器的输入是与 $\delta(n)$ 相关的另一个噪声 $\delta'(n)$。当 $x(n)$ 与 $\delta(n)$ 不相关时，自适应处理器将调整自己的参数，使 $y(n)$ 成为 $\delta(n)$ 的最佳估计 $\hat{\delta}(n)$。这样，$e(n)$ 将逼近信号 $x(n)$，并且其均方值 $E\left[e^2(n)\right]$ 达到最小值。噪声 $\delta(n)$ 就得到了一定程度的抵消。

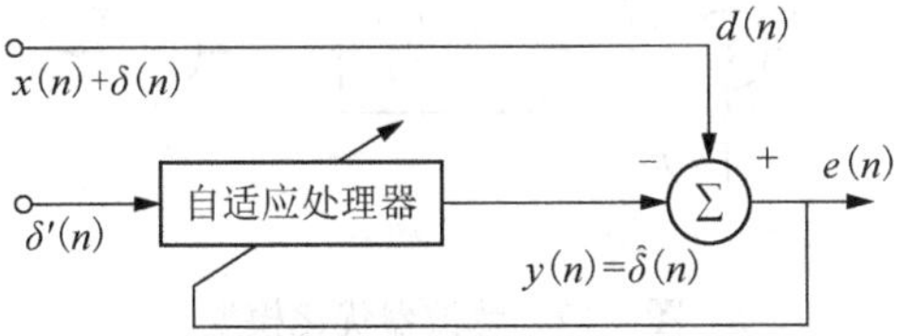

图 4.10　自适应干扰抵消原理图

图 4.11 所示的是自适应阵列信号处理系统的原理图。它是典型的多输入干扰抵消器。传感器阵列接收目标信号，延时器使某个预定观测方向上的波束增益最大。固定目标信号滤波器的输出为 $x(n)+\delta(n)$，自适应处理器输出的是噪声 $\delta(n)$ 的估计 $\hat{\delta}(n)$，并且用来抵消 $\delta(n)$。

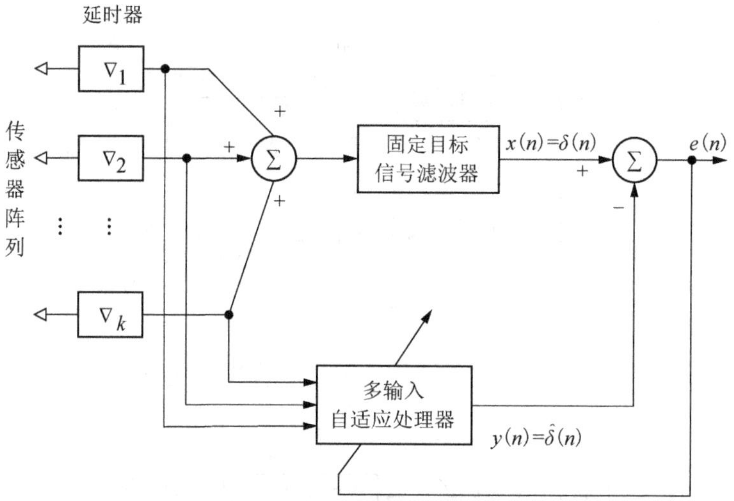

图 4.11　自适应阵列信号处理系统原理图

4.2　基于最小均方差误差的自适应滤波

4.2.1　滤波器最优化算法

假设观察信号 $x(n)$ 是由信号 $s(n)$ 和噪声干扰 $\delta(n)$ 组成的，假设 $s(n)$ 与 $\delta(n)$ 是广义平稳的随机信号，希望通过数据处理后，使噪声信号受到抑制，增强和恢复信号。该问题的模型如图 4.12 所示。

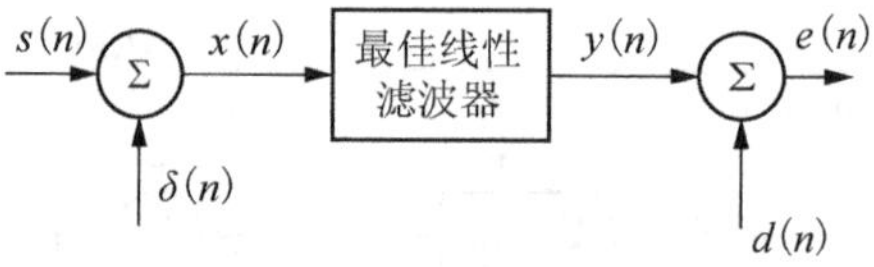

图 4.12　滤波器优化模型

图中 $e(n)$ 代表误差信号，$d(n)$ 是理想信号，一般指期望输出信号，期望信号的取值有以下 3 种情况。

$d(n)=s(n)$，此时希望从 $x(n)$ 中估计出 $s(n)$，这是一个滤波问题。

$d(n)=s(n+k)$，$k>0$，此时希望估计 $x(n)$ 将来的值，这是一个预测问题。

$d(n)=s(n-k)$，$k>0$，此时希望估计 $x(n)$ 以前的值，这是一个平滑问题。

最小化算法是自适应算法最优化理论的主题，在本质上影响自适应过程的收敛速度和复杂度。目前，在自适应信号处理中，被广泛应用的最优化方法如下。

1. 牛顿方法

该方法寻求代价函数的近似二阶最小值，它的权矢量的迭代更新公式为

$$w(n+1)=w(n)-\mu H_w^{-1}\{F[e(n)]\}g_w\{F[e(n)]\}$$

式中，μ 是算法的步长因子，它直接影响参数向量变化的快慢。$H_w^{-1}\{F[e(n)]\}$ 是 $F[e(n)]$ 的二阶倒数矩阵，为代价函数的哈希矩阵。$g_w\{F[e(n)]\}$ 是代价函数的梯度。

2. 拟牛顿方法

此方法是牛顿方法的简化形式，使用递推方式来获得哈希矩阵的逆矩阵的估计，以使代价函数最小化，即

$$w(n+1)=w(n)-\mu S(n)g_w\{F[e(n)]\}$$

式中，$S(n)$ 是 $\boldsymbol{H}_w^{-1}\{F[e(n)]\}$ 的估计值，即

$$\lim_{k\to\infty}S(n)=\boldsymbol{H}_w^{-1}\{F[e(n)]\}$$

一般使用矩阵求逆引理获得哈希矩阵逆矩阵的估计值。此外，式中的梯度向量还可以使用计算有效的估计值来代替。

3. 最陡下降方法

该方法又称梯度方法，它以与代价函数的梯度向量的反方向为搜索方向，来查找代价函数的极小值点。其更新方程的形式为

$$w(n+1)=w(n)-\mu g_w\{F[e(n)]\}$$

一般而言，梯度方法更容易实现。然而，使用牛顿方法来获得算法最小值点的邻域的过程所需要的迭代次数更少。所以在许多情况下，我们可以将拟牛顿方法视为梯度方法与牛顿方法之间的一个很好的折中。但是，由于我们使用了递归形式来计算哈希逆矩阵估计值，导致拟牛顿算法不稳定。

从理论上讲，自适应滤波问题没有唯一解，为了得到自适应滤波器及其应用系统,可以采用各种不同的递推算法。

4.2.2 自适应滤波器的性能参数

如果选用的滤波器结构和算法不同，那么自适应滤波器的性能也不同。研究

人员在研究自适应滤波器的过程中，提出了许多性能参数，主要包括以下几个。

1. 收敛性(即收敛条件)

当抽样点数 n 趋于无穷大时，使滤波器权系数 $W(n)$ 处于某个最优值或者在该最优值的一个邻域范围内波动而不是越来越远的条件称为收敛性。也就是让 $W(n)$ 趋于稳定，算法所需要满足的条件即为收敛条件。收敛性是任何自适应滤波系统实现自适应滤波功能的根本保证。

2. 收敛速度

滤波器的权系数 $W(n)$ 从初始值 $W(0)$ 收敛到最优值或它的邻域内的快慢程度称为收敛速度。在非平稳环境下，如果权系数的最优值发生变化，那么收敛速度较快的自适应滤波器可以更快地调整权矢量，从而使输出信号能够跟随着期望信号的变化而变化。

3. 稳态误差

通常，自适应滤波器的权系数不能精确达到理想的最优值。我们把在自适应滤波器收敛时，权系数 $W(n)$ 收敛到的最优值称为稳态误差。

4. 计算复杂度

我们把从接收输入信号到滤波器完成输出所需的计算量称为计算复杂度，其中，包括权系数更新所需的计算量。不同的应用对自适应滤波器各个性能要求也不相同，一般来说，完全的最优自适应滤波器是不存在的，我们要根据系统的具体要求来对这些性能指标作出适当的取舍和权衡。

4.2.3 最小均方误差(MMSE)准则与正交原理

假设最佳线性滤波器的冲激响应函数为 $h(n)$, $n \geqslant 0$，有

$$d(n) = \sum_{k=0}^{\infty} h(n)x(n-k) \tag{4.2.1}$$

误差信号为

$$e(n) = d(n) - y(n) = d(n) - \sum_{k} h(k)x(n-k)$$

最小均方误差(minimum mean–squared error，MMSE)准则：使均方误差 $E\left[|e|^2\right]$ 最小来设计滤波器。

构造目标函数为

$$J = E\left[|e(n)|^2\right] \tag{4.2.2}$$

要使目标函数最小，应该有 $\dfrac{\partial J}{\partial \eta(k)}=0,\ \ \forall k=0,1,2,\cdots$。

由于：

$$
\begin{aligned}
\frac{\partial J}{\partial h(k)} &= \frac{\partial E\left[\left|e(n)\right|^2\right]}{\partial h(k)} \\
&= 2E\left[e(n)\frac{\partial\left[e(n)\right]}{\partial h(k)}\right] \\
&= 2E\left[e(n)\frac{\partial\left(d(n)-\sum\limits_{k=0}^{\infty}h(n)x(n-k)\right)}{\partial h(k)}\right] \\
&= -2E\left[e(n)x(n-k)\right] \qquad (4.2.3)
\end{aligned}
$$

$$
\frac{\partial J}{\partial h(k)}=0\text{，即 } E\left[e(n)x(n-k)\right]=0,\forall k=0,1,2,\cdots \qquad (4.2.4)
$$

这说明在 MMSE 准则下，误差 $e(n)$ 与每一个输入样本 $x(n-k)$ 都是正交的，这就是所谓的正交性原理。

当滤波器的选择满足(4.2.4)式的正交性准则时，滤波器最优输出为

$$
y^*(n)=\sum_{k=0}^{\infty}h(n)x(n-k) \qquad (4.2.5)
$$

不难证明：$E\left[y^*(n)e(n)\right]=0$。即：输出信号与误差信号是正交的，这个结论如图 4.13 所示。

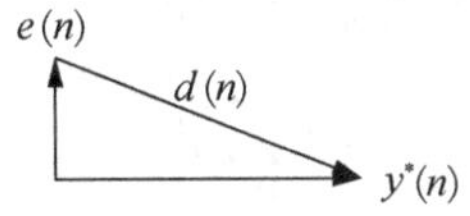

图 4.13　在 MMSE 准则下，误差信号与最优输出正交

满足正交准则的 Wiener 滤波器的均方误差为：

$$
\begin{aligned}
e_{\min} &= E\left[\left|e(n)\right|^2\right] \\
&= E\left[d(n)-\sum h(n)x(n-k)e(n)\right] \\
&= E\left[d(n)e(n)\right] \\
&= E\left[d^2(n)-\sum h(n)x(n-k)d(n)\right] \\
&= \sigma_d^2-\sum_k R_{xd}(k)
\end{aligned}
$$

4.2.4　均方误差(MSE)曲面

MSE 是参数 ω 的二次函数。假设给定固定的 ω 值，MSE 不是时间的函数，且可以表示为

$$\xi = \sigma_d^2 - 2\boldsymbol{\omega}^T \boldsymbol{p} + \boldsymbol{\omega}^T \boldsymbol{R}\boldsymbol{\omega} \tag{4.2.6}$$

其中，σ_d^2 是具有零均值的 $\boldsymbol{d}(k)$ 方差。MSE 是抽头权系数的二次函数，构成一个超抛物面。MSE 曲面是凸的，而且只有一个正值。对于两个权系数的情形，曲面是一个抛物面。如果 MSE 曲面与平行于 ω 平面的平面相交，并且高度大于 $\xi_{\min}$，则交集构成的椭圆表示相等的 MSE 等高线。

为了便于理解 MSE 曲面的特性，定义如下的平移系数向量：

$$\Delta\boldsymbol{\omega} = \boldsymbol{\omega} - \boldsymbol{\omega}_0 \tag{4.2.7}$$

则 MSE 可以表示为 $\Delta\boldsymbol{\omega}$ 的如下函数：

$$\begin{aligned}\xi &= \sigma_d^2 - \boldsymbol{\omega}_0^{\mathrm{T}} \boldsymbol{p} + \boldsymbol{\omega}_0^{\mathrm{T}} \boldsymbol{p} - 2\boldsymbol{\omega}^{\mathrm{T}} \boldsymbol{p} + \boldsymbol{\omega}^{\mathrm{T}} \boldsymbol{R}\boldsymbol{\omega} \\ &= \xi_{\min} - \Delta\boldsymbol{\omega}^{\mathrm{T}} \boldsymbol{p} - \boldsymbol{\omega}^{\mathrm{T}} \boldsymbol{R}\boldsymbol{\omega}_0 + \boldsymbol{\omega}^{\mathrm{T}} \boldsymbol{R}\boldsymbol{\omega} \\ &= \xi_{\min} - \Delta\boldsymbol{\omega}^{\mathrm{T}} \boldsymbol{p} + \boldsymbol{\omega}^{\mathrm{T}} \boldsymbol{R}\Delta\boldsymbol{\omega} \\ &= \xi_{\min} - \boldsymbol{\omega}_0^{\mathrm{T}} \boldsymbol{R}\Delta\boldsymbol{\omega} + \boldsymbol{\omega}^{\mathrm{T}} \boldsymbol{R}\Delta\boldsymbol{\omega} \\ &= \xi_{\min} + \Delta\boldsymbol{\omega}^{\mathrm{T}} \boldsymbol{R}\Delta\boldsymbol{\omega}\end{aligned} \tag{4.2.8}$$

其中用到了 $\boldsymbol{\omega}_0 = \boldsymbol{R}^{-1}\boldsymbol{p}$，和 $\xi_{\min} = E\left[d^2(k)\right] - \boldsymbol{\omega}_0^{\mathrm{T}}\boldsymbol{p}$。

利用 R 的对角形式，上式中最后一个等式可以重新写为

$$\begin{aligned}\xi &= \xi_{\min} + \Delta\boldsymbol{\omega}^{\mathrm{T}} \boldsymbol{Q}\boldsymbol{\Lambda}\boldsymbol{Q}^{\mathrm{T}} \Delta\boldsymbol{\omega} \\ &= \xi_{\min} + \boldsymbol{v}^{\mathrm{T}} \boldsymbol{\Lambda}\boldsymbol{v} \\ &= \xi_{\min} + \sum_{i=0}^{N} \lambda_i v_i^2\end{aligned} \tag{4.2.9}$$

式中，$v = \boldsymbol{Q}^{\mathrm{T}}\Delta\boldsymbol{\omega}$ 为旋转参数。

代表 MSE 曲面的上述形式是一个非耦合形式，因为 MSE 相对于旋转参数的梯度向量的每一个分量都是单个参数的函数，即

$$\boldsymbol{gv}\xi = \left[2\lambda_0 v_0\ 2\lambda_1 v_1 \cdots 2\lambda_N v_N\right]^{\mathrm{T}} \tag{4.2.10}$$

上式意味着，如果所有 $\boldsymbol{v}_i$ 中只有一个不为零，则梯度方向正好是该非零参数轴的方向。换句话说，旋转参数代表常数 MSE 的超椭圆的主轴。由于旋转参数是将原来参数向量 $\boldsymbol{\Delta\omega}$ 投影到特征向量 $\boldsymbol{q}_i$ 方向的结果，因此可以直接得到结论，即特征向量代表了常数 MSE 超椭圆的主轴。

与旋转参数相联系的 ξ 的二阶导数矩阵为 $\boldsymbol{\Lambda}$。我们可以发现梯度在对应于更

大特征值的主轴方向将更陡峭。在两个轴的情况下，这是椭圆更窄的方向。

4.2.5　最小均方误差滤波器

1. 最小均方误差滤波器的推导

前面已经对图 4.2 的最小均方差误差滤波器做了简要的概述，下面针对时域滤波器情况进一步讨论最小均方差误差滤波器。将图 4.2 重画于图 4.14。

对于图 4.14，其输入矢量为

$$\begin{aligned}\boldsymbol{x}(n) &= \left[x_1(n), x_2(n), \cdots, x_K(n)\right]^{\mathrm{T}} \\ &= \left[x(n), x(n-1), \cdots, x(n-K+1)\right]^{\mathrm{T}}\end{aligned} \tag{4.2.11}$$

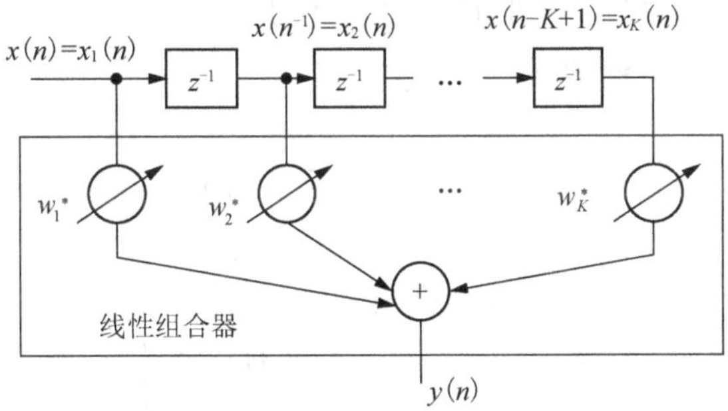

图 4.14　横式滤波器

加权矢量(即滤波器参数矢量)为

$$\boldsymbol{w} = \left[w_1, w_2, \cdots, w_K\right]^{\mathrm{T}} \tag{4.2.12}$$

滤波器的输出为

$$y(n) = \sum_{i=1}^{M} w_i^* x(n-i+1) = \boldsymbol{w}^{\mathrm{H}} \boldsymbol{x}(n) = \boldsymbol{x}^{\mathrm{T}}(n) \boldsymbol{w}^* \tag{4.2.13}$$

$$e(n) = d(n) - y(n) = d(n) - \boldsymbol{w}^{\mathrm{H}} \boldsymbol{x}(n) \tag{4.2.14}$$

根据最小均方误差准则，最佳的滤波器参量 $\boldsymbol{w}_{\mathrm{opt}}$ 应使得性能函数—均方误差

$$f(w) = \xi = E\left[\left|e(n)\right|^2\right] \tag{4.2.15}$$

为最小。(4.2.15) 式称为均方误差性能函数。

上述问题也可以看作一个估计问题：根据 $x(n)$ 及过去值 $x(n-1), \cdots, x(n-M+1)$ 的线性组合去估计 $d(n)$。$\boldsymbol{w}$ 的最佳值应该使估计误差的均方值为最小。

设 $x(n)$ 和 $d(n)$ 为广义平稳过程，并定义 $x(n)$ 的自相关函数为

$$r_{xx}(i)=E\left\{x(n)x^*(n-i)\right\} \tag{4.2.16}$$

$x(n)$ 和 $d(n)$ 的互相关函数为

$$r_{xd}(i)=E\left\{x(n)d^*(n-i)\right\} \tag{4.2.17}$$

根据定义有

$$r_{xx}(i)=r_{xx}^*(-i) \tag{4.2.18}$$

$$r_{xd}(i)=r_{xd}^*(-i) \tag{4.2.19}$$

将(4.2.14)式代入(4.2.15)式可得

$$\begin{aligned}\xi &= E\left[\left|e(n)\right|^2\right]=E\left\{e(n)e^*(n)\right\}\\ &=E\left[\left|d(n)\right|^2\right]-\boldsymbol{w}^{\mathrm{H}}\boldsymbol{r}_{xd}-(\boldsymbol{w}^{\mathrm{H}}\boldsymbol{r}_{xd})^*+\boldsymbol{w}^{\mathrm{H}}\boldsymbol{R}_{xx}\boldsymbol{w}\\ &=E\left[\left|d(n)\right|^2\right]-2\mathrm{Re}\left\{\boldsymbol{w}^{\mathrm{H}}\boldsymbol{r}_{xd}\right\}\\ &=\boldsymbol{w}^{\mathrm{H}}\boldsymbol{R}_{xx}\boldsymbol{w}\end{aligned} \tag{4.2.20}$$

式中

$$\boldsymbol{r}_{\mathrm{xd}}=E\left\{\boldsymbol{x}(n)d^*(n)\right\}=\begin{bmatrix} r_{xd}(0)\\ r_{xd}(-1)\\ \vdots\\ r_{xd}(1-M)\\ \end{bmatrix} \tag{4.2.21}$$

为 $\boldsymbol{x}(n)$ 和 $\boldsymbol{d}(n)$ 的互相关矢量；而

$$\boldsymbol{R}_{xx}=E\left\{\boldsymbol{x}(n)\boldsymbol{x}^{\mathrm{H}}(n)\right\}=\begin{bmatrix} r_{xx}(0) & r_{xx}(1) & \cdots & r_{xx}(M-1)\\ r_{xx}(-1) & r_{xx}(0) & \cdots & r_{xx}(M-2)\\ \vdots & \vdots & & \vdots\\ r_{xx}(1-M) & r_{xx}(2-M) & \cdots & r_{xx}(0)\end{bmatrix} \tag{4.2.22}$$

为 $\boldsymbol{x}(n)$ 的自相关矩阵(简称为相关矩阵)。

复输入信号矢量 $\boldsymbol{x}(n)$ 的自相关矩阵 $\boldsymbol{R}_{xx}$ 有以下特点。

1) $\boldsymbol{R}_{xx}$ 是埃尔米特矩阵，即

$$\boldsymbol{R}_{xx}^{\mathrm{H}}=\boldsymbol{R}_{xx} \tag{4.2.23}$$

这是由定义(4.2.22)式和(4.2.18)式看出来的。

2) $\boldsymbol{R}_{xx}$ 是正定的或半正定的。这是因为，对于任意矢量 $\boldsymbol{v}\neq 0$, 有

$$\boldsymbol{v}^{\mathrm{H}}\boldsymbol{R}_{xx}\boldsymbol{v}=E\left\{\boldsymbol{v}^{\mathrm{H}}\boldsymbol{x}(n)\boldsymbol{x}^{\mathrm{H}}(n)\boldsymbol{v}\right\}=E\left[\left|\boldsymbol{x}^{\mathrm{H}}(n)\boldsymbol{v}\right|^2\right]\geqslant 0 \tag{4.2.24}$$

3) $\boldsymbol{R}_{xx}$ 具有 Toeplitz 性质，即其任意对角线上的元素相等。

根据(4.2.20)式，均方误差性能函数 ξ 为 $\boldsymbol{w}$ 的二次函数，且其矩阵 $\boldsymbol{R}_{xx}$ 为正定

的或半正定的，可知它一定有最小值。由它对 $\boldsymbol{w}$ 的梯度为零，即可求得使它取得最小值的必要条件。使 ξ 取最小值的 $\boldsymbol{w}$ 的最佳值 $\boldsymbol{w}_{\text{opt}}$ 应满足的方程为

$$\nabla_w \xi = \nabla_w E\left\{e^2(n)\right\} = 0 \tag{4.2.25}$$

由(4.2.20)式，有

$$\nabla_w \xi = -2\boldsymbol{r}_{xd} + 2\boldsymbol{R}_{xx}\boldsymbol{w} \tag{4.2.26}$$

从而由(4.2.25)式和(4.2.26)式就可以得到 $\boldsymbol{w}_{\text{opt}}$ 应满足的方程为

$$\boldsymbol{R}_{xx}\boldsymbol{w}_{\text{opt}} = \boldsymbol{r}_{xd} \tag{4.2.27}$$

(4.2.27)式称为正规方程或者法方程。这个方程对于最佳滤波和自适应滤波具有重要的意义。

当 $\boldsymbol{R}_{xx}$ 为满秩时，正规方程(4.2.27)有唯一的解

$$\boldsymbol{w}_{\text{opt}} = \boldsymbol{R}_{xx}^{-1}\boldsymbol{r}_{xd} \tag{4.2.28}$$

这个解称为维纳解。加权矢量为由(4.2.28)式表示的 $\boldsymbol{w}_{\text{opt}}$ 的滤波器称为维纳滤波器。

当 $\boldsymbol{w} = \boldsymbol{w}_{\text{opt}}$ 时，性能函数有最小值(即最小均方误差)。此时 $\boldsymbol{w}_{\text{opt}}^{\text{H}}\boldsymbol{r}_{xd} = \boldsymbol{w}_{\text{opt}}^{\text{H}}\boldsymbol{R}_{xx}\boldsymbol{w}_{\text{opt}}$ 为实数，所以性能函数最小值即最小均方误差可以由(4.2.20)式得到

$$\begin{aligned}\xi_{\min} &= E\left[\left|d(n)\right|^2\right] - 2\operatorname{Re}\left\{\boldsymbol{w}^{\text{H}}\boldsymbol{r}_{xd}\right\} + \boldsymbol{w}_{\text{opt}}^{\text{H}}\boldsymbol{R}_{xx}\boldsymbol{w}_{\text{opt}} \\ &= E\left[\left|d(n)\right|^2\right] - \boldsymbol{w}_{\text{opt}}^{\text{H}}\boldsymbol{r}_{xd} \\ &= E\left[\left|d(n)\right|^2\right] - \boldsymbol{w}_{\text{opt}}^{\text{H}}\boldsymbol{R}_{xx}\boldsymbol{w}_{\text{opt}}\end{aligned} \tag{4.2.29}$$

最小均方误差 $\xi_{\min}$ 又称为维纳误差。

2. 正规方程的解

前面已经指出，当 $\boldsymbol{R}_{xx}$ 为满秩时，正规方程(4.2.27)的解为 $\boldsymbol{w}_{\text{opt}} = \boldsymbol{R}_{xx}^{-1}\boldsymbol{r}_{xd}$。这一结论具有极为重要的理论意义。它解决了正规方程的解的存在性和唯一性问题。

直接根据(4.2.28)式求解正规方程的方法称为直接矩阵求逆算法(DMI 算法)或采样矩阵求逆(SMI)算法。它首先根据输入 $\boldsymbol{x}(n)$ 及 $d(n)$ 的采样值，求得 $\boldsymbol{r}_{xd}$ 和 $\boldsymbol{R}_{xx}$ 的估计值 $\hat{\boldsymbol{R}}_{xx}$ 和 $\hat{\boldsymbol{r}}_{xd}$，再对 $\hat{\boldsymbol{R}}_{xx}$ 求逆，最后由(4.2.28)式求 $\boldsymbol{w}_{\text{opt}}$。由于信号和干扰环境是变化的，因此这种估计及求逆过程必须不断进行。这种方法的优点是速度快，但是它的缺点是要求运算量大。时域处理中 DMI 算法应用较少。

正规方程的另外两种解法是最陡下降法和 Levinson-Durbin 算法。最陡下降法是首先给出一个初值加权值，然后逐步沿梯度的相反方向改变加权值，在一定条件下使加权矢量最终收敛到最佳值。最陡下降法不需要进行矩阵求逆运算。它是

应用最广泛发热最小均方算法即 LMS 算法的基础。

Levinson-Durbin 算法利用矩阵 $\boldsymbol{R}_{xx}$ 的埃尔米特和 Toeplitz 性质，以实现加权系数的递推，从而大大降低运算量。应用广泛的格型滤波器就是在这个算法的基础上发展起来的。

3. 正交原理

已知，$\boldsymbol{w}_{\text{opt}}$ 应满足的方程为

$$\nabla_w \xi = \nabla_w E\left\{\left|e^2(n)\right|\right\} = 0 \tag{4.2.30}$$

且

$$e(n) = d(n) - \boldsymbol{w}^{\text{H}} \boldsymbol{x}(n) \tag{4.2.31}$$

令

$$e = e_r + je_j,\quad d = d_r + jd_j,\quad w = w_r + jw_j,\quad x = x_r + jx_j \tag{4.2.32}$$

式中的下脚标 r 和 j 分别表示实部和虚部。为了简化(4.2.32)式中省略了自变量 n。因为

$$|e|^2 = e_r^2 + e_j^2 = \left[d_r - \left(w_r^{\text{T}} x_r - w_j^{\text{T}} x_j\right)\right]^2 + \left[d_j - \left(w_r^{\text{T}} x_j + w_j^{\text{T}} x_r\right)\right]^2 \tag{4.2.33}$$

根据公式 $\nabla_x f(x) = \nabla_{xr} f(x) + j\nabla_{xj} f(x)$ 有

$$\nabla_w |e|^2 = \nabla_{wr} |e|^2 + j\nabla_{wj} |e|^2 = -2\boldsymbol{x}e^* \tag{4.2.34}$$

由于求数学期望和求梯度都是算数运算，因此可交换(4.2.30)式的运算次序。由(4.2.30)式可以得出

$$\nabla_w E\left\{|e(n)|^2\right\} = E\left\{\nabla_w |e(n)|^2\right\} = E\left\{-2e^*(n)\boldsymbol{x}(n)\right\} = 0 \tag{4.2.35}$$

即

$$E\left\{\boldsymbol{x}(n)e^*(n)\right\} = 0 \tag{4.2.36}$$

或

$$E\left\{\boldsymbol{x}(n-i)e^*(n)\right\} = 0 \qquad i = 0,1,\cdots,M-1 \tag{4.2.37}$$

因为如果两个随机序列 $\boldsymbol{p}(n)$，$\boldsymbol{q}(n)$ 满足条件

$$E\left\{\boldsymbol{p}(n)\boldsymbol{q}^*(n)\right\} = 0 \tag{4.2.38}$$

则称 $\boldsymbol{p}(n)$ 和 $\boldsymbol{q}(n)$ 正交，所以(4.2.36)式表明加权矢量 $\boldsymbol{w}$ 为 $\boldsymbol{w}_{\text{opt}}$ 时 $\boldsymbol{e}(n)$ 和 $\boldsymbol{x}(n)$ 各分量正交。这就是有名的正交原理。正交原理指出：最小均方误差滤波器的最佳误差信号 $\boldsymbol{e}(n)$ 和输入矢量 $\boldsymbol{x}(n)$ 正交。换句话说，当用输入 $\boldsymbol{x}(n)$ 及其过去值 $\boldsymbol{x}(n-1),\cdots$，$\boldsymbol{x}(n-M+1)$ 的线性组合来估计需要信号 $\boldsymbol{d}(n)$ 时，其最佳估计误差 $\boldsymbol{e}(n)$ 与各个输入 $\boldsymbol{x}(n)$，$\boldsymbol{x}(n-1),\cdots$，$\boldsymbol{x}(n-M+1)$ 正交。

根据正交原理可以推出正规方程。实际上，当 $\boldsymbol{w} = \boldsymbol{w}_{\text{opt}}$ 时，由(4.2.37)式及

(4.2.31) 式有

$$0 = E\left\{\boldsymbol{x}(n)e^*(n)\right\} = E\left\{\boldsymbol{x}(n)[d^*(n) - \boldsymbol{x}^{\mathrm{H}}(n)\boldsymbol{w}_{\mathrm{opt}}]\right\}$$
$$= E\left\{\boldsymbol{x}(n)d^*(n)\right\} - E\left\{\boldsymbol{x}(n)\boldsymbol{x}^{\mathrm{H}}(n)\right\}\boldsymbol{w}_{\mathrm{opt}} \tag{4.2.39}$$

即

$$\boldsymbol{R}_{xx}\boldsymbol{w} = \boldsymbol{r}_{xd} \tag{4.2.40}$$

4. 关于均方差误差性能函数的进一步讨论

均方误差性能函数式 (4.2.15) 和 (4.2.20) 对于最陡下降法、LMS 算法及其他一些算法的性能分析有重要作用，因此再对它作进一步的讨论。

在 (4.2.20) 式关于 ξ 的表达式中代入正规方程式 (4.2.27) $\boldsymbol{R}_{xx}\boldsymbol{w}_{\mathrm{opt}} = \boldsymbol{r}_{xd}$ 和 $\xi_{\min}$ 的表达式 (4.2.29)，并利用 $\boldsymbol{R}_{xx}$ 的埃尔米特性质（$\boldsymbol{R}_{xx}^{\mathrm{H}} = \boldsymbol{R}_{xx}$）可得

$$\xi = \xi_{\min} + \left(\boldsymbol{w} - \boldsymbol{w}_{\mathrm{opt}}\right)^{\mathrm{H}}\boldsymbol{R}_{xx}\left(\boldsymbol{w} - \boldsymbol{w}_{\mathrm{opt}}\right) \tag{4.2.41}$$

引入加权误差矢量

$$\boldsymbol{v} = \boldsymbol{w} - \boldsymbol{w}_{\mathrm{opt}} \tag{4.2.42}$$

则有

$$\xi = \xi_{\min} + \boldsymbol{v}^{\mathrm{H}}\boldsymbol{R}_{xx}\boldsymbol{v} \tag{4.2.43}$$

这样就得到了性能函数较简单的表达式。利用 $\boldsymbol{R}_{xx}$ 的特征值和特征矢量，还可以将性能函数表达式进一步简化。

设 $M \times M$ 维相关矩阵 $\boldsymbol{R}_{xx}$ 的 M 个特征值为 $\lambda_1, \lambda_2, \cdots, \lambda_M$ (可能有相同者)。相应的归一化 M 维特征矢量为 $\boldsymbol{q}_1, \cdots, \boldsymbol{q}_M$，即

$$\boldsymbol{R}_{xx}\boldsymbol{q}_i = \lambda_i\boldsymbol{q}_i \quad i = 1, 2, \cdots, M \tag{4.2.44}$$

已知 $\boldsymbol{R}_{xx}$ 为埃尔米特矩阵，所以其各个特征矢量相互正交

$$\boldsymbol{q}_i^{\mathrm{H}}\boldsymbol{q}_j = \begin{cases} 1, i = j \\ 0, i \neq j \end{cases} \tag{4.2.45}$$

从而，由 $\boldsymbol{q}_i$ 组成的 $M \times M$ 维矩阵

$$\boldsymbol{Q} = \left[\boldsymbol{q}_1, \cdots, \boldsymbol{q}_M\right] = \begin{bmatrix} \boldsymbol{q}_{11} & \cdots & \boldsymbol{q}_{1M} \\ \vdots & \cdots & \vdots \\ \boldsymbol{q}_{M1} & \cdots & \boldsymbol{q}_{MM} \end{bmatrix} \tag{4.2.46}$$

为酉矩阵

$$\boldsymbol{Q}^{\mathrm{H}}\boldsymbol{Q} = \boldsymbol{I}, \quad \boldsymbol{Q}^{\mathrm{H}} = \boldsymbol{Q}^{-1} \tag{4.2.47}$$

并且 $\boldsymbol{Q}$ 可以将 $\boldsymbol{R}_{xx}$ 对角化

$$\boldsymbol{Q}^{\mathrm{H}}\boldsymbol{R}_{xx}\boldsymbol{Q} = \boldsymbol{\Lambda} \tag{4.2.48}$$

或

$$\boldsymbol{R}_{xx}=\boldsymbol{Q}\boldsymbol{\Lambda}\boldsymbol{Q}^{\mathrm{H}}=\boldsymbol{Q}\boldsymbol{\Lambda}\boldsymbol{Q}^{-1} \tag{4.2.49}$$

其中

$$\boldsymbol{\Lambda}=\mathrm{Diag}\left(\lambda_1,\lambda_2,\cdots,\lambda_M\right) \tag{4.2.50}$$

为以 $\boldsymbol{R}_{xx}$ 的特征值为对角线元素的对角线阵。

将(4.2.49)式代入(4.2.43)式得

$$\xi=\xi_{\min}+\boldsymbol{v}^{\mathrm{H}}\boldsymbol{Q}\boldsymbol{\Lambda}\boldsymbol{Q}^{\mathrm{H}}\boldsymbol{v} \tag{4.2.51}$$

令

$$\boldsymbol{v}=\boldsymbol{Q}^{\mathrm{H}}\boldsymbol{v}=\left[v_1',\cdots,v_M'\right]^{\mathrm{T}} \tag{4.2.52}$$

即

$$\boldsymbol{v}=\boldsymbol{Q}\boldsymbol{v}' \tag{4.2.53}$$

则(4.2.51)式可以写成

$$\xi=\xi_{\min}+\boldsymbol{v}'^{\mathrm{H}}\boldsymbol{\Lambda}\boldsymbol{v}'=\xi_{\min}+\sum_{i=1}^{M}\lambda_i v_i'^2 \tag{4.2.54}$$

这就是要求的表达式。这样，我们就用变换 $\boldsymbol{v}=\boldsymbol{w}-\boldsymbol{w}_{\mathrm{opt}}$ 和 $\boldsymbol{v}'=\boldsymbol{Q}^{\mathrm{H}}\boldsymbol{v}$ 将均方误差性能函数化成了平方和的形式。再有，因为 $\boldsymbol{R}_{xx}$ 为正定的或者是半正定的，所以 $\lambda_i\geqslant 0(i=1,2,\cdots,M)$。这也就是说(4.2.54)式中的平方和项是非负的，并再次证明了 $\xi_{\min}$ 确为均方误差性能函数的最小值。

变换(4.2.43)式还有一个重要性质：它将 v 坐标系中 $\boldsymbol{R}_{xx}$ 的特征矢量变成了 v' 坐标系中的单位矢量。实际上，对 $\boldsymbol{R}_{xx}$ 的特征矢量 $\boldsymbol{q}_i$ 进行(4.2.52)式的运算得 $\boldsymbol{q}_i'$，并利用(4.2.45)式及(4.2.46)式可以得到

$$\boldsymbol{q}_i'=\boldsymbol{Q}^{\mathrm{T}}\boldsymbol{q}_i=\left[\boldsymbol{q}_1,\cdots,\boldsymbol{q}_i,\cdots,\boldsymbol{q}_M\right]^{\mathrm{T}}\boldsymbol{q}_i=\left[0,\cdots,1,\cdots,0\right]^{\mathrm{T}} \tag{4.2.55}$$

即 $\boldsymbol{q}_i'$ 是 $\boldsymbol{v}'$ 坐标系的第 i 个单位矢量。我们可以看出，$\boldsymbol{q}_i'$ 也是 $\boldsymbol{\Lambda}$ 矩阵对应于 λ_i 的特征矢量。

4.3　LMS 自适应滤波

4.3.1　概述

对于自适应滤波器，一个重要问题是确定可调节滤波器参数最优的标准，以及利用这种标准形成实际上可行的算法。最小均方算法，即 LMS 算法，是现今应用最为广泛的一种线性自适应滤波算法。它不需要有关的相关函数和矩阵求逆运算，是一种极为简单的算法。变步长最小均方算法是最小均方算法的一种，在变步长最小均方算法中，变步长算法的选取十分关键，它对自适应滤波器的滤波效果有重大的影响。

4.3.2 LMS 算法

由于梯度法无需误差特性曲面的先验知识就可以使算法收敛到最佳维纳解，且这个解与起始条件无关，但是需要准确测量每次迭代的梯度矢量，这个条件大大限制了它的应用，许多学者为减少计算复杂度和缩短收敛时间，展开了很多工作。美国斯坦福大学的 Widrow 于 1960 年提出了最小均方(LMS)算法。LMS 算法是一种运算量小、算法结构简单、算法稳健的自适应算法，因而自提出以来，得到了广泛的应用。

LMS 算法基于最小均方误差准则和最陡下降法，对权值进行迭代更新，以获取最优权值。在已提出的自适应算法中，LMS 算法因其具有方法简单，计算量小，易于实现且对信号的统计特性具有稳健性等优点，在信号处理领域得到广泛应用。但它的收敛过程慢，步长与收敛速度、失调之间存在矛盾。针对这个问题，人们提出了多种改进的 LMS 自适应滤波算法，主要有 2 类：变步长 LMS 算法、变换域 LMS 算法。

近年来，变步长类 LMS 算法一直是时域 LMS 算法研究的热点之一，其中多数都利用自适应过程中提供的某种近似值作为衡量标准来调节步长，比较常见的方法是利用自适应过程中的误差信号，试图在步长与误差信号之间建立某种函数关系。

Yasukawa 等提出了使步长因子 μ 正比于误差信号 $e(n)$ 的大小。吴光弼等通过对误差信号的非线性处理，得到了线性-指数 LE-LMS(linear exponential LMS)变步长自适应滤波算法，该算法较为复杂。李竹等提出了一种改进的变步长 LMS 算法，该算法利用瞬时误差的四次方和遗忘因子共同来调整步长，进一步解决了收敛时间和稳态误差的矛盾。通过在步长因子 μ 与误差信号 $e(n)$ 之间建立一种新的非线性函数关系，有效地弥补了基于 Sigmoid 函数的变步长 LMS 算法的不足。依据步长与误差的 Sigmoid 非线性函数关系，可提出一种改进的变步长 LMS 算法，并将算法应用于系统辨识。

变换域 LMS 算法的基本思想：把时域信号通过正交变换转变为变换域信号，在变换域中采用自适应算法。LMS 算法的基本思想是：调整滤波器自身的参数，使滤波器的输出信号与期望输出信号之间的均方误差最小，系统输出为有用信号的最佳估计。

自适应最小均方(LMS)算法最核心的思想是用平方误差代替均方误差，梯度用下式来近似，即

$$\nabla(n) \approx \hat{\nabla}(n)\frac{\partial e^2(n)}{\partial h} = \left[\frac{\partial e^2(n)}{\partial h_0}\frac{\partial e^2(n)}{\partial h_1}\cdots\frac{\partial e^2(n)}{\partial h_L}\right]^{\mathrm{T}}$$

根据上式并利用式

$$e(n)=d(n)-y(n)=d(n)-x^{\mathrm{T}}(n)h(n)=d(n)h^{\mathrm{T}}(n)x(n)$$

得到：

$$\hat{\nabla}(n)=2e(n)\frac{\partial e(n)}{\partial h}=-2e(n)x(n) \tag{4.3.1}$$

实际上，$\hat{\nabla}(n)$只是单个平方误差序列的梯度，而$\nabla(n)$则是多个平方误差序列统计平均的梯度，所以LMS算法就是用前者作为后者的近似。在LMS算法中，权矢量迭代关系式为

$$h(n+1)=h(n)-\mu\hat{\nabla}(n)=h(n)+2\mu e(n)x(n) \tag{4.3.2}$$

(4.3.2)式说明，LMS算法实际上是在每次迭代中用梯度估计值$\hat{\nabla}(n)$来代替精确值$\nabla(n)$，这就使权系数的调整路径不可能精确地沿着理想的最陡下降的路径，也可以理解为权系数的调整过程是有“噪声”的，或者说$h(n)$不再是确定性函数而变成了随机变量。在LMS算法中，下一时刻权矢量$h(n+1)$等于当前权矢量$h(n)$加上一个修正量，该修正量等于误差信号$e(n)$的加权值，加权系数为$2\mu e(n)$，它正比于当前的输入信号。需要指出的是，对权矢量的所有分量来说，误差信号$e(n)$是相同的。

由于梯度估计的期望值：

$$E=\left[\hat{\nabla}(n)\right]=-2E\left[e(n)x(n)\right]=2E\left\{x(n)\left[x(n)^{\mathrm{T}}h(n)-d(n)\right]\right\}=2\left[Rh(n)-q\right]=\nabla(n) \tag{4.3.3}$$

因此$\hat{\nabla}(n)$是$\nabla(n)$的无偏估计。这就是说，尽管权矢量$h(n)$调整的过程有随机性，但当迭代过程收敛后，权矢量将在最佳权矢量附近随机起伏，这等效于在最佳权矢量上叠加了一个噪声。

由 (4.3.2) 式 可 知 ， 当 前 时 刻 权 矢 量 $h(n)$ 只 是 过 去 输 入 矢 量 $x(n-1),x(n-2),\cdots,x(0)$的函数，如果这些输入矢量相互独立，那么$h(n)$将与$x(n)$无关。这时，LMS算法下的权矢量的期望由(4.3.2)式两边取期望得到

$$\begin{aligned}E\left[h(n+1)\right]&=E\left[h(n)\right]+2\mu E\left[e(n)x(n)\right]\\&=E\left[h(n)\right]+2\mu\left\{E\left[d(n)x(n)\right]-E\left[x(n)x(n)^{\mathrm{T}}h(n)\right]\right\}\\&=E\left[h(n)\right]+2\mu\left\{q-E\left[x(n)x(n)^{\mathrm{T}}\right]E\left[h(n)\right]\right\}\\&=E\left[h(n)\right]+2\mu\left\{q-RE\left[h(n)\right]\right\}\\&=(I-2\mu R)E\left[h(n)\right]+2\mu Rh_{\mathrm{opt}}\end{aligned} \tag{4.3.4}$$

(4.3.4)式说明 LMS 算法得到的权矢量的期望值与最陡下降法得到的权矢量本身都服从相同的迭代计算关系。因此，在满足最短下降法的收敛条件时，随着迭代次数趋近与无穷，LMS算法下的权矢量的期望值将趋近于最佳权矢量。

需要说明的是，关于输入信号是平稳随机信号和输入信号相继矢量不相关的假设对于 LMS 算法的收敛不是必需的。因为这些假设仅仅简化了(4.3.4)式的推导，如果没有这些假设，仍可推导出类似于(4.3.4)式的结果，只是其中的 R 不再是平稳随机信号的自相关矩阵，但算法的收敛条件不变。

对于横向自适应滤波器来说，输入信号的自相关矩阵的即可用输入信号功率表示为

$$t_r[\boldsymbol{R}] = (L+1)E\left[\boldsymbol{x}^2(n)\right] = (L+1)P_{\text{in}} \tag{4.3.5}$$

式中，P_{in} 是输入信号功率。因此，式 $t_r[\boldsymbol{R}] = \sum_{i=1}^{n}\lambda_i > \lambda_{\max}$ 的收敛条件可表示为

$$0 < \mu < \left[(L+1)P_{\text{in}}\right]^{-1} \tag{4.3.6}$$

因为输入信号功率 P_{in} 很容易根据输入信号取样值来估计，所以这是工程上使用很方便的搜索步长的计算公式。

4.3.3　权矢量噪声

为使计算简单，LMS 算法用当前数据 $x(n)$ 的平方误差替代均方误差，这一梯度估计也必然有误差，令第 n 次迭代中梯度估计误差用噪声矢量 $\boldsymbol{\varepsilon}(n)$ 表示，于是有

$$\hat{\nabla}(n) = \nabla(n) + \boldsymbol{\varepsilon}(n) \tag{4.3.7}$$

若 LMS 算法已收敛到最佳权矢量 $\boldsymbol{h}_{\text{opt}}$ 附近，则这时上式中的真实梯度 $\nabla(n)$ 趋近于零，于是得到

$$\boldsymbol{\varepsilon}(n) = \hat{\nabla}(n) = -2\boldsymbol{e}(n)\boldsymbol{x}(n) \tag{4.3.8}$$

由于梯度估计是 0 均值噪声，梯度估计噪声的协方差为

$$\text{Cov}[\boldsymbol{\varepsilon}(n)] = E\left[\boldsymbol{\varepsilon}(n)\boldsymbol{\varepsilon}(n)^{\text{T}}\right] = 4E\left[\boldsymbol{e}^2(n)\boldsymbol{x}(n)\boldsymbol{x}(n)^{\text{T}}\right] \tag{4.3.9}$$

由于 $\boldsymbol{e}(n)$ 与 $\boldsymbol{x}(n)$ 近似地不相关，故(4.3.9)式可化简为

$$\text{Cov}[\boldsymbol{\varepsilon}(n)] \approx 4E\left[\boldsymbol{e}^2(n)\right]E\left[\boldsymbol{x}(n)\boldsymbol{x}(n)^{\text{T}}\right] = 4\xi_{min}\boldsymbol{R} \tag{4.3.10}$$

由于 $\boldsymbol{R}$ 是非对角阵，需要将(4.3.10)式变换到主轴坐标系，得

$$\begin{aligned}\text{Cov}[\boldsymbol{\varepsilon}'(n)] &= \text{Cov}\left[\boldsymbol{Q}^{-1}\boldsymbol{\varepsilon}(n)\right] = E\left\{\left[\boldsymbol{Q}^{-1}\boldsymbol{\varepsilon}(n)\right]\left[\boldsymbol{Q}^{-1}\boldsymbol{\varepsilon}(n)\right]^{\text{T}}\right\} \\ &= \boldsymbol{Q}^{-1}E\left[\boldsymbol{\varepsilon}(n)\boldsymbol{\varepsilon}(n)^{\text{T}}\right]\boldsymbol{Q} = \boldsymbol{Q}^{-1}\text{Cov}[\boldsymbol{\varepsilon}(n)]\boldsymbol{Q} \\ &\approx 4\xi_{min}\boldsymbol{\Lambda}\end{aligned} \tag{4.3.11}$$

(4.3.11)式就是梯度估计噪声的方差的近似计算公式。

为了计算权矢量噪声，用(4.3.1)式中的 $\hat{\nabla}(n)$ 代替 $\boldsymbol{h}(n+1) = \boldsymbol{h}(n) + \mu[\nabla(n)]$

中的$\nabla(n)$，得到

$$\boldsymbol{h}(n+1)=\boldsymbol{h}(n)-\mu\left[\nabla(n)+\boldsymbol{\varepsilon}(n)\right]$$

变换到平移坐标系，有

$$\boldsymbol{v}(n+1)=(\boldsymbol{I}-2\mu\boldsymbol{R})\boldsymbol{v}(n)-\mu\boldsymbol{\varepsilon}(n) \tag{4.3.12}$$

推导上式时利用了式$\dfrac{\partial\xi}{\partial\boldsymbol{v}}=\left[\dfrac{\partial\xi}{\partial v_0}\dfrac{\partial\xi}{\partial v_1}\cdots\dfrac{\partial\xi}{\partial v_L}\right]=2\boldsymbol{R}\boldsymbol{v}$。将上式变换到主轴坐标系，得到

$$\boldsymbol{v}'(n+1)=(\boldsymbol{I}-2\mu\boldsymbol{\Lambda})\boldsymbol{v}'(n)-\mu\boldsymbol{\varepsilon}'(n) \tag{4.3.13}$$

式中，$\boldsymbol{\varepsilon}'(n)=\boldsymbol{Q}^{-1}\boldsymbol{\varepsilon}(n)$是投影到主轴坐标系上的梯度估计噪声。

用归纳法求解(2.2.7)式的差分方程，得

$$\boldsymbol{v}'(n)=(\boldsymbol{I}-2\mu\boldsymbol{\Lambda})^n\boldsymbol{v}'(0)-\mu\sum_{k=0}^{\infty}(\boldsymbol{I}-2\mu\boldsymbol{\Lambda})^k\boldsymbol{\varepsilon}'(n-k-1) \tag{4.3.14}$$

假设μ值按式$0<\mu<t_r^{-1}[\boldsymbol{R}]$选取，因而算法稳定且收敛，那么当$n$足够大时，上式第一项将趋于零。于是得到稳定解

$$\boldsymbol{v}'(n)=-\mu\sum_{k=0}^{\infty}(\boldsymbol{I}-2\mu\boldsymbol{\Lambda})^k\boldsymbol{\varepsilon}'(n-k-1) \tag{4.3.15}$$

(4.3.9)式说明了梯度估计噪声对权矢量稳定解的影响。由于梯度估计噪声的大小用协方差描述，由(4.3.7)式计算$\boldsymbol{v}'(n)$的协方差，得到

$$\begin{aligned}\mathrm{Cov}\left[\boldsymbol{v}'(n)\right]&=E\left[\boldsymbol{v}'(n)\boldsymbol{v}'(n)^{\mathrm{T}}\right]\\&=E\{(\boldsymbol{I}-2\mu\boldsymbol{\Lambda})^2\boldsymbol{v}'(n-1)\boldsymbol{v}'(n-1)^{\mathrm{T}}+\\&\quad\mu^2\boldsymbol{\varepsilon}'(n-1)\boldsymbol{\varepsilon}'(n-1)^{\mathrm{T}}-\mu[(\boldsymbol{I}-2\mu\boldsymbol{\Lambda})\boldsymbol{v}'(n-1)\boldsymbol{\varepsilon}'(n-1)^{\mathrm{T}}+\\&\quad\boldsymbol{\varepsilon}'(n-1)\boldsymbol{v}'(n-1)^{\mathrm{T}}(\boldsymbol{I}-2\mu\boldsymbol{\Lambda})^{\mathrm{T}}]\}\end{aligned} \tag{4.3.16}$$

注意到$\boldsymbol{I}-2\mu\boldsymbol{\Lambda}$是对角阵，交叉项之积的期望值等于零，所以上式化为

$$\mathrm{Cov}\left[\boldsymbol{v}'(n)\right]=(\boldsymbol{I}-2\mu\boldsymbol{\Lambda})^2\mathrm{Cov}\left[\boldsymbol{v}'(n)\right]+\mu^2\mathrm{Cov}\left[\boldsymbol{\varepsilon}'(n)\right]$$

由此得到

$$\mathrm{Cov}\left[\boldsymbol{v}'(n)\right]=\frac{\mu}{4}(\boldsymbol{\Lambda}-\mu\boldsymbol{\Lambda}^2)^{-1}\mathrm{Cov}\left[\boldsymbol{\varepsilon}'(n)\right] \tag{4.3.17}$$

(4.3.11)式就是梯度估计噪声协方差与权矢量协方差之间的关系。将(4.3.5)式代入(4.3.11)式，得到

$$\mathrm{Cov}\left[\boldsymbol{v}'(n)\right]\approx\mu\xi_{\min}(\boldsymbol{\Lambda}-\mu\boldsymbol{\Lambda})^{-1}\boldsymbol{\Lambda} \tag{4.3.18}$$

根据迭代计算收敛条件，$\mu\boldsymbol{\Lambda}$的元素值一般远小于1，(4.3.12)式可近似为

$$\mathrm{Cov}\left[\boldsymbol{v}'(n)\right]\approx\mu\xi_{\min}\boldsymbol{I} \tag{4.3.19}$$

将(4.3.13)式变换回到$\boldsymbol{v}$坐标系，得到

$$\mathrm{Cov}\left[\boldsymbol{v}(n)\right]=\boldsymbol{Q}\mathrm{Cov}\left[\boldsymbol{v}'(n)\right]\boldsymbol{Q}^{-1}\approx\mu\xi_{\min}\boldsymbol{I} \tag{4.3.20}$$

这就是 LMS 算法中梯度估计噪声在稳态权矢量中引起的噪声协方差，它反映了 LMS 算法中的权矢量相对于最佳权矢量的偏离。

由以上推导可知，在选择步长时，稳态误差和收敛速度二者之间存在着矛盾，即步长越小，失调越小，但收敛速度越慢；步长越大，收敛速度越快，但是失调越大。

4.3.4 改进的 LMS 算法

自适应增益 μ 一般与信号能量有关，对于非平稳信号，它的能量是随时间变化的，这将引起收敛速度和失调量的变化。归一化 LMS 算法如下。

LMS 算法以均方收敛的条件可变为

$$0<\mu<\frac{1}{t_r[\boldsymbol{R}]}=\frac{1}{(L+1)E\left\{|x(n)|^2\right\}}=\frac{1}{\sum\limits_{i=1}^{L}|x(n-i)|^2}$$

其中，$E\{|x(n)|^2$ 是 $x(n)$ 的平均能量，该能量可用如下的时间平均来估计：

$$\overline{|x(n)|^2}=\frac{1}{L+1}\sum_{i=0}^{L}|x(n-i)|^2$$

该估计只需要 n 时刻在各抽头延迟线上的 $x(n)$ 值，因此不需要额外的存储单元。然而需要注意的是，对于非平稳随机信号，$x(n)$ 是时变的，导致 $\mu(n)$ 也是时变的。令：

$$\mu(n)=\frac{\beta}{\boldsymbol{x}^{\mathrm{T}}(n)\boldsymbol{x}(n)}=\frac{\beta}{x^2} \tag{4.3.21}$$

式中，β 称为归一化步长。将该 $\mu(n)$ 代入到标准的 LMS 算法中，即得归一化 LMS(NLMS) 算法，其权矢量修正公式为

$$\boldsymbol{h}(n+1)=\boldsymbol{h}(n)+\beta\frac{\boldsymbol{x}(n)}{\boldsymbol{x}(n)^2}\boldsymbol{e}(n) \tag{4.3.22}$$

注意，用 $x(n)^2$ 归一化的效果是改变了梯度估计的幅度，而未改变其方向。可以证明：在适当的统计假设下，当 $0<\beta<2$ 时 NLMS 算法按均方收敛。

与 LMS 算法相比，NLMS 算法的计算量多了一个归一化项 $x(n)^2$ 的计算。为减小其计算量，可递归地估算该项，

$$\boldsymbol{x}(n+1)^2=\boldsymbol{x}(n)^2+|\boldsymbol{x}(n+1)|^2-|\boldsymbol{x}(n-p)|^2 \tag{4.3.23}$$

这样，每次只多了两次平方运算、一次加法和一次减法。

LMS-Newton 算法如下。

当输入信号相关性很高时，R_x 特征值相差很大，使 LMS 算法和 NLMS 算法都收敛很慢，这时可采用考虑了输入信号二阶统计量的 LMS-Newton 算法，以适

应的计算量增加收敛速度。考虑均方误差$\xi(n)$，它是滤波器系数矢量h_n的二次函数形式，即：

$$\boldsymbol{\xi}(n+1)=\boldsymbol{\xi}(n)+\nabla\boldsymbol{\xi}(n)\left[\boldsymbol{h}_{n+1}-\boldsymbol{h}_n\right]+\left[\boldsymbol{h}_{n+1}-\boldsymbol{h}_n\right]^{\mathrm{T}}\boldsymbol{R}_x\left[\boldsymbol{h}_{n+1}-\boldsymbol{h}_n\right] \tag{4.3.24}$$

$$\nabla\boldsymbol{\xi}(n)=-\boldsymbol{r}_{\mathrm{dx}}+\boldsymbol{R}_x\boldsymbol{h}_n$$

显然当满足下式时

$$\boldsymbol{h}_{n+1}=\boldsymbol{h}_n-\boldsymbol{R}_x^{-1}\nabla\boldsymbol{\xi}(n)=\boldsymbol{h}_n-\boldsymbol{R}_x^{-1}(\boldsymbol{R}_x\boldsymbol{h}_n-\boldsymbol{r}_{\mathrm{dx}}) \tag{4.3.25}$$

$\xi(n+1)$达到最小，(4.3.22)式就是牛顿迭代公式，对于R_x和$\nabla\xi(n)$精确已知的理想情况，一次迭代就达到最优解$\boldsymbol{h}_{n+1}=\boldsymbol{R}_x^{-1}\boldsymbol{r}_{\mathrm{dx}}=\boldsymbol{h}_{\mathrm{opt}}$。但实际上只能得到$R_x$和$\nabla\xi(n)$的估计值，所以需要采用迭代搜索的方法求最优解，即引入步长μ，得

$$\boldsymbol{h}_{n+1}=\boldsymbol{h}_n-\mu\hat{\boldsymbol{R}}_x^{-1}\hat{\nabla}\boldsymbol{\xi}(n) \tag{4.3.26}$$

类似于 LMS 算法，梯度向量采用瞬时估计值$\left[-\boldsymbol{e}(n)\boldsymbol{x}(n)\right]$，则有

$$\boldsymbol{h}_{n+1}=\boldsymbol{h}_n+\mu\boldsymbol{e}(n)\hat{\boldsymbol{R}}_x^{-1}\boldsymbol{x}(n) \tag{4.3.27}$$

这就是 LMS-Newton 算法。但是它的收敛速度对R_x的特征值分布不太敏感。

改进的 LMS 算法很多,每种改进都是为了提高 LMS 算法的一个或多个性能。具体包括：①提高计算效率，或设计快速算法；②改善收敛性能，特别是病态收敛问题(输入的自相关阵接近奇异，或条件数很大)；③减小超量均方误差；④提高算法的数值稳定性；⑤使算法对初值具有稳健性等。

4.3.5 影响 LMS 算法性能的因素

衡量 LMS 算法性能的主要指标包括：收敛速度、稳态失调、跃变跟踪能力鲁棒性、计算复杂度等。我们期望获得的自适应算法的收敛速度快、稳态失调低、系统跃变跟踪能力强、计算复杂度低。但是有时它们之间是相互矛盾的，例如，收敛速度与稳态失调成反比，同时我们需要增加计算复杂度才能改善其他性能指标。因此，我们需要寻求一种均衡，来最大限度地改善自适应系统的性能。在自适应滤波器中，会较大程度影响滤波器性能的因素主要包括：步长因子μ、滤波的阶数L、特征值分散度、权矢量初始值W_0等。

必须合理选择 LMS 算法的步长因子，确保滤波器权值均值收敛及均方收敛。μ会直接影响自适应滤波器的收敛速度和稳态失调，μ与收敛速度、稳态失调成正比，μ越大，算法收敛越快，但稳态失调越大，反之，μ越小，算法收敛越慢，稳态失调越小。因此，需要根据实际应用场合的需求，选取合适的步长因子，使收敛速度和稳态失调能够获得较好的折中，满足系统的要求。

滤波器的阶数主要影响输入信号自相关矩阵R的阶数和特征值的分布。对于相同的输入$X(n)$来说，R越小，计算复杂度越低，同时R的最大特征值就越小，

R 的迹就会变小，因此步长因子 μ 的变化范围就越大，滤波器的收敛速度就越快，相应的稳态失调也会降低，系统比较稳定。然而，对于 FIR 滤波器来说，通常滤波器阶数 L 越小，越不能够较好地逼近理想的脉冲及频率响应特性。此外，一般将待估计的未知系统视为无限冲激响应(IIR)，所以选取过低阶数的 FIR 滤波器结构，将不能很好地逼近期望响应。所以，无论对已知的还是未知结构的系统，为了获得更优滤波效果，我们都会尽可能增大 L 。综上所述，我们需要选取最合适的 L 以获得最佳滤波性能。

W_0 不会直接影响 LMS 自适应滤波器的各性能指标，但是，输入信号及期望信号的先验统计信息决定权矢量的收敛过程的维纳解，因此，对于相同的输入情况、收敛因子和滤波器阶数，W_0 实际上决定了整个收敛过程的时间，W_0 越接近维纳解，权矢量的收敛时间越短。但是 W_0 只对第一次收敛过程有效，在非平稳情况下，权矢量最优解是一个时变矢量，收敛过程将不断重复以跟踪时变最优解的变化。因此，决定权矢量收敛快慢的根本因素还是收敛速度。

特征值的分散度是由输入 $X(n)$ 的自协方差矩阵 R 特征值的分散度（$\lambda_{max} / \lambda_{min}$）来决定的。其中，$\lambda_{max}$ 决定了步长的取值范围，而 λ_{min} 则决定收敛效率的最大时间常数。所以，如果 R 的分散度很大，那么收敛速率却可能过于缓慢；相反，如果 R 分散度很小，则 LMS 算法将具有较快的收敛速度。在理想的情况下，当输入信号是白噪声时，R 的所有特征值都相同，那么此时最小均方算法收敛速度最快。

4.4 应用举例

4.4.1 用于脉搏血氧饱和度检测中消除运动伪差

脉搏血氧仪是一种可连续、无创、快速、准确监测人体动脉血氧饱和度和心率的新型医疗监护仪器。由于其应用面广，因此要求在不同环境下都能正常工作，所以提高仪器的抗干扰能力是目前所面临的主要困难。其中，对运动伪差干扰的消除长期以来都是脉搏血氧仪检测中需要解决的重点和难点问题。尤其随着脉搏血氧仪应用的日益广泛，在对婴幼儿、胎儿及患有不自觉的身体震颤等疾病的人的监护中，这一问题显得尤为突出。

运动伪差是由于患者身体运动造成血液充盈状况、光路径长度等因素发生变化，从而造成仪器测量错误，无法正确反映患者实际血氧浓度的情况。由于运动干扰频率较低，恰与脉搏波频谱发生重叠，因此无法用传统的滤波器进行处理。而在目前的脉搏血氧仪设计中，对运动伪差的处理主要采用剔除法，即通过设置阈值判断检出的信号是否在正常的变化范围以内，若符合条件则认为是正常脉搏波信号，予以保留，否则认为是干扰信号予以剔除。这种方法，在运动频繁出现的场合，由于受干扰信号被不断识别和剔除的影响，在大部分时间内仪器无法测量，从而不能及时反映患者血氧饱和度变化情况，对实时监护造成不利影响。

由于自适应滤波处理可以在没有关于待提取信息的先验统计知识的条件下，直接观测数据，根据数据在观测过程中不断地递归更新参数，以逐步逼近某一最优处理结果，使其处理方法不但更接近实际情况，而且更符合生理信号的特点。因此，用自适应滤波方法中的 LMS 算法可实现理想信号的提取。

LMS 法用于自适应噪声抵消时的处理过程可用图 4.15 表示。

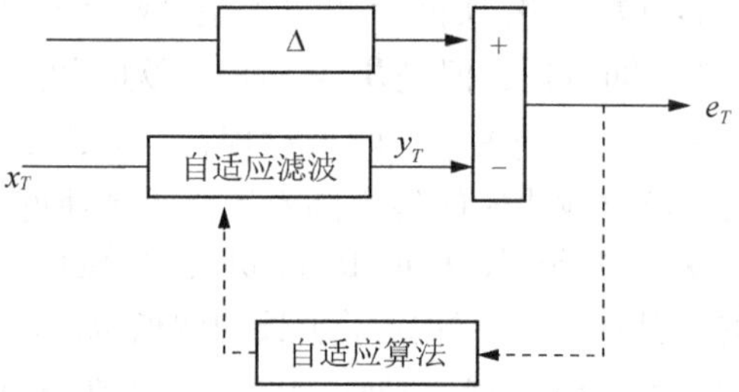

图 4.15　LMS 自适应滤波结构框图

$$d_{\lambda R}(t)=S_{\lambda R}(t)+n_{\lambda R}(t)\text{或}d_{\lambda IR}(t)=S_{\lambda IR}(t)+n_{\lambda IR}(t)$$

其中一路输入为检测到的红光或红外光经(4.4.4)式对数处理后得到的信号，用 $d_{\lambda R}(t)$ 或 $d_{\lambda IR}(t)$ 表示。它由理想成分 $S_{\lambda R}(t)$ 或 $S_{\lambda IR}(t)$ 及噪声 $n_{\lambda R}(t)$ 或 $n_{\lambda IR}(t)$ 组成。假设理想信号与噪声无关。另一路信号输入为噪声参考信号 x_T 。它应与理想信号无关而与噪声信号 n_λ 相关。e_T 为自适应滤波器输出 y_T 与输入信号 d_λ 的差。自适应滤波 LMS 法就是使滤波后的输出 y_T 在最小均方差意义下抵消 n_λ ，同时，抵消后的结果 e_T 在最小均方差意义下逼近理想信号 S_λ 。假设自适应滤波器的长度为 P ，对应系数为 W，则自适应滤波处理的工作过程为：当新观察 x_{T+1} 输入后，把 $x(T)$ 更新成

$$\boldsymbol{x}(T+1)=(x_0,x_1,\cdots,x_{P-1})=(x_{T+1},x_T,\cdots,x_{T-P+2})$$

重新计算新误差：

$$\boldsymbol{e}_{T+1}=\boldsymbol{d}_{T+1}-\boldsymbol{y}_{T+1}=\boldsymbol{d}_{T+1}-\boldsymbol{W}(T+1)\boldsymbol{x}(T+1) \tag{4.4.1}$$

式中，$\boldsymbol{W}(T+1)$ 表示 $T+1$ 时刻的系数矢量 $(W_0,W_1,\cdots,W_{P-1})$ 。然后，根据自适应算法更新系数：

$$\boldsymbol{W}_i(T+2)=\boldsymbol{W}_i(T+1)+2\mu\boldsymbol{e}_{T+1}\boldsymbol{x}_i(T+1) \tag{4.4.2}$$

式中，$i=0,1,2,\cdots,P$ 。μ 是步长因子，反映滤波器收敛的快慢程度。如此，随着新数据的不断输入，重复使用以上两式，便可以得到最优解。

经研究取自适应滤波器长度 $P=25$，步长 $\mu=0.001$，信号 $d_{\lambda R}$ 或 $d_{\lambda IR}$ 延迟 14 个点。延迟的目的是使滤波效果更接近非物理可实现的理论维纳解。滤波器各系数 W 的初值设为零，随着处理过程的进行它会根据自适应算法不断更新。

自适应滤波的关键问题是噪声参考信号 x_T 的获得。为使方法简单实用，用红光和红外光双光束来构造噪声参考信号。

当光照射到测量部位如手指时，手指就相当于一个光吸收系统。该系统包括皮肤、肌肉、组织、骨、脂肪、血液等成分，可用图 4.16 来表示。

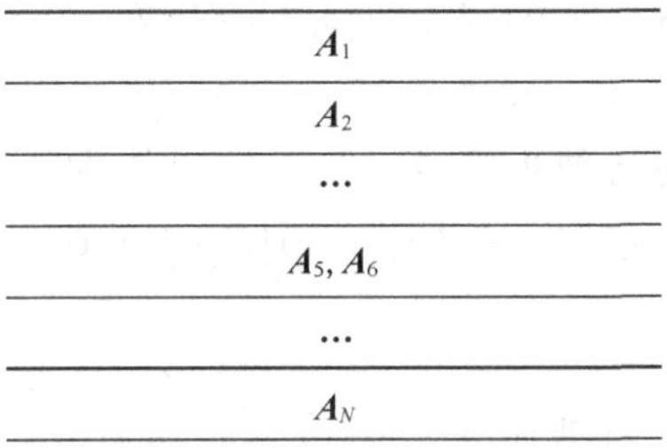

图 4.16　组织光吸收特性示意图

该图共有 N 个不同的成分 $A_1, A_2, \cdots, A_N$。其中 A_5，A_6 两种成分处于同一层，用来表示氧合血红蛋白和还原血红蛋白两种成分。

根据 Lambert-Beer 定律，对红光 λ_R，光能量衰减为

$$I = I_0 \mathrm{e}^{\sum \varepsilon_{i,\lambda R} c_i l_i} \tag{4.4.3}$$

式中，I_0 为入射光强；I 为出射光强；$\varepsilon_{i,\lambda R}$ 为第 i 层吸收系数；c_i 为第 i 层成分的浓度；l_i 为第 i 层的厚度。

对 (4.4.3) 式两边取对数，得

$$d_{\lambda R} = \ln I / I_0 = \sum \varepsilon_{i,\lambda R} c_i l_i \tag{4.4.4}$$

当手指不受任何力作用时，各层的光路长度 l_i 保持不变。但当受到力的作用时，各层会产生波动，其中一些层的波动会引起噪声而使测量信号偏离我们所要的信息。

假定测得的红光信号为 $d_{\lambda R}$，则它包含了理想信号 $S_{\lambda R}$ 和噪声信号 $n_{\lambda R}$ 两部分。为便于说明，假定 $S_{\lambda R}$ 是由动脉血充盈 A_5，A_6 产生的，而 $n_{\lambda R}$ 则是由作用在手指上的随机或稳定的力(如身体的运动)使各层产生波动而引起的。于是有

$$\begin{aligned} d_{\lambda R} &= \varepsilon_{5,\lambda R} c_5 l_{5,6} + \varepsilon_{6,\lambda R} c_6 l_{5,6} + \left(\sum_{i=1}^{4} \varepsilon_{i,\lambda R} c_i l_i + \sum_{i=7}^{N} \varepsilon_{i,\lambda R} c_i l_i \right) \\ &= \varepsilon_{5,\lambda R} c_5 l_{5,6} + \varepsilon_{6,\lambda R} c_6 l_{5,6} + n_{\lambda R} \\ &= S_{\lambda R} + n_{\lambda R} \end{aligned} \tag{4.4.5}$$

对红外光信号同样有

$$\begin{aligned} d_{\lambda IR} &= \varepsilon_{5,\lambda IR} c_5 l_{5,6} + \varepsilon_{6,\lambda IR} c_6 l_{5,6} + \left(\sum_{i=1}^{4} \varepsilon_{i,\lambda IR} c_i l_i + \sum_{i=7}^{N} \varepsilon_{i,\lambda IR} c_i l_i \right) \\ &= \varepsilon_{5,\lambda IR} c_5 l_{5,6} + \varepsilon_{6,\lambda IR} c_6 l_{5,6} + n_{\lambda IR} \\ &= S_{\lambda IR} + n_{\lambda IR} \end{aligned} \tag{4.4.6}$$

为求噪声参考信号，引入一个系数 ω，用 ω 乘以(4.4.6)式，再减去(4.4.5)式得

$$d_{\lambda R} - \omega d_{\lambda IR} = S_{\lambda R} + n_{\lambda R} - \omega (S_{\lambda IR} + n_{\lambda IR}) \tag{4.4.7}$$

如果能找到 ω 使 $S_{\lambda R} = \omega S_{\lambda IR}$，则(4.4.7)式可改写为

$$d_{\lambda R} - \omega d_{\lambda IR} = n_{\lambda R} - \omega n_{\lambda IR} \tag{4.4.8}$$

该信号只与噪声有关，而与理想信号无关，故可作为噪声参考信号 x_T。

由于氧饱和度是一个缓慢变化的量，因此可以用一定时间内氧饱和度为恒定来确定 ω。对 A_5，

$$\text{氧饱和度} = \frac{c_5}{c_5 + c_6} = 1 \Big/ \left(1 + \frac{c_6}{c_5} \right) \tag{4.4.9}$$

故，可以假定 $\dfrac{c_6}{c_5}$ 在一定时间内为恒量。

当无运动噪声时，(4.4.7)式可改写为

$$0 = S_{\lambda R} = \omega S_{\lambda IR} \tag{4.4.10}$$

于是有

$$\begin{aligned} \omega &= \frac{S_{\lambda R}}{S_{\lambda IR}} \\ &= \frac{\varepsilon_{5,\lambda R} c_5 l_{5,6} + \varepsilon_{6,\lambda R} c_6 l_{5,6}}{\varepsilon_{5,\lambda IR} c_5 l_{5,6} + \varepsilon_{6,\lambda IR} c_6 l_{5,6}} \\ &= \frac{\varepsilon_{5,\lambda R} \left(\dfrac{c_5}{c_6} \right) + \varepsilon_{6,\lambda R}}{\varepsilon_{5,\lambda IR} \left(\dfrac{c_5}{c_6} \right) + \varepsilon_{6,\lambda IR}} \end{aligned} \tag{4.4.11}$$

由于吸收系数均为常数，而且 $\dfrac{c_5}{c_6}$ 在一定时间内可视为恒量，故 ω 可视为恒量。于是，可以根据第一批采样数据点得到的信号 $S_{\lambda R}$、$S_{\lambda IR}$ 求比值 ω，用这一 ω 根据(4.4.7)式求第 2 批采样点的噪声参考信号，经过自适应滤波处理得到理想信号后，再根据该理想信号求 ω，为第 3 批数据处理作准备。依次循环，便可得到理想的脉搏波信号。在这一过程中，要求在第 1 批采样点期间患者保持静止不动，以求得第一个 ω 值，这样才能保证后面处理的正确性。

经研究我们取每 80ms 计算一个新的比例 ω，用于计算后续 80ms 内的噪声参考信号 x_T 。ω 取 80ms 内经滤波处理过的双路理想信号比值的平均值。

根据上述方法，对带有运动伪差的红外光和红光信号进行了处理。图 4.17 给出了两段处理的结果。图 4.17(a)，波形自上而下分别为红外光 $d_{\lambda IR}$ 信号、红光 $d_{\lambda R}$ 信号、经过自适应滤波处理后的红外光 $S_{\lambda IR}$ 信号和红光信号 $S_{\lambda R}$ 及噪声参考信号 x_T ，两虚线段之间表示受运动干扰的部分。图 4.17(b)波形排列同图 4.17(a)。

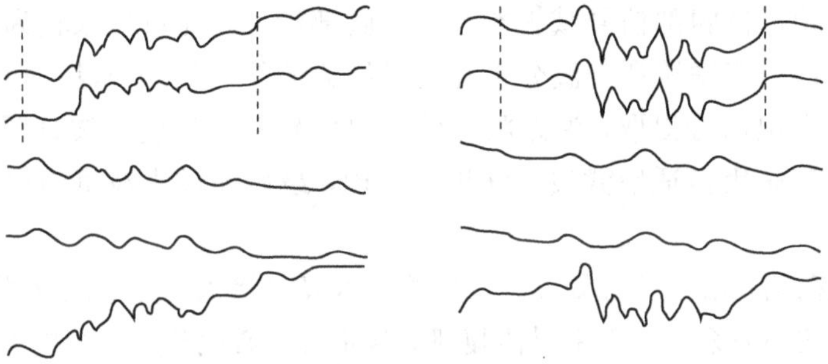

(a) (b)

图 4.17 运动伪差信号的自适应

从两段图中均可看出所设计的自适应滤波处理算法对运动伪差干扰具有良好的滤波效果，可以从运动伪差中将光电容积脉搏波信号提取出来作为氧饱和度计算的依据。同时，该方法对基线漂移也有一定的抑制作用。

在实际中将该方法应用于所研制的脉搏血氧模块中，结果显示可大大改善光电容积脉搏波波形，改进仪器抗运动干扰的性能，在一定程度上提高仪器对婴幼儿、胎儿及患有不自觉身体震颤等疾病患者进行连续、实时监护的能力。

4.4.2 基于 LMS 算法的胎儿心电信号提取方法

胎儿心电图(fetal electrocardiogram，FECG)记录胎儿心脏动作电位传导过程中的波形变化。胎儿心电信号包含许多与胎儿健康程度相关的重要信息，通过对胎儿心电信号进行分析，可以及早发现许多妊娠期或分娩期的胎儿病理情况，从而及时采取相应措施，降低胎儿死亡率和预防新生儿疾病。但胎儿心电信号容易受到各种噪声的影响，其中最主要的是母体的心电信号和母体的肌肉电信号。其他干扰可以通过普通的滤波方法在一定程度上消除，但作为强噪声的母体心电，其幅度比胎儿心电大 10～20 倍，且在时域中胎儿心电有 10%～30%和母体心电重合，频域中二者也有大部分频谱重叠，因此，胎儿心电常被淹没在母体的生理电信号中。

自适应滤波系统由两个输入端构成，即原始输入端和参考输入端。在胎儿心电提取中，原始输入端接母体腹部信号，参考输入端接母体胸部信号。其中，在作为原始输入的母体腹部信号中，胎儿心电信号的特征是由胎儿的生理现象所决定的，而母体心电信号是由母体的生理现象所决定，所以可以假设混合信号中的胎儿心电与母体心电信号不相关。而胸部信号与腹部混合信号中母体心电部分以某种方式相关。不断调整滤波器系数使参考输入无限接近母体心电信号，通过原始母体腹部信号减去参考母体胸部信号，便可提取较为纯净的胎儿心电信号。自适应滤波和小波分析都属于经典的信号处理算法，将二者相结合应用于胎儿心电信号提取，通过将母体心电信号做多尺度小波分解后，然后对各层小波系数采用自适应滤波算法进行处理，最后通过小波重构得到胎儿心电信号。

本算法在胎儿心电信号处理中，原始输入 $d(t)$ 接入的是小波分解后的母体腹部信号对应的小波系数，其中母体腹部信号是母体心电和胎儿心电以某种方式的叠加，分别对应于系统中的 $n(t)$ 和 $s(t)$。参考输入 $x(t)$ 接入的是母体胸部信号对应的小波系数，其中母体胸部信号是母体的心电信号。参考输入 $x(t)$ 经过数字滤波器处理后，输出 $y(t)$ 近似于母体腹部信号中包含的母体心电的小波系数，然后从原始输入 $d(t)$ 减去 $y(t)$，得到的 $e(t)$ 就是胎儿心电信号对应的小波系数。其中数字滤波处理是个自适应的过程，需要 $e(t)$ 的不断反馈来调整滤波器的系数。最后，将各层所得的小波系数通过小波逆变换进行重构，从而获得胎儿心电信号。

本算法采用的是 LMS 算法。算法的具体实现可分为以下几个步骤。

1) 对预处理后的母体腹部信号和胸部信号分别进行平稳小波分解，尺度为 5，小波函数采用“bior1.5”。

2) 将所得到的 5 层小波细节系数，各层分别采用 LMS 算法自适应滤波，其中母体腹部信号的细节系数作为自适应算法的原始输入，母体胸部信号的细节系数作为参考输入。

3) 对自适应处理后的各层小波系数计算其相关性，通过小波相关性去噪进行去噪处理。

4) 利用平稳小波逆变换对小波相关性去噪后保留的小波系数进行重构，得到所需的胎儿心电信号。

利用处理后保留下来的小波系数重构信号，得到胎儿心电信号估计，如图 4.18 所示。其中 (a) 为原始母体腹部信号，(b) 为原始母体胸部信号，(c) 为提取所得胎儿心电信号。

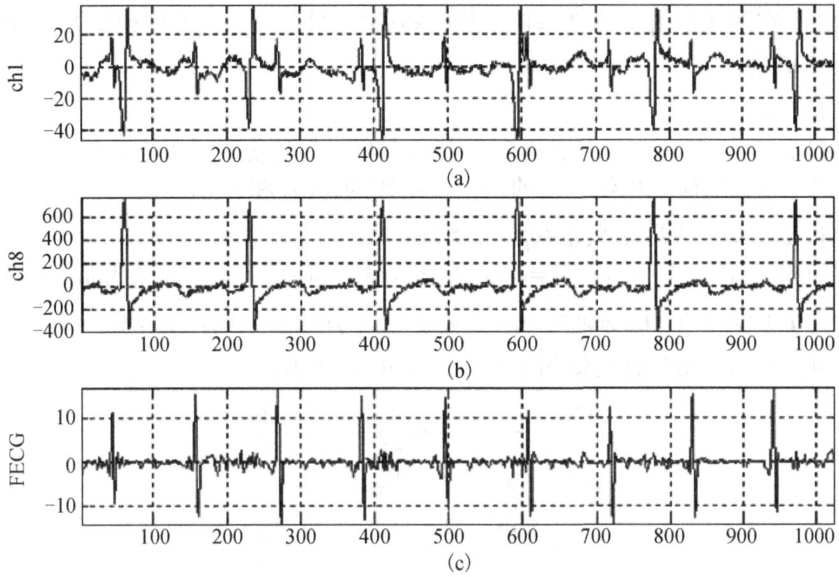

图 4.18 运动伪差信号的自适应

习 题

4.1 如图 4.19 所示的自适应线性组合器，令 $N=10$。

(1) 求最佳权向量。

(2) 利用 (1) 的结果导出 $y(n)$ 的表达式。

(3) 由 (2) 的结果及图 4.19 中 $x(n)$ 的定义证明 $y(n)=d(n)$。

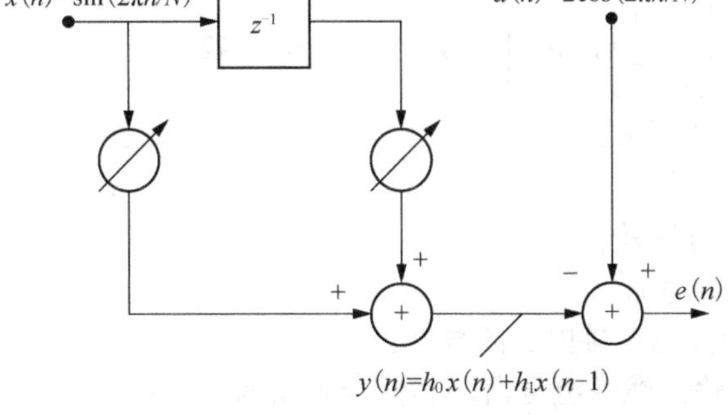

图 4.19 习题 4.1、习题 4.2

4.2　在图 4.19 中，令 $N=8$，当 $h_1=0$ 时，组合器的误差序列均方值(即性能函数) $\xi(n)$ 为

(1) 2.0;

(2) 4.0 时，梯度向量是什么？为什么在后一种情况下梯度更陡峭？

4.3　设自适应线性组合器的两个权系数为 $h_0(n)$ 和 $h_1(n)$。

(1) 推导最陡下降法权系数迭代计算公式。

(2) 设 $R_{xy}(0)=10$，$R_{xy}(1)=5$，$R_{yy}(0)=3$，$R_{yy}(1)=2$。求最佳加权系数。

(3) μ 选为 1/6，能保证迭代运算收敛吗？μ 还可以选择别的值吗？

4.4　单系数相关抵消器的原理图如图 4.20 所示。

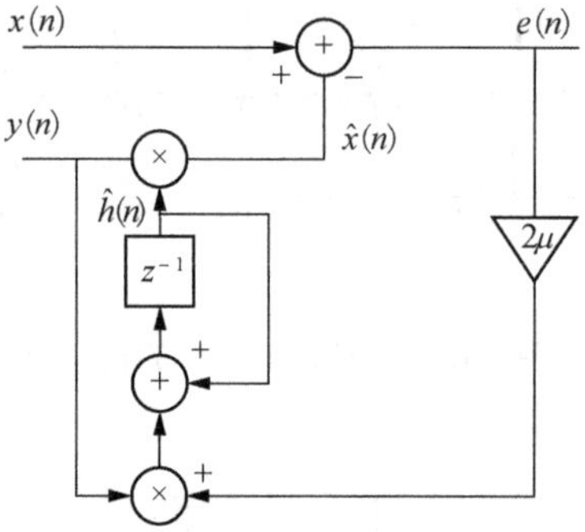

图 4.20　习题 4.4

(1) 设参数信号为单位阶跃信号，即

$$y(n)=u(n)$$

试证明：若 $x(n)$ 是输入，$e(n)$ 是输出，则系统是时不变线性系统。

(2) 求系统传输函数 $H(z)$，画出其零极点分布图。

(3) 求使 $H(z)$ 稳定的 μ 值范围。

4.5　已知 $\boldsymbol{R}=\begin{bmatrix}2 & 1\\1 & 2\end{bmatrix}$，$\boldsymbol{q}=\begin{bmatrix}7\\8\end{bmatrix}$，$E\left[d^2(n)\right]=42$

(1) 写出性能曲面公式。

(2) 求最佳权矢量。

(3) 求最小均方误差。

(4) 求性能曲面主轴。

(5) 求性能曲面沿主轴的二阶导数。

4.6　设有单输入线性组合器，其性能表面为

$$\xi=2h_0^2+2h_1^2+2h_0h_1-14h_0-16h_1+42$$

输入为宽平稳随机信号 $x(n)$，其相关函数为 $E\left[x^2(n)\right]=2$，$E[x(n)x(n-1)]=1$，

如果权的扰动量为δ，求扰动P_δ。

4.7　考察如图 4.21 所示的自适应预测器：

(1) 给定$r_x(m) = E\left[x(n)x(n+m)\right]$，写出性能函数表达式。

(2) 当$x(n)=\sin\dfrac{n\pi}{5}$时，求$\xi(n)$。

(3) 当$x(n)=\sin\dfrac{n\pi}{5}$时，μ取其最大值的$\dfrac{1}{5}$，写出 LMS 算法。

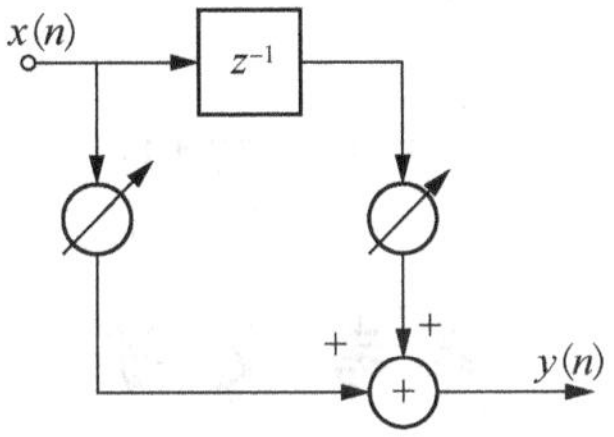

图 4.21　习题 4.7

4.8　常数x的测量值为y，由y乘以h得到x的估计值$\hat{x}=hy$，估计误差为$e=x-\hat{x}$。采用梯度法对h进行自适应调整，使$J=\dfrac{1}{2}e^2$最小。试推导h的迭代计算公式，并求J达到最小时h收敛于最佳值的条件。

4.9　用观测数据$\left(y(n), y(n-1)\right)$自适应估计随机变量$x(n)$。已知$\boldsymbol{R}_{yy}=\begin{bmatrix}1 & 0.4\\0.4 & 1\end{bmatrix}$，为保证收敛，$\mu$值应限制在什么范围？若$\boldsymbol{R}_{yy}=\begin{bmatrix}1 & 0.8\\0.8 & 1\end{bmatrix}$，问自适应滤波器的收敛速度将会更快还是更慢？

4.10　如图 4.22 所示的一步预测器，写出权调整的 LMS 算法。

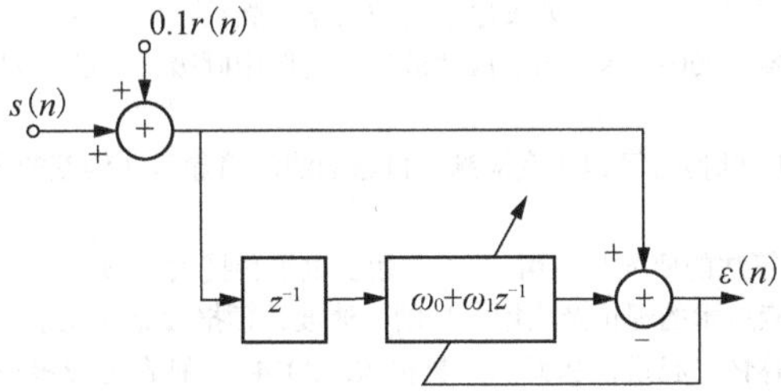

图 4.22　习题 4.10

4.11　如图 4.23 所示的系统辨识结构，试给出递归 LMS 算法。

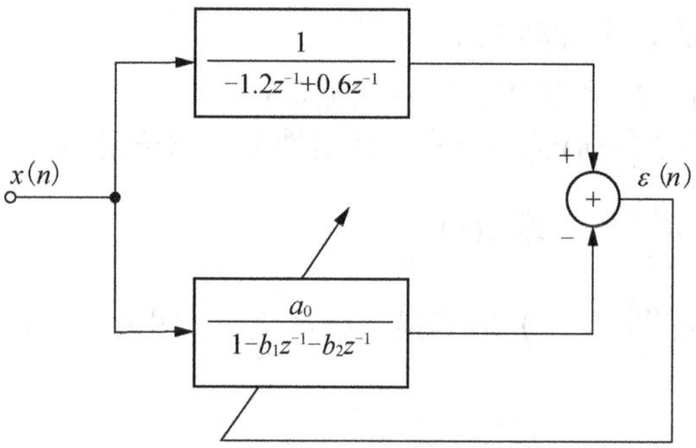

图 4.23　习题 4.11

参 考 文 献

迪尼兹. 2014. 自适应滤波算法与实现. 4 版. 林郁林, 等译. 北京: 电子工业出版社.

杜娟. 2003. 心电监护中的抗干扰算法研究. 西安: 西安电子科技大学硕士学位论文.

高慧, 牛聪敏, 吴炜. 2002. 自适应噪声抵消技术中一种变步长的最小均方(LMS)算法研究. 航天医学与医学工程, 15(5): 366-368.

龚耀寰. 2003. 自适应滤波(第二版)——时域自适应滤波和智能天线. 北京: 电子工业出版社.

金连文, 韦岗. 2004. 现代数字信号处理简明教程. 北京: 清华大学出版社.

李贤, 蒋一宁, 夏世雄, 付晓毅, 蒋涛, 邹凌. 2007. 用于助听器声反馈抑制的 LMS 自适应滤波技术. 听力学及言语疾病杂志, 15(2): 151-154.

李毅. 2003. 自适应滤波及滤波算法研究. 西安: 西北工业大学硕士学位论文.

沈峰, 姜利, 单志明. 2014. 非高斯噪声环境下的信号检测与自适应滤波方法. 北京: 国防工业出版社.

沈燕妮. 2013. 胎儿心电提取方法及应用研究. 北京: 北京工业大学硕士学位论文.

沈燕妮, 吴水才, 高晓峰. 2012. 基于小波分析与自适应滤波的胎儿心电提取. 医疗卫生装备, 33(9): 11-13.

苏永春. 2001. 人体动态血氧饱和度监测的方法研究. 广州: 第一军医大学硕士学位论文.

王炳和. 2011. 现代数字信号处理. 西安: 西安电子科技大学出版社.

席涛, 杨国胜, 汤池, 焦腾. 2005. 基于自适应滤波的心电图中呼吸信号的提取方法. 第四军医大学学报, 26(9): 852-854.

张虹, 孙卫新, 金捷. 2001. 脉搏血氧饱和度检测中自适应滤波消除运动伪差的方法研究. 生物医学工程与临床, 5(1): 6-8.

张会先. 2012. 自适应滤波算法的研究与应用. 西安: 西安电子科技大学硕士学位论文.

周锐, 陈宗基. 2013. 自适应技术的理论及应用—控制、滤波、预报. 2 版. 北京: 北京航空航天大学出版社.

周祥, 詹宁波, 高磊, 田林怀, 杨震, 张妍妍, 杨树欣. 2014. 一种自适应最小均方算法提取胎儿心电信号的方法研究. 医疗卫生装备, 35(10): 47-49.

Diniz P S R. 2004. 自适应滤波算法与实现. 2 版. 刘郁林, 景晓军, 谭刚兵, 等译. 北京: 电子工业出版社.

第 5 章　时频分析与小波变换

5.1　概　　述

随机信号在理论上可以分为平稳和非平稳两大类。长期以来，由于理论研究和分析工具的局限，人们将许多非平稳信号都简化为平稳信号来处理，平稳信号分析与处理的理论和技术，得到了充分的发展和广泛的应用。但是严格来说，许多现实中的实信号都是非平稳信号。在 20 世纪末，随着科学技术的发展和进步，特别是计算机技术的发展和进步，有必要且有可能将信号处理研究的重点转向非平稳信号。因此，近年来，非平稳信号处理的一个重要分支——时频分析已经得到了很大的发展。

5.1.1　时频分析的基本概念

1. 从傅里叶变换到时频分析

对于一个能量有限的信号 $x(t)$，其傅里叶变换 $\hat{x}(\omega)$ 可以定义为

$$\hat{x}(\omega)=\int_{-\infty}^{\infty}x(t)\,\mathrm{e}^{-j\omega t}\mathrm{d}t \tag{5.1.1}$$

其反变换式为

$$x(t)=\frac{1}{2\pi}\int_{-\infty}^{\infty}\hat{x}(\omega)\mathrm{e}^{j\omega t}\mathrm{d}\omega \tag{5.1.2}$$

以来，上述变换作为信号表示的一种重要工具，在信号的分析与处理中起到了重要的作用。但上述两式都是一种全局性的变换式，即每一时刻的 t 的信号 $x(t)$，由 (5.1.2) 式可知，都是全部频率分量共同贡献的结果；同样，由 (5.1.1) 式可知每一个频率分量的信号 $\hat{x}(\omega)$ 也是全部时间范围内 $x(t)$ 共同贡献的结果。

全局性的变换在实际应用中会碰到一些问题。首先，对于实际信号 $x(t)$，我们能得到的仅仅是一个有限时间段内的信号，如在 $[-T,T]$ 内的信号，因此在求信号频谱时，只能做如下近似，即

$$\hat{x}(\omega)=\int_{-\infty}^{\infty}x(t)\mathrm{e}^{-j\omega t}\mathrm{d}t=\int_{-T}^{T}x(t)\mathrm{e}^{-j\omega t}\mathrm{d}t=\hat{x}_1(\omega)$$

也就是说，在实际计算中，我们只能得到 $x(t)$ 加时窗后的近似频谱 $\hat{x}_1(\omega)$，而

严格准确的频谱是无法知道的。其次，对于非平稳信号(含时变的确定性信号)，我们经常感兴趣的是在不同时间段内信号频谱的变化情况。例如，当需要通过舰船螺旋桨噪声监测船速时，我们需要计算真实螺旋桨噪声信号频谱随时间变化的情况。显然，按照(5.1.1)式计算频谱将无法满足这一要求。

为克服传统傅里叶变换的这种全局性变换的局限性，对于非平稳信号的分析和处理，必须使用局部变换的方法，用时间和频率的联合函数来表示信号，这就是时频分析法。

时频分析法按所设计的时频联合函数不同可以分为各种类型。

(1)线性时频表示

这类时频分析方法由傅里叶变换演化而来，它们与傅里叶变换一样，其变换满足线性。若 $x(t)=ax_1(t)+bx_2(t)$，a、b 为常数，而 $P(t,\omega)$、$P_1(t,\omega)$、$P_2(t,\omega)$ 分别为 $x(t)$、$x_1(t)$、$x_2(t)$ 的线性时频表示，则有

$$P(t,\omega)=aP_1(t,\omega)+bP_2(t,\omega) \tag{5.1.3}$$

线性时频表示主要有短时傅里叶变换(STFT)、戈博(Gabor)展开即小波变换等。STFT 实际上是加窗的傅里叶变换，随着窗函数在时间轴上的滑动而形成信号的一种时频表示；Gabor 展开是最早提出的一种时频表示，它可以看作 STFT 在时间域和频率域进行取样的结果。上述两种时频表示中，窗函数的宽度是固定的，而小波变换是一种窗函数的宽度可以随频率而变化的时频表示。

(2)双线性时频表示

这类时频表示由能量谱或功率谱演化而来，其变换是二次的，所以也称为二次型时频表示。二次型时频表示不满足线性，若 $x(t)=ax_1(t)+bx_2(t)$，$P(t,\omega)$、$P_1(t,\omega)$、$P_2(t,\omega)$ 分别为 $x(t)$、$x_1(t)$、$x_2(t)$ 的二次型时频表示，则有

$$P(t,\omega)=|a|^2 P_1(t,\omega)+|b|^2 P_2(t,\omega)+2\operatorname{Re}\left[abP_{12}(t,\omega)\right] \tag{5.1.4}$$

式中最后一项称为干扰项，也称互项，$P_{12}(t,\omega)$ 称为 $x_1(t)$、$x_2(t)$ 的互时频表示。

2. 信号分辨率

(1)时间分辨率

对于信号 $x(t)$，其信号能量按时间的密度(分布)函数可记为 $|x(t)|^2$，在 Δt 内的部分能量可记为 $|x(t)|^2\Delta t$，而其信号总能量可以表示为

$$E=\int_{-\infty}^{\infty}|x(t)|^2\mathrm{d}t \tag{5.1.5}$$

为简单计，一下均将能量归一化，即令 $E=1$。

由上述表述可以看出，由信号的时间函数表示 $x(t)$，可以确切知道每个时间点(如 $t=t_0$ 点)的能量密度，因此可以说信号的时间函数表示具有无限的时间分辨率。由于信号频谱 $x_a(\omega)$ 仅为频率的函数，不能直接得到任何信号能量随时间分

布的性状，因此说，信号的频谱函数表示的时间分辨率为零。

为了进一步描述信号能量随时间分布的性状，可按$|x(t)|^2$来定义信号能量分布的时间中心$\langle t\rangle = t_0$和持续时间$T = \Delta_x = \Delta t$，Δ_x也称信号的时窗半径，而t_0则称为时窗中心，它们分别满足

$$t_0 = \int_{-\infty}^{\infty} t|x(t)|^2\,\mathrm{d}t \tag{5.1.6}$$

$$\Delta_x^2 = \int_{-\infty}^{\infty}(t-t_0)^2|x(t)|^2\,\mathrm{d}t \tag{5.1.7}$$

(2) 频率分辨率

对于频谱函数为$x_a(\omega)$的信号，其信号能量按频率的密度(分布)函数可记为$|x_a(\omega)|^2$，此即能量密度函数。在$\Delta\omega$内的部分能量可记为$|x_a(\omega)|^2\Delta\omega$，而信号总能量可以表示为

$$E = \frac{1}{2\pi}\int_{-\infty}^{\infty}|x_a(\omega)|^2\mathrm{d}\omega \tag{5.1.8}$$

由$x_a(\omega)$可以确切知道每个频率点(如$\omega=\omega_0$)的能量密度。因此，可以说信号的频谱函数表示具有无限的频率分辨率。显然，信号的时间函数表示的频率分辨率为零。

为了进一步描述信号能量随频率分布的性状，可按$|x_a(\omega)|^2$来定义信号能量分布的频率中心$\langle\omega\rangle=\omega_0$和均方根宽带$B=\Delta_x=\Delta\omega$，$\Delta\omega$也称为信号的频窗半径，而$\omega_0$则称为频窗中心，它们分别满足

$$\omega_0 = \frac{1}{2\pi}\int_{-\infty}^{\infty}\omega|x_a(\omega)|^2\,\mathrm{d}\omega \tag{5.1.9}$$

$$\Delta_{x_a}^2 = \frac{1}{2\pi}\int_{-\infty}^{\infty}(\omega-\omega_0)^2|x_a(\omega)|^2\,\mathrm{d}\omega \tag{5.1.10}$$

(3) 不确定原理

理想的时频表示方法当然希望在时间和频率上都具有无限分辨率，即从信号的时频表示$P(t,\omega)$中能确切知道信号能量在(t,ω)点的分布，然而这是不可能的。下面介绍的 Heisenberg 不确定原理不允许有“某个特定时间和频率点上的能量”概念。

定理(不确定性原理)

若当$|t|\to\infty$时，$\sqrt{t}x(t)\to 0$，则

$$\Delta_x\Delta_{x_a} \geqslant \frac{1}{2} \tag{5.1.11}$$

可以证明，只有当$x(t)$是高斯函数，即

$$x(t) = A\mathrm{e}^{-at^2} \tag{5.1.12}$$

时，式(5.1.11)才取等号。

若要准确求得任何信号在 (t,ω) 处的能量密度，必须测量信号在 (t,ω) 点某一无限小的二维领域内的能量。这就要求所加的二维窗函数 $x(t)$ 的 Δ_x 和 Δ_{x_a} 同时无限小，而据上述定理，这是不可能的。因此，准确表示信号在 (t,ω) 点的能量密度的时频表示是不存在的。所有的时频表示，只能不同程度地近似表示信号在 (t,ω) 处的能量密度，即只同时具有有限的时间分辨率和频率分辨率。

3. 瞬时频率

(1) 瞬时频率的定义

考虑具有有限能量的复信号 $s(t)=A(t)e^{i\varphi(t)}$ [$A(t)$ 为实函数]。

$$\omega_i(t)=\frac{d\varphi(t)}{dt} \tag{5.1.13}$$

(5.1.13) 式的物理意义是十分明显的，并且可以证明 $s(t)$ 的频窗中心 ω_0 满足

$$\omega_0=\int_{-\infty}^{\infty}\omega_i(t)\left|s(t)\right|^2 dt \tag{5.1.14}$$

即瞬时频率按能量时间密度加权的平均值为频窗中心，或称平均频率。

(2) 解析信号

实际信号一般为实信号，其相位函数恒等于零。若按 (5.1.13) 式定义其瞬时频率显然不妥，为此，可以定义实信号 $x(t)$ 对应的复信号 $s(t)$ 为

$$s(t)=x(t)+i\tilde{x}(t) \tag{5.1.15}$$

并称复信号 $s(t)$ 是与 $x(t)$ 对应的解析信号，式中 $\tilde{x}(t)$ 为 $x(t)$ 的 Hilbert 变换，即

$$\tilde{x}(t)=\frac{1}{\pi}\int_{-\infty}^{\infty}\frac{x(\tau)}{t-\tau}d\tau \tag{5.1.16}$$

$x(t)$ 与 $s(t)$ 的频域关系为

$$\hat{s}(\omega)=\begin{cases}2x_a(\omega) & \omega>0\\ x_a(\omega) & \omega=0\\ 0 & \omega<0\end{cases} \tag{5.1.17}$$

因为 $x(t)$ 的信号能量为

$$\begin{aligned}E_x&=\frac{1}{2\pi}\int_{-\infty}^{\infty}\left|x_a(\omega)\right|^2 d\omega=\frac{2}{2\pi}\int_{0}^{\infty}\left|x_a(\omega)\right|^2 d\omega\\&=\frac{1}{2}\left(\frac{1}{2\pi}\int_{-\infty}^{\infty}\left|s_a(\omega)\right|^2 d\omega\right)\\&=\frac{1}{2}E\end{aligned}$$

所以，解析信号能量为原信号能量的 2 倍。

使用解析信号后，解析信号 $s(t)$的瞬时频率和平均频率为原实信号的瞬时频率和平均频率。在进行时频分析时，往往不使用实信号，而使用对应的解析信号。

(3) 单分量信号

从物理学的角度，信号可分为单分量信号和多分量信号两大类。单分量信号就是在任意时刻只有一个频率或一个频域窄带的信号。显然，对于单分量信号，其瞬时频率就是该信号当时的频率。而对于多分量信号，由于存在两个以上的频率分量，其瞬时频率可能不等于其中任一分量的频率，且与各分量幅值有关，甚至出现负值。

为了分析信号的方便，时频分析的一项重要任务是采用二维窗函数的方法，将多分量信号分离为单分量信号。为此，理想窗函数 $g(t)$ 的频窗半径 $\varDelta_{g_a}$ 应与待分析信号的频谱相适应。而 $g(t)$ 的时窗半径 $\varDelta_g$ 应与待分析信号的“局部平稳性”相适应，使窗函数内的待分析信号是平稳的或基本平稳的。由于 $\varDelta_{g_a}$、$\varDelta_g$ 受不确定性原理的约束，因此，时频分析法对于局部平稳长度较大的非平稳信号的分析效果较好。

4. 非平稳随机信号

时频分析法主要研究频谱时变的确定性信号和非平稳随机信号(两者也可统称为非平稳信号)。非平稳随机信号是统计特征时变的随机信号。

(1) 统计特征

非平稳随机信号的概率密度 $p(x,t)$ 是时间的函数。在 $t=t_i$ 点，其概率密度仍满足

$$\int_{-\infty}^{\infty} p(x,t_i)\mathrm{d}x = 1 \tag{5.1.18}$$

以 $p(x,t)$ 为基础，可定义均值 $m_x(t)$、均方值 $D_x(t)$ 和方差 $\sigma_x^2(t)$：

$$m_x(t) = E\left[x(t)\right] = \int_{-\infty}^{\infty} xp(x,t)\mathrm{d}x \tag{5.1.19}$$

$$D_x(t) = E\left[x^2(t)\right] = \int_{-\infty}^{\infty} x^2 p(x,t)\mathrm{d}x \tag{5.1.20}$$

$$\sigma_x^2(t) = D_x(t) - m_x^2(t) \tag{5.1.21}$$

值得注意的是，由于非平稳特性，其统计特性只能在集平均上有意义，而无时间平均意义上的统计特征。

所以对于非平稳随机信号 $x(t)$ 和 $y(t)$ 来说，我们可以定义自相关函数 $r_{xx}(t,\tau)=E\left[x(t)x^*(t+\tau)\right]$ 和互相关函数 $r_{xy}(t,\tau)=E\left[x(t)y^*(t+\tau)\right]$。但是这种定义不满足对称性，使得自相关函数的傅里叶变换不是实数，从而在物理意义上解释为功率谱发生困难，因此特给出具有偶特性的相关函数定义如下：

$$r_{xx}(t,\tau) = E\left[x\left(t+\frac{\tau}{2}\right)x^*\left(t-\frac{\tau}{2}\right)\right] \tag{5.1.22}$$

$$r_{xy}(t,\tau)=E\left[x\left(t+\frac{\tau}{2}\right)y^*\left(t-\frac{\tau}{2}\right)\right] \tag{5.1.23}$$

据此定义，显然有

$$r_{xx}(t,\tau)=r_{xx}^*(t,-\tau) \tag{5.1.24}$$

成立。

(2)时变谱

由于非平稳随机信号中的频率成分是时变的，因而其谱也是时变的。现有多种方式来描述非平稳随机信号的时变谱。主要有以下 3 种方式。

时变功率谱　例如，自相关函数的一维傅里叶变换：

$$S_{xx}(t,\omega)=\int_{-\infty}^{\infty}r_{xx}(t,\tau)\mathrm{e}^{-j\omega\tau}\mathrm{d}\tau \tag{5.1.25}$$

式中，$r_{xx}(t,\tau)$采用(5.1.22)式定义。

时频分布　例如，魏格纳-威力(Wigner-Vill)谱：

$$W_x(t,\omega)=E\left\{\int_{-\infty}^{\infty}x\left(t+\frac{\tau}{2}\right)x^*\left(x-\frac{\tau}{2}\right)\mathrm{e}^{-j\omega\tau}\mathrm{d}\tau\right\} \tag{5.1.26}$$

大括号内即确定性时变连续信号 $x(t)$ 的魏格纳分布的定义，即

$$W_x(t,\omega)=\int_{-\infty}^{\infty}x\left(t+\frac{\tau}{2}\right)x^*\left(x-\frac{\tau}{2}\right)\mathrm{e}^{-j\omega\tau}\mathrm{d}\tau \tag{5.1.27}$$

对于非平稳随机信号，可交换数学期望与积分顺序，这样可得

$$S_{xx}(t,\omega)=W_x(t,\omega) \tag{5.1.28}$$

进化谱　例如，World-Cramer 进化谱

$$S_x(t,\omega)=|A(n,\omega)|^2 \tag{5.1.29}$$

式中，$A(n,\omega)$ 为非平稳离散随机信号 $x(n)$ 的信号模型参数 $a(n,m)$ 的傅里叶变换。即令 $x(n)$ 是由零均值、单位方差的白噪声 $e(n)$ 激励一个因果线性时变系统而产生的。若此时变系统的时变单位取样响应为 $a(n,m)$，则有

$$x(n)=\sum_{m=-\infty}^{n}a(n,m)e(m) \tag{5.1.30}$$

并且有

$$A(n,\omega)=\sum_{m=-\infty}^{n}a(n,m)\mathrm{e}^{-i\omega(n-m)} \tag{5.1.31}$$

$$E\left[|x(n)|^2\right]=\frac{1}{2\pi}\int_{-\pi}^{\pi}|A(n,\omega)|^2\mathrm{d}\omega \tag{5.1.32}$$

成立。

(3)可化为平稳随机信号处理的非平稳随机信号

关于平稳随机信号处理的理论和方法研究已比较成熟。因此，在许多实际应用中，若待处理的非平稳随机信号能近似化为平稳随机信号处理即可达到要求，

我们仍然沿用平稳随机信号处理的理论和方法。下面几类非平稳随机信号经常可化为平稳随机信号处理。

分段平稳随机信号　即在不同时间段可以看作具有不同统计特征的平稳随机信号的非平稳随机信号。将此类非平稳随机信号化为平稳随机信号处理的关键是如何正确分段，以保证在时间段内的信号是平稳的。最简单的分段方法是分成长度相等的数据段，但是该方法需要知道一定的先验知识。另外，还有一些最优化分段方法，可参考其他书目。

方差平稳随机信号　即仅均值是随时间而变化的确定性函数，而其方差是不随时间变化的。此类信号可描述为

$$x(t) = d(t) + s(t) \tag{5.1.33}$$

式中，$d(t)$ 为随时间变化的确定性函数，称为趋势项；而 $s(t)$ 为零均值的平稳随机信号。因此，只要从 $x(t)$ 中剔除趋势项，即可用平稳随机信号处理的方法来处理了。

循环平稳随机信号　即统计特性呈现周期性或多周期(各周期不能通约)性平稳变化的非平稳随机信号。由于呈现周期性的统计特性不同，可分为一阶(均值)、二阶(相关函数)、高阶(高阶累量)循环平稳随机信号。最明显的一阶循环平稳随机信号为

$$x(t) = a\mathrm{e}^{i(\omega_0+\theta)} + n(t) \tag{5.1.34}$$

式中，a 为常量，$n(t)$ 为零均值随机信号。显然 $x(t)$ 的均值为时间的周期函数，即

$$m_x(t) = E\left[x(t)\right] = a\mathrm{e}^{i(\omega_0+\theta)} \tag{5.1.35}$$

因此，$x(t)$ 为一阶循环平稳随机信号。

循环平稳随机信号广泛存在于雷达、通信、天文、医学等领域。因此，近些年来，关于循环平稳随机信号分析与处理的研究已经引起了广泛的关注。循环平稳随机信号的基本分析理论是循环统计量理论。

5.1.2　短时傅里叶变换

最简单、直观的一种时频表示就是短时傅里叶变换(STFT)。STFT 的基本思想就是用一个随时间平移的窗函数 $\gamma(\tau - t)$ 将原来的非平稳信号分为若干平稳或近似平稳段，然后逐段确定其频谱。

1.　短时傅里叶变换

(1)连续短时傅里叶变换的定义

定义　若窗函数 $\gamma(t) \in L^2(R)$，其频谱 $\gamma_a(\omega) \in L^2(R)$ 并满足 $t\gamma(t) \in L^2(R)$，

$\omega\gamma_a(\omega)\in L^2(R)$，则可以定义函数 $x(t)$ 的短时傅里叶变换 $\mathrm{STFT}(t,\omega)$ 为

$$\mathrm{STFT}_x(t,\omega)=\int_{-\infty}^{\infty}\left[x(\tau)\gamma^*(\tau-t)\right]\mathrm{e}^{-i\omega\tau}\mathrm{d}\tau \tag{5.1.36a}$$

或

$$\mathrm{STFT}_x(t,f)=\int_{-\infty}^{\infty}\left[x(\tau)\gamma^*(\tau-t)\right]\mathrm{e}^{-i2\pi f\tau}\mathrm{d}\tau \tag{5.1.36b}$$

显然 $\mathrm{STFT}_x(t,\omega)$ 是 $x(t)$ 的局部段 $x(\tau)\gamma^*(\tau-t)$ 的局部频谱。

对于给定的窗函数 $\gamma^*(t)$ 和 $\mathrm{STFT}_x(t,f)$，若存在另一窗函数 $g(t)$，满足条件

$$\int_{-\infty}^{\infty}g(t)\gamma^*(t)\mathrm{d}t=1 \tag{5.1.37}$$

则有逆 STFT 公式

$$x(u)=\int_{-\infty}^{\infty}\int_{-\infty}^{\infty}\mathrm{STFT}_x(t,f)g(u-t)\mathrm{e}^{i2\pi fu}\mathrm{d}t\mathrm{d}f \tag{5.1.38}$$

成立。一般称 $\gamma(t)$ 为分析窗函数，而 $g(t)$ 为综合窗函数。对于给定的 $\gamma(t)$，满足(5.1.37)式的 $g(t)$ 显然不是唯一的。最简单的是，当 $\gamma(t)$ 满足“归一化能量窗函数”条件

$$\int_{-\infty}^{\infty}\left|\gamma(t)\right|^2\mathrm{d}t=1 \tag{5.1.39}$$

时，有 $g(t)=\gamma(t)$。这时(5.1.38)式变为

$$x(u)=\int_{-\infty}^{\infty}\int_{-\infty}^{\infty}\mathrm{STFT}_x(t,f)\gamma(u-t)\mathrm{e}^{i2\pi fu}\mathrm{d}t\mathrm{d}f \tag{5.1.40}$$

另外，当 $\gamma(t)$ 满足

$$\int_{-\infty}^{\infty}\gamma^*(t)\mathrm{d}t=1 \tag{5.1.41}$$

时，有 $g(t)=1$。

(2) 短时傅里叶变换的性质

a. 线性　若 $x(t)=ax_1(t)+bx_2(t)$，a、b 为常数，则

$$\mathrm{STFT}_x(t,f)=a\mathrm{STFT}_{x_1}(t,f)+b\mathrm{STFT}_{x_2}(t,f) \tag{5.1.42}$$

b. 时移特性　若 $z(t)=x(t-t_0)$，则

$$\mathrm{STFT}_z(t,f)=\mathrm{STFT}_x(t-t_0,f)\mathrm{e}^{-i2\pi ft_0} \tag{5.1.43}$$

c. 频移特性　若 $z(t)=x(t)\mathrm{e}^{i2\pi f_0t}$，则

$$\mathrm{STFT}_z(t,f)=\mathrm{STFT}_x(t,f-f_0) \tag{5.1.44}$$

d. 滤波器实现

$$\mathrm{STFT}_x(t,f)=\left[x(t)*\gamma^*(-t)\mathrm{e}^{i2\pi ft}\right]\mathrm{e}^{-i2\pi ft} \tag{5.1.45}$$

因此，STFT 可以看作 $x(t)$ 通过一个带通滤波器 $\gamma^*(-t)\mathrm{e}^{i2\pi ft}$ 后的输出再加权的结果。另外，STFT 还可以表示为

$$\mathrm{STFT}_x(t,f)=x(t)\mathrm{e}^{-i2\pi ft}*\gamma^*(-t) \tag{5.1.46}$$

因此，STFT 也可以看作 $x(t)e^{-i2\pi ft}$ 通过低通滤波器 $\gamma^*(-t)$ 后的输出。

e. 频谱表示　短时傅里叶变换还可用信号频谱及窗函数频谱表示为

$$\mathrm{STFT}_x(t,f)=e^{-i2\pi ft}\int_{-\infty}^{\infty}x_a(f')\gamma_a^*(f'-f)e^{i2\pi f't}\mathrm{d}f' \tag{5.1.47}$$

由于 $\gamma_a^*(f)$ 为 $\gamma^*(-t)$ 的傅里叶变换，所以(5.1.47)式可由(5.1.46)式按卷积定理直接得到。

f. 分辨率　由定义式(5.1.36)式可知，STFT 可以认为是 $x(\tau)$ 在 t “附近”一段函数的频谱，“附近”的程度决定于窗函数 $\gamma(t)$ 的时窗半径 Δ_γ。因此，Δ_γ 越小，则 STFT 越能准确描述 $x(t)$ 在 t 时刻的频谱特性，即 STFT 的时间分辨率越高。在极端情况下，若 $\gamma(t)=\delta(t)$，$\Delta_\gamma=0$，则 $\mathrm{STFT}_x(t,\omega)=x(t)e^{-i\omega t}$ 为时间函数，具有无限时间分辨率；若 $\gamma(t)=1$，其 Δ_γ 为无限大，则 $\mathrm{STFT}_x(t,\omega)=x_a(\omega)$ 为 $x(t)$ 的傅里叶变换，其时间分辨率为零。

与上述结论对应，由(5.1.47)式可知，STFT 可以认为是 $x_a(f')$ 在 f “附近”的一段频谱所对应的时间函数，“附近”的程度取决于窗函数的半径 Δ_{γ_a}。因此，Δ_{γ_a} 越小，STFT 的频率分辨率越高。

按照不确定性原理，Δ_{γ_a} 和 Δ_γ 不可能同时很小。因此，STFT 的时间分辨率和频率分辨率不可能同时很高。在实际应用中，只能通过选择适当窗函数，对 STFT 的时间分辨率、频率分辨率进行折中选择。

(3) 离散短时傅里叶变换

离散时间信号 $x(n)$ 的短时傅里叶变换，称为离散 STFT，可定义为

$$\mathrm{STFT}_x(n,\omega)=\sum_{m=-\infty}^{\infty}x(m)\gamma(n-m)e^{-i\omega m} \tag{5.1.48}$$

式中，$\gamma(n)$ 为实窗函数。所以离散 STFT 可以看作加窗序列 $x(m)\gamma(n-m)$ 的傅里叶变换，由此可得

$$x(m)\gamma(n-m)=\frac{1}{2\pi}\int_{-\pi}^{\pi}\mathrm{STFT}_x(n,\omega)e^{-i\omega m}\mathrm{d}\omega \tag{5.1.49}$$

如果 $\gamma(0)\neq 0$，则当 $n=m$ 时，有

$$x(n)=\frac{1}{2\pi\gamma(0)}\frac{1}{2\pi}\int_{-\pi}^{\pi}\mathrm{STFT}_x(n,\omega)e^{-i\omega m}\mathrm{d}\omega \tag{5.1.50}$$

即已知 $\mathrm{STFT}_x(n,\omega)$ 在一个周期内的值时，只要 $\gamma(0)\neq 0$，就可以由 $\mathrm{STFT}_x(n,\omega)$ 精确重构 $x(n)$。

2. Gabor 变换及其数值计算

如果在窗口傅里叶变换中用 Gaussian 函数作为窗函数，则这种特定的窗口傅里叶变换称为 Gabor 变换。由于 Gaussian 窗的时宽与频宽的乘积达到测不准关系

的下限，从兼顾时间分辨率和频率分辨率的意义上说，Gabor 变换是最佳的窗口傅里叶变换，因而得到广泛应用。这里对它的计算方法进行简要的讨论。

(1)信号和窗函数的离散化

在数字信号处理中，信号常常是以离散化的序列$\{f_n\}$形式给出的。如果是模拟信号$f(t)$，则以间隔ΔT对它做等间隔采样。$f_n = f(n\Delta T), n \in z$。如果采用适当的时间单位，则可以认为$\Delta T = 1$。

为了完成对这样信号的加窗(乘以窗函数)，我们也要对窗函数$g_a(t)$以相同的采样间隔离散化。这就要求$g_a(t)$使用的时间单位与信号所使用的单位相一致，这一点可通过选定适当窗函数的时间窗半宽度来实现，即如果我们希望得到的时间窗半宽度为$\Delta t = K\Delta T$，即希望窗函数在半宽度内覆盖K个样点，那么，在$\Delta t = 1$的条件下

$$\alpha = (\Delta t)^2 = K^2(\Delta T)^2 = K^2 \tag{5.1.51}$$

于是离散化$g_a(t)$可表示为

$$g_k(n) = g_a(nT) = \frac{1}{2\sqrt{\pi}}\mathrm{e}^{-\frac{n^2}{k^2}} \tag{5.1.52}$$

高斯函数虽然不是严格意义上的紧支撑函数，但是随着$|x|$的增大，函数幅值下降得很快。

(2)对平移量b进行离散化

我们已经选定了窗函数的离散时间分辨率为K，因而在$2K$时段之内的Gabor变换是不可分辨的。所以每隔$2K$个点进行一次计算就够了，即平移量b是$2K$的整数倍

$$b_l = 2Kl \qquad (l = 0,1,\cdots,\frac{N}{2K}-1) \tag{5.1.53}$$

式中，N表示信号序列$\{f_n\}$的长度。这样一来，将窗函数平移到b_l的加窗过程就可以表示为

$$y_n^{(l)} = f_{n+b_l}g_n \qquad (n = 0,1,\cdots,8K-1; l = 0,1,\cdots,\frac{N}{2K}-1) \tag{5.1.54}$$

对于每个确定的平移l，得到一个长度为$8K$的序列。

(3)对$y_n^{(l)}$做离散傅里叶变换(DFT)

$$Y_n^{(l)} = \mathrm{DFT}\{y_n^{(l)}\} \quad \left(n = 0,1,\cdots,8K-1; l = 0,1,\cdots,\frac{N}{2K}-1\right) \tag{5.1.55}$$

对于每一个确定的平移l，它也是长度为$8K$的数据，考虑到 DFT 的周期性和对称性，有意义的数据是下标为$n = 0,1,\cdots,4K-1$的$4K$数据$Y_n^{(l)}$，对应于数字频率$(0,2\pi)$的范围。因此，两点之间的分辨率间隔为$\frac{\pi}{4K}$。

这样一来，我们有 $\dfrac{N}{2K}$ 个数组 $Y_n^{(l)}$，每个 $Y_n^{(l)}$ 有 $4K$ 个数据，所以共有 $4K\dfrac{N}{2K}=2N$ 个数据。也就是说，按上述方式做离散化处理的 Gabor 变换，所得的数据与原信号的数据比较，有一倍的冗余性，并且不可能由这 $2N$ 个数据完全重构原信号。

3. 窗口傅里叶变换的不足

这种以固定矩形窗口所作的信号分析虽然可为我们提供一定的时域频域的联合信息，但在有些情况下仍然与我们所希望获得时-频域信息不太一致。例如，我们对一个有快速跃变的信号，最感兴趣的问题是跃变发生的时刻。而对其频率成分只要有一个较粗略的了解就够了；而对信号中变化很慢的部分，我们所关心的则是其频率，例如，它是在一秒钟内变化一次还是在一分钟内变化一次。这就是说，既然测不准关系不允许同时具有很高的时间分辨率和频率分辨率，那么在分析这类既有突变又有缓变的信号的情况下，比较理想的信号分析方法是：对信号的高频成分使用时间分辨率高而频率分辨率低的窗口；反之，对信号的低频成分，则用频率分辨率高而时间分辨率低的窗口。正如我们以后将会看到的，小波变换(wavelet transform，WT)正好提供了这样一种形状可随频率自动调节的“观察”窗口。

4. 小波分析发展简史

虽然与小波分析的基本概念有着密切联系的数学工作可以追溯到 20 世纪初期，例如，1910 年 Haar 提出的正交规范基，其后 1938 年 Pale Littlewood 的二进频率划分的理论，1965 年 Calderon 的再生公式，以及 1981 年 Stromberg 对 Haar 系的改进等。但是小波分析成为数学与信息科学中的重要分支之一是从 20 世纪 80 年代的后期开始的。这段时期的重大进展有 1986 年 Meyer 首先构造了具有相当快衰减并且相当光滑的小波函数 $\psi(x)$，它的二进伸缩平移系

$$\left\{\psi_{jk}(x)=2^{j/2}\psi(2^j x-k)\quad j,k\in Z\right\}\tag{5.1.56}$$

构成 $L^2(R)$ 的正交规范基。这在数学界引起震动，因为在此之前人们只知道有 Haar 函数那样在时域上局域性非常好但光滑性非常差的正交基，或者像 $\sin x$、$\cos x$ 那样在时域上毫无局域性但非常光滑的正交基。从而误认为同时具有局域性和光滑性的 $L^2(R)$ 正交规范基是不存在的。

继 Meyer 之后，Battle 和 Lemarie 分别于 1987 年和 1988 年独立地给出了具有指数衰减的小波函数。与此同时 Mallat 将通信理论中的镜像滤波器组的概念、数字图像处理中塔式分解的概念，以及正交小波基的概念巧妙地结合起来形成了多

分辨率分析(multi resolution analysis，MRA)理论，并提出了小波分解和重构的快速算法——现被称为 Mallat 算法。此后小波分析进入了蓬勃发展的阶段，其中应特别提及的有 Daubechies 构造正交小波的方法；Cohen、Daubechies 和 Feauvan 的构造紧支撑线性相位的双正交小波的方法；Coifman 等的小波包(wave packet)理论等。至此可以说小波分析的基本理论体系已经日趋成熟。与此同时，小波分析在实际应用方面也得到了长足的发展。例如，图像压缩的 JPEG2000 标准中采用小波变换取代离散余弦变换，作为其核心算法，就是这一方面的标志性成果。

目前小波分析在信息技术和其他学科方面的应用仍是众多科技工作者关心的课题。而在理论方面，新观点、新方法也不断涌现，例如，Goodman、Lebrun 等提出的多小波(multi-wavelet)理论，Candes 和 Donoho 等提出的脊小波(ridgelet)和曲小波(curvelet)理论，等等。

5.2 连续小波变换

傅里叶变换是数字信号处理领域一种很重要的算法，传统的信号分析理论，基本都是建立在傅里叶变换的基础上的。任何连续测量的时序或信号，都可以表示为不同频率的正弦波信号的无限叠加。而根据该原理创立的傅里叶变换算法，利用直接测量得到原始信号，以累加的方式计算该信号中不同正弦波信号的频率、振幅和相位。但傅里叶变换是一种全局性的变换，有一定的局限性，如不具备局部化分析的能力、不能分析非平稳信号等。

为了改善这种局限性，人们提出了短时傅里叶变换(STFT)，STFT 采用滑动的窗函数来确定信号局部频率特征，通过在时刻 t 附近对信号进行加窗，然后计算其傅里叶变换。但 STFT 所采用的窗函数一经选定就固定不变，因此决定了其时频分辨率固定不变，不具备自适应能力。如果想要改变其分辨率，则需要重新选择窗函数。短时傅里叶变换用来分析分段平稳信号或者近似平稳信号，但是对于生物医学领域所出现的大量非平稳信号，当信号变化剧烈时，要求窗函数具有较高的时间分辨率；而波形变化比较平缓的时候，主要是低频信号，则需要窗函数有较高的频率分辨率，短时傅里叶变换无法兼顾频率和时间分辨率的要求。换句话说，短时傅里叶变换窗函数的时间与频率分辨率不能达到最优。

小波变换的提出，解决了短时傅里叶变换无法兼顾时间和频率分辨率的问题。与傅里叶变换相比，它是一个时间和频域的局部变换，因而能够有效地从信号中提取信息，通过伸缩和评议等运算功能，对信号进行多尺度细化分析，从而解决傅里叶变换不能解决的许多困难问题。

本节通过连续小波变换(continuous wavelet transform，CWT)的定义和性质，

来理解小波变换的含义。

1. 小波分析思想

为了解决时频分辨率无法兼顾的问题，通过对非平稳信号进行分析可以发现，在大多数情况下，发生时间短暂的事件对应着信号的高频分量，而低频分量的发生时间往往较长。因此，可以利用一个已知的基本函数同被分析信号进行比较(通过积分实现)。而为了分析各个时刻的局部特征，需要对这个基本函数做尺度变换，这样就形成了一个函数族，用这个函数族依次与信号相比较，就可以分析信号在各个不同时刻、不同范围的局部特性。不同于短时傅里叶变换的固定窗大小，对于高频分量我们可以选择短窗，而对于低频分量则应该选择较长的窗。这就是小波分析的思想。

2. 小波变换的定义

定义　设 xt 是平方可积函数，φt 是被称为基本小波或母小波的函数，则

$$\mathrm{WT}_x(a,\quad \tau)=\frac{1}{\sqrt{a}}\int x(t)\varphi^*\left(\frac{t-\tau}{a}\right)\mathrm{d}t=\left\langle x(t),\varphi_{a,\tau}(t)\right\rangle \tag{5.2.1}$$

称为 $x(t)$ 的小波变换。式中，$a>0$ 是尺度因子；τ 是位移，$\tau\in\mathbf{R}$；

$$\varphi_{a,\tau}(t)=\frac{1}{\sqrt{a}}\varphi\left(\frac{t-\tau}{a}\right) \tag{5.2.2}$$

连续小波变换也可以写成卷积形式。令

$$\varphi_a'(t)=\varphi_a^*(-t)=\frac{1}{\sqrt{a}}\varphi^*\left(\frac{-t}{a}\right) \tag{5.2.3}$$

则(5.2.1)式可写为

$$\begin{aligned}\mathrm{WT}_x(a,\quad \tau)&=\frac{1}{\sqrt{a}}\int x(t)\varphi^*\left(\frac{t-\tau}{a}\right)\mathrm{d}t\\&=\int x(t)\varphi_a'(\tau-t)\mathrm{d}t\\&=x(t)*\varphi_a'(t)\end{aligned} \tag{5.2.4}$$

利用 $\psi\left(\frac{t}{a}\right)$ 的傅里叶变换 $|a|\hat{\psi}(a\omega)$，可以得到小波变换的另一个等价定义，由此可以更好地分析它的频域性质。

小波变换的等效频域为

$$\mathrm{WT}_x(a,\quad \tau)=\frac{\sqrt{a}}{2\pi}\int\hat{x}(\omega)\hat{\psi}^*(a\omega)\mathrm{e}^{j\omega b}\mathrm{d}\omega \tag{5.2.5}$$

由(5.2.1)式定义的小波变换具有深刻的含义，下面对其时域性质进行说明。基本小波 $\varphi(t)$ 可以分为复函数和实函数，当为复函数时，一般取解析函数或近似

解析函数，如$\varphi(t)=\mathrm{e}^{\frac{-t^2}{T}}\mathrm{e}^{j\omega_0 t}$，称为Morlet小波，它是高斯包络下的复指数函数。复小波，即小波母函数是复数函数的小波，主要用于对信号频率的跟踪和估计，而实小波则常用于检测信号的瞬变特性或者对信号的变换域进行处理，如图像的边缘检测、信号去噪和图像编码等。

尺度因子a定义为基本小波的伸缩，a越大，$\varphi\left(\frac{t}{a}\right)$越宽，$a$越小，$\varphi\left(\frac{t}{a}\right)$越窄。改变$a$，就改变小波变换的分析区间，从时域的角度来看，改变a就是改变小波变换的时间分辨率。这是因为，小波变换函数$\varphi(t)$一般是一段持续时间较短的振荡波形。对于确定的$(a,\ \tau)$，由小波变换的内积定义可知，$\mathrm{WT}(a,\ \tau)$反映了信号$x(t)$在基函数

$$\varphi_{a,\tau}(t)\underline{\underline{\mathrm{def}}}\frac{1}{\sqrt{a}}\varphi\left(\frac{t-\tau}{a}\right) \tag{5.2.6}$$

上的投影。由于$\varphi_{a,\tau}(t)$在$t=\tau$附近具有有限持续性和振荡性，因此$\mathrm{WT}(a,\ \tau)$反映了两重特性：一方面，它仅反映了$t=\tau$附近$x(t)$的性质；另一方面，它也具有抽取$x(t)$在$t=\tau$附近的某一频率成分（正比于$\frac{1}{a}$）的能力。因此，小波变换是一个时频联合分析的工具。a称为尺度因子，它与时域分辨率成反比，a越大，$\varphi\left(\frac{t}{a}\right)$越宽，小波变换分辨率两个时域突变发生要求的时差就要增大，时域分辨率降低；a越小，$\varphi\left(\frac{t}{a}\right)$越窄，时域分辨率越高。

由于a是变量，因此在变换过程中，为使$\varphi(t)$的能量保持不变，需要在前面乘上因子$\frac{1}{\sqrt{a}}$。

上述分析是基于时域分析的小波变换特性，下面我们将针对(5.2.6)式得到的频率表达式，作进一步的说明。如果$\varphi(t)$是幅频特性集中的带通函数，则小波变换便具有表征待分析信号$\hat{x}(\omega)$不同频域区间的性质。

设$\varphi(t)$是一个解析信号，$\hat{\varphi}(\omega)$是以ω_0为中心的窄带，其带宽为$\varDelta$，它可以表示为

$$\hat{\varphi}(\omega)=s(\omega-\omega_0)$$

则

$$\hat{\varphi}(a\omega)=s\left[a\left(\omega-\frac{\omega_0}{a}\right)\right]$$

的中心在$\frac{\omega_0}{a}$处，带宽为$\frac{\varDelta}{a}$。当a增加时，$\hat{\varphi}(a\omega)$的中心频率低移，频带变窄，小

波变换抽取的是 $x(t)$ 在低频窄带的成分；当 a 变小时，$\hat{\varphi}(a\omega)$ 的中心频率高移，频带变宽，小波变换抽取的是 $x(t)$ 在高频宽带的成分。这相当于小波变换在低频有较高的频率分辨率，而在高频则有较低的频率分辨率。

3. 小波变换的性质

连续小波变换具有以下重要性质。

(1) 线性

小波变换是线性变换，满足

$$x(t)\overset{\text{CWT}}{\leftrightarrow}\text{WT}_x(a,\quad\tau)y(t)\overset{\text{CWT}}{\leftrightarrow}\text{WT}_y(a,\quad\tau)$$

$$k_1x(t)+k_2y(t)\overset{\text{CWT}}{\leftrightarrow}k_1\text{WT}_x(a,\quad\tau)+k_2\text{WT}_y(a,\quad\tau) \tag{5.2.7}$$

(2) 时移特性

小波变换是一种时频变换，当信号的时间轴移动时，反映在小波系数上，其位移参数有相同的移动，即

$$x(t)\overset{\text{CWT}}{\leftrightarrow}\text{WT}_x(a,\quad\tau)$$

$$x(t-t_0)\overset{\text{CWT}}{\leftrightarrow}\text{WT}_x(a,\quad\tau-t_0) \tag{5.2.8}$$

(3) 尺度变换

当信号 $x(t)$ 做某一倍数的伸缩时，其小波变换将在 a 和 τ 两个轴上做同一比例伸缩，但不会发生失真变形，即

$$x(t)\overset{\text{CWT}}{\leftrightarrow}\text{WT}_x(a,\quad\tau)$$

$$x\left(\frac{t}{\lambda}\right)\overset{\text{CWT}}{\leftrightarrow}\sqrt{\lambda}\text{WT}_x\frac{a}{\lambda},\frac{\tau}{\lambda},\lambda>0 \tag{5.2.9}$$

(4) 内积定理

设

$$x_1(t)\overset{\text{CWT}}{\leftrightarrow}\text{WT}_{x_1}(a,\quad\tau)=x_1(t),\varphi_{a,\tau}(t)$$

$$x_2(t)\overset{\text{CWT}}{\leftrightarrow}\text{WT}_{x_2}(a,\quad\tau)=x_2(t),\varphi_{a,\tau}(t)$$

则

$$\text{WT}_{x_1}(a,\quad\tau),\text{WT}_{x_2}(a,\quad\tau)=C_\varphi x_1(t),x_2(t) \tag{5.2.10}$$

式中

$$C_\varphi=\int_0^\infty\frac{|\varphi(\omega)|}{\omega}\text{d}\omega$$

两小波变换函数的内积表示为

$$
\begin{aligned}
&\mathrm{WT}_{x_1}(a,\ \tau),\mathrm{WT}_{x_2}(a,\ \tau) \\
&=\int_0^{+\infty}\int_{-\infty}^{+\infty} WT_{x_1}(a,\tau),WT^*_{x_2}(a,\tau)\ \frac{1}{a^2}\mathrm{d}a\mathrm{d}\tau \\
&=\int_0^{\infty}\frac{\mathrm{d}a}{a^2}\int\ x_1(t),\varphi_{a,\tau}(t)\varphi_{a,\tau}(t),x_2(t)\mathrm{d}\tau \\
&=C_\varphi x_1(t),x_2^*(t)
\end{aligned}
\tag{5.2.11}
$$

小波变换的内积定理是一个基本的关系式，由它可以推出小波反变换公式和小波变换的能量公式。

(5) 小波反变换

在小波内积定理中，取 $x_1(t)=x(t),\ \ x_2(t)=\delta(t-t')$，得

$$
x(t)=\frac{1}{C_\varphi}\int_0^{\infty}\frac{\mathrm{d}a}{a^2}\int_{-\infty}^{+\infty}\mathrm{WT}_x(a,\ \ \tau)\frac{1}{\sqrt{a}}\varphi\left(\frac{t-\tau}{a}\right)\mathrm{d}\tau \tag{5.2.12}
$$

这就是小波变换的反变换公式。

(6) 小波变换能量公式

在小波内积定理中，取 $x_1(t)=x(t),\ \ x_2(t)=x(t)$，得

$$
\int_0^{\infty}\frac{\mathrm{d}a}{a^2}\int_{-\infty}^{+\infty}|\ \mathrm{WT}_x(a,\tau)|^2\ \mathrm{d}\tau=C_\varphi\int_{-\infty}^{+\infty}|\ xt\ |^2\mathrm{d}t \tag{5.2.13}
$$

如果取比例系数 $C_\varphi=1$，则信号能量与小波变换在时频平面上的能量分布是相等的，因此称 $\frac{1}{a^2}\left|\mathrm{WT}_x(a,\ \ \tau)\right|^2$ 为时频平面上的能量分布。

(7) 正则性条件

为了在频域上有较好的局域性，要求 $|\ \mathrm{WT}_x(a,\ \ \tau)|$ 随 a 的减小而迅速减小。若对给定的 p，有 $\int t^k\varphi(t)\mathrm{d}t=0,\ \ k<p$ 成立，或相当于 $\hat{\varphi}(\omega)$ 在 $\omega=0$ 处有 p 阶零点，即

$$
\hat{\varphi}(\omega)=\omega^p\hat{\varphi}_0(\omega),\ \ \hat{\varphi}_0(\omega=0)\neq 0
$$

这样的小波母函数称为具有 p 阶消失矩，如果 xt 也具有 p 阶导数，那么采用具有 p 阶消失矩的母小波 $\varphi(t)$ 进行小波变换，其 CWT 满足

$$
\mathrm{WT}_x(a,\ \ \tau)=O\left(a^{p+\frac{1}{2}}\right) \tag{5.2.14}
$$

且对于

$$
f=\sum_{i=0}^{p-1}a_i(x-t_0)^i \tag{5.2.15}
$$

有 $\mathrm{WT}(a,\ \ t_0)=0$。

正则性条件说明，如果选择的母小波满足上述正则性条件，且在 xt 的多项式展开中 $t^k(k<p)$ 各项在小波变换中没有贡献，这突出了信号的高阶起伏和高阶导数中可能存在的奇点，即小波变换反映了信号中的高阶变化。

(8) 再生核方程

$x(t)$ 的小波变换满足如下的再生核方程

$$\mathrm{WT}_x(a_0,\ \tau_0)=\int_0^{\infty}\frac{\mathrm{d}a}{a^2}\int_{-\infty}^{+\infty}\mathrm{WT}_x(a,\ \tau)k_{\varphi}(a_0,\ \tau_0,\ a,\ \tau)\mathrm{d}\tau \tag{5.2.16}$$

式中，

$$\begin{aligned}k_{\varphi}(a_0,\ \tau_0,\ a,\ \tau)&=\frac{1}{C_{\varphi}}\int\varphi_{a,\ \tau}(t)\varphi^*_{a_0,\ \tau_0}(t)\mathrm{d}t\\&=\frac{1}{C_{\varphi}}\int\varphi_{a,\ \tau}(t)\varphi_{a_0,\ \tau_0}(t)\end{aligned} \tag{5.2.17}$$

为再生核。再生核方程说明两个问题。

1) CWT 是冗余的，$(a_0,\ b_0)$ 处 CWT 的取值可由其他 $(a,\ b)$ 处 CWT 的值通过再生核构造出。

2) 不是任意二维函数 $F(a,\ b)$ 都是一个函数 xt 的小波变换，小波变换必须满足再生核方程约束，也就是说，一维信号的小波变换，是二维函数空间的一个子集，这个子集里的每一个函数，必须满足再生核方程。

4. 几种常见的小波

(1) Morlet 小波

其小波母函数和相应的傅里叶变换为

$$\varphi(t)=\exp\left(-\frac{t^2}{2}\right)\exp(j\omega_0 t) \tag{5.2.18}$$

$$\hat{\varphi}(\omega)=\sqrt{2\pi}\exp\left[-\frac{(\omega-\omega_0)^2}{2}\right] \tag{5.2.19}$$

Morlet 小波不严格满足允许性条件，只是近似满足。

一个能量归一化的小波，也称为 Gabor 小波，它的小波母函数和相应的傅里叶变换为

$$\varphi(t)=g(t)\exp(j\omega_0 t) \tag{5.2.20}$$

$$g(t)=\frac{1}{(\sigma^2\pi)^{1/4}}\exp\left(-\frac{t^2}{2\sigma^2}\right) \tag{5.2.21}$$

$$\hat{\varphi}(\omega)=\left(4\pi\sigma^2\right)^{1/4}\exp\left[\frac{-\sigma^2\left(\omega-\omega_0\right)^2}{2}\right] \tag{5.2.22}$$

(2) Marr 小波

由高斯函数的二阶导数构成母小波函数，即

$$\varphi(t)=(1-t^2)\exp\left(-\frac{t^2}{2}\right),\hat{\varphi}(\omega)=\sqrt{2\pi}\omega^2\exp\left(-\frac{\omega^2}{2}\right) \tag{5.2.23}$$

$\hat{\varphi}(\omega)$ 在原点有二阶零点，常用于图像的边缘检测。

(3) Harr 小波

$$\varphi(t)=\begin{cases}1, 0\leqslant t<\dfrac{1}{2}\\ -1, \dfrac{1}{2}\leqslant t<1\end{cases} \tag{5.2.24}$$

它的不同尺度和位移函数满足正交条件，即

$$\begin{aligned}&\varphi(t),\quad \varphi(2^j t)=0\\&\varphi(t),\quad \varphi(t-k)=0\end{aligned} \tag{5.2.25}$$

母函数的傅里叶变换为

$$\hat{\varphi}(\omega)=j\frac{4}{\omega}\sin^2\left(\frac{4}{\omega}\right)\exp\left(-j\frac{2}{\omega}\right) \tag{5.2.26}$$

$\hat{\varphi}(\omega)$ 在原点仅有一阶零点。

(4) 样条小波族

一次 β 样条定义为

$$\beta_1(t)=\begin{cases}1, & 0\leqslant t<1\\ 0, & \text{其他}\end{cases}$$

由此可以定义多阶样条函数为

$$\beta_n(t)=\beta_1(t)*\beta_{n-1}(t) \tag{5.2.27}$$

5.3 离散小波变换

由小波变换的再生核函数性质，我们可以知道，连续小波存在大量的信息冗余，同时连续小波变换产生的数据量相当大，计算量惊人，因此我们希望通过计算离散的位移和尺度下的小波变换值，并通过离散位移和尺度的小波变换值对原信号进行重建。

在介绍离散小波变换之前，我们首先引入尺度和位移离散化的概念。

1. 尺度和位移离散化

尺度离散化： 取 a_0，尺度因子 a 只取 a_0 的整数幂，如 a 只取

$$\cdots,\ a_0^{-j},\cdots,a_0^{-2},a_0^{-1},a_0^0=1,a_0^1,a_0^2,\cdots,a_0^j,\cdots$$

位移离散化： 当尺度取 $a=a_0^0=1$ 时，位移为 $k\tau_0$；当 $a=a_0^j$ 时，相应 $\tau=ka_0^j\tau_0$。

2. 离散小波变换

在上述离散尺度和离散位移处取值的小波变换，通过伸缩平移构成了一族离散参数小波函数集，即

$$\left\{a_0^{-\frac{j}{2}}\varphi(a_0^j(t-ka_0^j\tau_0)),\ \ k\in\mathbf{Z},\ \ j\in\mathbf{Z}\right\}$$
$$=\left\{a_0^{-\frac{j}{2}}\varphi(a_0^jt-k\tau_0),\ \ k\in\mathbf{Z},\ \ j\in\mathbf{Z}\right\} \tag{5.3.1}$$

根据 CWT 公式计算在离散尺度和位移处的小波变换系数：

$$\mathrm{WT}_x(a_0^j,\ \ k\tau_0)=\int x(t)\varphi^*_{a_0^j,\ k\tau_0}(t)\mathrm{d}t \tag{5.3.2}$$

这些变换系数的集合 $\left\{\mathrm{WT}_x(a_0^j,\ \ k\tau_0)\right\}_{j,k\in\mathbf{Z}}$，构成了尺度和位移离散化的小波变换。

如果取 $a_0^j=2^j$，$\tau_0=1$，则可以得到

$$\varphi_{j,\ k}t\underline{\underline{\mathrm{def}}}2^{-\frac{j}{2}}\varphi(2^{-j}t-k) \tag{5.3.3}$$

称为“二进小波”或二尺度采样，而

$$\mathrm{WT}_x(j,\ \ k)=x(t),\varphi_{j,\ k}(t) \tag{5.3.4}$$

则称为二进小波变换，也称离散化二进小波变换。

对于尺度和位移离散化的小波变换，能否由 $\left\{\mathrm{WT}_x(a_0^j,\ \ k\tau_0)\right\}_{j,\ k\in\mathbf{Z}}$ 稳定重构 $x(t)$。由框架概念可知，如果函数族 $\left\{\varphi_{a_0^j,\ k\tau_0}(t)\right\}_{j,\ k\in\mathbf{Z}}$ 构成一个框架，通过对偶框架，由 $\left\{\mathrm{WT}_x(a_0^j,\ \ k\tau_0)\right\}_{j,\ k\in\mathbf{Z}}$ 可以稳定重构 $x(t)$。下面我们以二进小波为例进行讨论。

Daubechies 给出的一些结果，用来确定框架和对偶框架及信号重构之间的关系。设 $\left\{\varphi_j\right\}$ 是一个框架，则下面结论成立。

1) 存在对偶函数集 $\tilde{\varphi}_j$，且 $\tilde{\varphi}_j$ 也构成一个框架，其上、下界恰好与 $\tilde{\varphi}_j$ 的上、下界呈倒数关系，即

$$B^{-1}\|X\|^2 \leqslant \sum_{j\in Z}\left|x,\quad \tilde{\varphi}_j\right|^2 \leqslant A^{-1}\|X\|^2 \tag{5.3.5}$$

2) 在 A 与 B 比较接近时，作为一阶近似，对偶框架近似为

$$\tilde{\varphi}_j = \frac{2}{A+B_j}\varphi_j$$

因此

$$xt = \frac{2}{A+B}\sum_{j\in Z}x,\quad \varphi_j\varphi_j + RX \tag{5.3.6}$$

$\|R\| \leqslant \dfrac{B-A}{B+A}$，$RX$ 为对 xt 作一阶逼近的残差。

将一般框架的概念推广到小波变换的离散化，得到下面小波框架的概念和结论。

1) 小波框架的定义　当由基本小波 φt 经伸缩和位移引出的函数族

$$\left\{\varphi_{j,k}t = 2^{-\frac{j}{2}}\varphi(2^{-j}t-k), j\in \mathbf{Z}^+, k\in \mathbf{Z}\right\} \tag{5.3.7}$$

具有

$$A\|X\|^2 \leqslant \sum_j\sum_k\left|x,\varphi_{j,k}\right|^2 \leqslant B\|X\|^2 \tag{5.3.8}$$

的性质时，便称它构成一个框架。

2) 在满足一定条件下，$\varphi_{j,\ k}$ 存在对偶函数系 $\tilde{\varphi}_{j,\ k}(t)$ 也构成一个框架，其框架的上、下界是 $\varphi_{j,\ k}(t)$ 框架上、下界的倒数，即

$$\frac{1}{B}\|X\|^2 \leqslant \sum_j\sum_k\left|x,\tilde{\varphi}_{j,k}\right|^2 \leqslant \frac{1}{A}\|X\|^2 \tag{5.3.9}$$

3) 信号重建　对一般情况，由离散采样点的小波系数和对偶框架可以重构信号，即

$$x(t) = \sum_j\sum_k x,\varphi_{j,k}\tilde{\varphi}_{j,k}(t) = \sum_j\sum_k x,\tilde{\varphi}_{j,k}\varphi_{j,k}(t)$$

$$x(t) = \sum_j\sum_k x,\varphi_{j,k}\tilde{\varphi}_{j,k}(t) = \sum_j\sum_k x,\tilde{\varphi}_{j,k}\varphi_{j,k}(t) \tag{5.3.10}$$

对于紧框架，其对偶框架为

$$\tilde{\varphi}_{j,k}(t) = \frac{1}{A}\varphi_{j,k}(t)$$

$$x(t) = \frac{1}{A}\sum_j\sum_k x,\varphi_{j,k}\varphi_{j,k}(t) \tag{5.3.11}$$

对非紧框架的一般情况，求取对偶框架是比较复杂的，但当 A 与 B 接近时，可取

$$\tilde{\varphi}_{j,k}(t) = \frac{2}{A+B}\varphi_{j,k}(t)$$

$$x(t) \approx \frac{2}{A+B}\sum_{j}\sum_{k} x, \varphi_{j,k}(t)\varphi_{j,k}(t) \tag{5.3.12}$$

4) 一般在紧框架下，存在

$$\mathrm{WT}_x(j_0,k_0) = \frac{1}{A}\sum_{j}\sum_{k} K_{\varphi}(j_0,k_0;j,k)\mathrm{WT}_x(j,k) \tag{5.3.13}$$

这里

$$K_{\varphi}(j_0,k_0;j,k) = \varphi_{j,k}(t), \varphi_{j_0,k_0}(t) \tag{5.3.14}$$

当 $\varphi_{j,k}(t)$ 与 $\varphi_{j_0,k_0}(t)$ 互相正交时，即

$$K_{\varphi}\left(j_0,k_0;j,k\right) = \delta\left(j-j_0\right)\delta\left(k-k_0\right) \tag{5.3.15}$$

离散尺度和位移下的小波变换没有冗余。

对于比正交更一般的情况下，当一个框架是线性无关的，则它是一个 Reisz 基，对一个 Reisz 基，它的对偶也是 Reisz 基，且两者是相互正交的，证明如下。

由信号重构公式

$$x(t) = \sum_{j}\sum_{k} x, \tilde{\varphi}_{j,k}\varphi_{j,k}(t)$$

取 $x(t) = \varphi_{l,m}(t)$，有

$$\varphi_{l,m}(t) = \sum_{j}\sum_{k} \varphi_{l,m}, \tilde{\varphi}_{j,k}\varphi_{j,k}(t)$$

由于 Reisz 基各分量的独立性，得到

$$\varphi_{l,m}, \tilde{\varphi}_{j,k} = \delta(l-j)\delta(m-k) \tag{5.3.16}$$

满足这个关系的两个 Reisz 基称为双正交的。

计算在离散尺度和位移下的小波变换及由这些离散点的小波变换系数对信号的重构，这就是离散小波变换(DWT)和反变换(IDWT)。在一般情况下，通过由母小波构成的框架和相应的对偶框架，可以计算小波变换和对信号重构，一般框架下的离散小波变换系数仍存在冗余，这些冗余在一些特殊的信号处理中可以得到应用，但是计算比较复杂。但对于图像压缩这类应用，希望用尽可能少的冗余，则需要采用正交或双正交小波进行数字图像的离散小波变换。

5.4　多分辨率分析(Mallat 算法)

5.4.1　多分辨率分析的概念

定义　多分辨率分析是由一个嵌套的闭子空间序列组成的，它们满足

$$V_{\infty}\cdots V_2 V_1 V_0 V_{-1} V_{-2}\cdots V_{-\infty}$$

并且满足：①上完整性$\bigcup_{m\in\mathbf{Z}}^{-} V_m = L_2(\mathbf{R})$；②下完整性$\bigcap_{m\in\mathbf{Z}} V_m = \{0\}$；③尺度不变性 $x(t)\in V_m x(2^m t)\in V_0$；④位移不变性 $x(t)\in V_0 x(t-n)\in V_0,\ n\in\mathbf{Z}$；⑤存在一个基$\varphi\epsilon V_0$，使得$\{\varphi(t-n)\}$是$V_0$的 Reisz 基。

通过以上台阶函数子空间的例子，容易验证多分辨率分析的定义。为讨论简单，可以将多分辨率分析的第⑤个条件简化为$\{\varphi(t-n),\ n\in\mathbf{Z}\}$，是$V_0$的正交基。

5.4.2 小波基的构造

由于$V_1 V_0$，设W_1是V_1在V_0中的正交补子空间，因此，$W_1\perp V_1,\ V_1\oplus W_1=V_0$；同理可以得到$V_1=V_2\oplus W_2$，且$W_2\perp W_1$，由此构成一组互相正交的子空间$W_2,W_1,W_0,W_{-1},\cdots$，且使得$\bigcup_{m\in\mathbf{Z}}^{-} W_m = L^2(\mathbf{R})$。

如果$\varphi(t)\in W_0$，且$\{\varphi(t-n),\ n\in\mathbf{Z}\}$构成$W_0$的正交基，则由尺度不变性，容易证明

$$\left\{\varphi_{j,k}(t)=2^{-j/2}\varphi(2^{-j}t-k),k\in\mathbf{Z}\right\}$$

构成W_j的正交基。那么，取所有不同j值下W_j的正交基的集合

$$\left\{\varphi_{j,k}(t)=2^{-j/2}\varphi(2^{-j}t-k),j,k\in\mathbf{Z}\right\}$$

构成$\bigcup_{m\in\mathbf{Z}}^{-} W_m = L^2(\mathbf{R})$的正交基。

由于$\{\varphi(t-n),\ n\in\mathbf{Z}\}$构成 V_0 的正交基，并且$V_1\subset V_0, W_1\subset W_0$，以及

$$\varphi\left(\frac{t}{2}\right)\in V_1\subset V_0$$

$$\psi\left(\frac{t}{2}\right)\in W_1\subset V_0$$

既然属于V_0的任何函数均由$\{\varphi(t-n),\ n\in\mathbf{Z}\}$展开，因此$\varphi\left(\frac{t}{2}\right)$和$\psi\left(\frac{t}{2}\right)$都可以由$\{\varphi(t-n),\ n\in\mathbf{Z}\}$展开，由此可以构成如下二尺度方程：

$$\varphi\left(\frac{t}{2}\right)\in\sqrt{2}\sum_k h_k\varphi(t-k) \tag{5.4.1}$$

$$\psi\left(\frac{t}{2}\right)\in\sqrt{2}\sum_k g_k\varphi(t-k) \tag{5.4.2}$$

对(5.4.1)式两边进行积分和将(5.4.2)式代入关系式$\int\psi(t)\mathrm{d}t=0$，可以证明以下

关系成立：

$$\sum_k h_k = \sqrt{2}$$

$$\sum_k g_k = 0$$

对(5.4.1)式两边取傅里叶变换得

$$\hat{\varphi}(\omega) = \frac{1}{\sqrt{2}}\hat{h}\left(\frac{\omega}{2}\right)\hat{\varphi}\left(\frac{\omega}{2}\right) \tag{5.4.3}$$

其中

$$\hat{h}(\mathrm{e}^{j\omega}) = \sum_k h_k \mathrm{e}^{-jk\omega} \underline{\underline{\mathrm{def}}} \hat{h}(\omega)$$

是序列 h_k 的离散时间傅里叶变换。对(5.4.3)式两边取傅里叶变换得

$$\hat{\psi}\omega = \frac{1}{\sqrt{2}}\hat{g}\left(\frac{\omega}{2}\right)\hat{\varphi}\left(\frac{\omega}{2}\right) \tag{5.4.4}$$

其中

$$\hat{g}(\mathrm{e}^{j\omega}) = \sum_k g_k \mathrm{e}^{-jk\omega} \underline{\underline{\mathrm{def}}} \hat{g}(\omega)$$

由引理知道如下关系式成立

$$\sum_k \left|\hat{\varphi}(\omega + 2\pi k)\right|^2 = 1$$

$$\sum_k \left|\hat{\psi}(\omega + 2\pi k)\right|^2 = 1$$

$$\sum_k \hat{\varphi}(\omega + 2\pi k)\hat{\psi}(\omega + 2\pi k) = 0$$

分别将(5.4.3)式、(5.4.4)式带入上述关系式，利用上述公式得到如下一组关系式：

$$\left|\hat{h}(\omega)\right|^2 + \left|\hat{h}(\omega + \pi)\right|^2 = 2 \tag{5.4.5}$$

$$\left|\hat{g}(\omega)\right|^2 + \left|\hat{g}(\omega + \pi)\right|^2 = 2 \tag{5.4.6}$$

$$\hat{h}(\omega)\hat{g}^*(\omega) + \hat{h}(\omega + \pi)\hat{g}^*(\omega + \pi) = 0 \tag{5.4.7}$$

这里仅说明性地验证第一个关系式，即(5.4.5)式。由

$$\begin{aligned} 1 &= \sum_{k=-\infty}^{+\infty} \left|\hat{\varphi}(2\omega + 2\pi k)\right|^2 \\ &= \frac{1}{2}\sum_{k=-\infty}^{+\infty} \left|\hat{h}(\omega + k\pi)\right|^2 \left|\hat{\varphi}(\omega + k\pi)\right|^2 \end{aligned}$$

将它分成奇偶项如下：

$$1 = \frac{1}{2}\sum_{k=-\infty}^{+\infty} \left|\hat{h}(\omega + 2k\pi)\right|^2 \left|\hat{\varphi}(\omega + 2k\pi)\right|^2 + \frac{1}{2}\sum_{k=-\infty}^{+\infty} \left|\hat{h}(\omega + (2k+1)\pi)\right|^2 \left|\hat{\varphi}(\omega + (2k+1)\pi)\right|^2$$

由 $\hat{h}(w)$ 以 2π 为周期的事实得到

$$1=\frac{1}{2}\left|\hat{h}(\omega)\right|^2\sum_{k=-\infty}^{+\infty}\left|\hat{\varphi}(\omega+2k\pi)\right|^2+\frac{1}{2}\left|\hat{h}(\omega+\pi)\right|^2\sum_{k=-\infty}^{+\infty}\left|\hat{\varphi}(\omega+\pi+2k\pi)\right|^2$$
$$=\frac{1}{2}\left(\left|\hat{h}(\omega)\right|^2+\left|\hat{h}(\omega+\pi)\right|^2\right)$$

我们可以把 h_k,g_k 看成是两个离散滤波器的冲激响应，$\hat{h}(\omega),\hat{g}(\omega)$ 是滤波器的频率响应，用 $\hat{h}(z),\hat{g}(z)$ 分别表示 h_k,g_k 的 z 变换，(5.4.5)式～(5.4.7)式也分别存在以下等价的 z 变换形式

$$\hat{h}(z)\hat{h}(z^{-1})+\hat{h}(-z)\hat{h}(-z^{-1})=2 \tag{5.4.8}$$

$$\hat{g}(z)\hat{g}(z^{-1})+\hat{g}(-z)\hat{g}(-z^{-1})=2 \tag{5.4.9}$$

$$\hat{h}(z)\hat{g}(z^{-1})+\hat{h}(-z)\hat{g}(-z^{-1})=0 \tag{5.4.10}$$

为满足(5.4.5)式～(5.4.7)式或(5.4.8)式～(5.4.10)式，两个滤波器的频率响应间建立了一定的关系，这种关系式的解不是唯一的，其中一个解为

$$\hat{g}(\omega)=\mathrm{e}^{-j\omega}\hat{h}^*(\omega+\pi) \tag{5.4.11}$$

即

$$g_k=(-1)^{1-k}h_{(1-k)}$$

h 和 g 等价于一个离散滤波器，它们被称为双通道滤波器组，满足以上关系的这些滤波器称为共轭镜像滤波器，相应的滤波器组称为共轭镜像滤波器组。

由以上讨论，可以得到小波母函数的关系式。首先令

$$\hat{h}'(\omega)=\frac{1}{\sqrt{2}}\hat{h}(\omega),\hat{g}'(\omega)=\frac{1}{\sqrt{2}}\hat{g}(\omega)$$

连续迭代使用(5.4.4)式和(5.4.5)式，得到

$$\hat{\varphi}(\omega)=\prod_{j=1}^{\infty}\hat{h}'(2^{-j}\omega) \tag{5.4.12}$$

和

$$\hat{\psi}(\omega)=\hat{g}\left(\frac{\omega}{2}\right)\prod_{j=2}^{\infty}\hat{h}'(2^{-j}\omega) \tag{5.4.13}$$

由上述讨论我们可以看到，通过多分辨率分析，将小波基的求解转化为对一个数字滤波器的设计问题。首先设计一个满足(5.4.5)式的低通滤波器 h_k，通过(5.4.9)式得到相应的高通滤波器 g_k，再通过(5.4.10)式和(5.4.11)式可以获得尺度函数和母小波函数的傅里叶变换，再由其反变换得到这些函数本身，母小波的按 2 的幂次伸缩平移函数集

$$\left\{\psi_{j,k}(t)=2^{-\frac{j}{2}}\psi(2^{-j}t-k),j,k\in\mathbf{Z}\right\}$$

构成 $L^2(\mathbf{R})$ 的正交基。

以上从原理上讨论了由多分辨率分析和共轭镜像滤波器构造小波基的方法，下面两个定理给出这一问题的总结。

定理　设 $\varphi \in L^2(\mathbf{R})$ 是一个可积的尺度函数 $h_k = \left\langle \frac{1}{\sqrt{2}} \varphi\left(t/2 \right), \varphi(t-k) \right\rangle$ 的离散傅里叶变换满足

$$\forall \omega \in \mathbf{R}, \left|\hat{h}(\omega)\right|^2 + \left|\hat{h}(\omega+\pi)\right|^2 = 2 \tag{5.4.14}$$

和

$$\hat{h}(0) = \sqrt{2} \tag{5.4.15}$$

反之，如果 $\hat{h}(\omega)$ 是以 2π 为周期的函数，在 $\omega = 0$ 附近连续可导，并且满足(5.4.14)式、(5.4.15)式和

$$\inf_{\omega \in \left[-\pi/2, \pi/2\right]} \left|\hat{h}(\omega)\right| > 0$$

那么

$$\hat{\varphi}(\omega) = \prod_{j=1}^{\infty} h(2^{-j}\omega) \Big/ \sqrt{2}$$

是尺度函数 $\varphi \in L^2(\mathbf{R})$ 的傅里叶变换。

定理　设 $\varphi \in L^2(\mathbf{R})$ 是一个尺度函数，h 是相应的共轭镜像滤波器，设函数 $\psi(t)$ 的傅里叶变换为

$$\hat{\psi}(\omega) = \frac{1}{\sqrt{2}} \hat{g}\left(\frac{\omega}{2}\right) \hat{\varphi}\left(\frac{\omega}{2}\right)$$

当且仅当

$$\left|\hat{g}(\omega)\right|^2 + \left|\hat{g}(\omega+\pi)\right|^2 = 2 \tag{5.4.16}$$

$$\hat{h}(\omega)\hat{g}^*(\omega) + \hat{h}(\omega+\pi)\hat{g}^*(\omega+\pi) = 0 \tag{5.4.17}$$

时，函数集 $\left\{\psi_{j,k} t = 2^{-\frac{j}{2}} \psi(2^{-j}t - k), k \in \mathbf{Z}\right\}$ 对任意尺度 2^j 构成 W_j 的正交基，对所有尺度，$\left\{\psi_{j,k} t\right\}_{j,\ k \in \mathbf{Z}^2}$ 构成 $L^2(\mathbf{R})$ 的正交基，而且

$$\hat{g}(\omega) = \mathrm{e}^{-j\omega} \hat{h}^*(\omega+\pi)$$

即

$$g_k = (-1)^{1-k} h_{(1-k)}$$

是(5.4.16)式和(5.4.17)式的一个解。

这里讲小波基的构造与滤波器的设计结合起来，并从理论上给出了由设计的滤波器构造尺度函数和小波函数［(5.4.12)式和(5.4.13)式］的方法。下面将介绍

离散小波变换系数的计算也与滤波和亚抽样结合在一起，构成快速离散小波变换算法，即 Mallat 算法。

5.4.3 Mallat 算法

我们现在计算每个小波变换系数的方法是通过 $\mathrm{WT}_{j,\ k}=x(t),\ \ \varphi_{j,\ k}(t)$ 这样一个积分实现的，这种方法计算量大，且不容易编程实现。这里提出了离散小波变换的快速计算问题。设函数空间从 V_0 出发，经过 J 级分解得到

$$V_0=W_1\oplus W_2\oplus W_3\oplus\cdots\oplus W_J\oplus V_J$$

设有函数 $x(t)$，它在 V_0 空间上投影，$X_0(t)=P_0x(t)$ 由一组系数 $a_n^{(0)}$ 构成，即

$$P_0x(t)=\sum_n a_n^{(0)}\varphi_{0n}(t)=\sum_n a_n^{(0)}\varphi(t-n)$$

这里，$a_n^{(0)}$ 作为初始系数，显然 $a_n^{(0)}=x(t),\ \ \varphi(t-n)$ 还不是我们要求的小波系数 $\mathrm{WT}_{j,\ k}$，而是一种尺度系数，称 $a_n^{(0)}$ 为初始尺度系数。由

$$V_0=V_1\oplus W_1$$

得

$$P_0\mathrm{xt}=P_1\mathrm{xt}+D_1\mathrm{xt}$$

其中，P_1 是 $x(t)$ 在 V_1 上的投影算子；D_1 是 $x(t)$ 在 W_1 上的投影算子。因此

$$P_0xt=\sum_n a_n^{(0)}\varphi_{0n}(t)=\sum_n d_n^{(1)}\psi_{1n}(t)$$

这里，$a_n^{(1)}=x(t),\ \ \varphi_{1n}(t)$ 是尺度 2^1 下的尺度系数；$d_n^{(1)}=x(t),\ \ \psi_{1n}(t)$ 是尺度 2^1 下的小波系数，即 $\mathrm{WT}_{1,\ n}$。这个过程可以继续下去，V_1 继续分解，可以将 V_0 空间分解为

$W_1,\ W_2,\cdots,\ W_J,V_J$，从而得到在这些子空间内的系数集为

$$\left\{d_k^{(i)},a_k^{(J)},i=1,2,\cdots,J,k\in\mathbf{Z}\right\}$$

由二进小波变换方程可以证明，分解方程为

$$a_k^{(1)}=\sum_n h_{(n-2k)}a_n^{(0)}$$

$$d_k^{(1)}=\sum_n g_{(n-2k)}a_n^{(0)}$$

合成方程为

$$a_n^{(0)}=\sum_k h_{(n-2k)}a_k^{(1)}+\sum_k g_{(n-2k)}d_k^{(1)}$$

这个分解与合成过程可以进行 J 阶，一般分解公式为

$$\begin{cases} a_k^{(i+1)} = \sum_n h_{(n-2k)} a_n^{(i)} \\ d_k^{(i+1)} = \sum_k g_{(n-2k)} a_n^{(i)} \end{cases} \tag{5.4.18}$$

一般合成公式为

$$a_n^{(i)} = \sum_k h_{(n-2k)} a_k^{(i+1)} + \sum_k g_{(n-2k)} d_k^{(i+1)} \tag{5.4.19}$$

注意到

$$d_k^{(i)} = x(t), \psi_{j,k}(t) = W(i,k)$$

是在 2^i 尺度下的小波变换系数 WT(i, n)，以及

$$a_k^{(J)} = x(t), \varphi_{j,k}$$

是函数 $x(t)$ 在这次分解过程中，分解到最大尺度函数空间 V_J 的投影系数。

由 $V_0 = W_1 \oplus W_2 \oplus W_3 \oplus \cdots \oplus W_J \oplus V_J$，将 $P_0 x(t)$ 分解为如下形式：

$$P_0 x(t) = \sum_{i=1}^{J} \sum_k d_k^{(i)} \psi_{j,k}(t) + \sum_k a_k^{(J)} \varphi_{J,k}(t) \tag{5.4.20}$$

可以看到，分解公式相当于输入序列通过滤波器的冲激进行相应卷积后再进行亚采样，且只保留偶数样点；合成公式相当于先对输入序列插值，再通过滤波器。分解和合成的示意图如图 5.1 所示。这组计算离散小波变换和反变换的分解与合成公式称为 Mallat 算法。

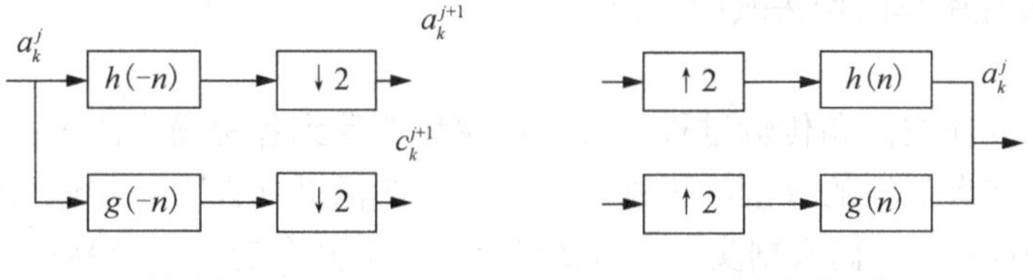

图 5.1　单层小波分解与合成

对于离散小波变换的计算，人们只需初始值 $a_k^{(0)}$ 及一组由二进小波变换规定的滤波器系数 h_n 和 g_n，并不需要 $\varphi(t)$ 和 $\psi(t)$ 的表达式，因此正交小波基往往是以 h_n 和 g_n 的形式给出的。由 h_n 和 g_n 用迭代的方法可以近似地画出 $\varphi(t)$ 和 $\psi(t)$。

在实际应用中，一般仅有信号 $x(t)$ 的离散采样值 $x(n)$ 存在，由 $x(n)$ 计算离散小波变换系数，一般取 $a_n^{(0)} = x(n)$ 作为计算 DWT 系数的初始尺度系数，反复运用(5.4.19)式，可以得到 J 级小波分解，以及系数集 $\{d_k^{(i)}, a_k^{(J)}, i = 1,2,\cdots,J, k \in \mathbf{Z}\}$。如果实际中，仅有 N 个数据 $\{x(n),\ n = 0,1\cdots,N-1\}$，也就是 $a_n^{(0)} (n = 0,1,\cdots,N-1)$ 仅有 N 个初始

系数，若忽略边界问题，则 $a_n^{(1)}$ 和 $d_n^{(1)}$ 仅各有 $N/2$ 个系数，这是由于 Mallat 算法是滤波加亚采样的结果。类似地，$a_n^{(2)}$ 和 $d_n^{(2)}$ 各有 $N/4$ 个系数，依次类推，$a_n^{(J)}$ 和 $d_n^{(J)}$ 各有 $N/2^J$ 个系数，最后保留下来的系数集 $\left\{d_k^{(i)}, a_k^{(J)}, i=1,2,\cdots,J, 0 \leqslant k < N/2^i\right\}$ 共有 N 个系数，与原始数据量相等，并可按照表 5.1 所示的格式存储在相应的数组中。

表 5.1

原始数据	$x(0),\ x(1),\cdots,x(N-1)$				
变换系数	$d_0^1,\cdots,d_{N/2-1}^1$	$d_0^2,\cdots,d_{N/4-1}^2$	…	$d_0^J,\cdots,d_{N/2^J-1}^J$	$a_0^J,\cdots,a_{N/2^J-1}^J$
系数数目	$N/2$	$N/4$	…	$N/2^{J-1}$	$N/2^J$

5.5 应 用 举 例

经过几十年的发展，小波变换的理论也日趋成熟和完善，而其应用也越来越广泛。小波变换在数字图像的数据处理和压缩、信号的检测和重构，以及通信电子、地质侦探、生物医学等领域都有广泛的应用。

5.5.1 小波在医学图像去噪中的应用

医学图像在成像和传输过程中会不可避免地受到各种噪声的干扰，为了便于医生的诊断或者后续的分割、识别等，需要对图像进行去噪。图像去噪一直是个比较古老的问题，人们根据实际图像的特性、频谱分布的规律及噪声的统计特征，提出了各种各样的去噪算法，其中，最直观的方法就是根据噪声的能量主要分布在高频，而图像的频谱则通常分布在一个有限的区间，用低通滤波的方法来进行去噪，如低通滤波器、wiener 线性滤波器等。

近年来，小波理论得到了飞速的发展，由于小波具有多分辨率分析及良好的时频局部化特性，它在图像处理领域得到了非常广泛的应用，特别是在去噪方面，小波变换取得了非常好的效果。具体来说，小波在去噪方面的成功应用主要是因为小波变换有如下特点。

1) 低熵性。小波系数分布较稀疏，使得变换后图像的熵降低。

2) 多分辨率性。采用了多分辨率分析的方法，可以很好地刻画图像的非平稳特性，如断点、尖峰、边缘等，因此可以在不同的分辨率下根据图像和噪声分布的特点进行去噪。

3) 去相关性。小波变换可以对图像进行去相关，且在小波变换后噪声有白化的趋势，所以在小波域去噪效果方面比时域更好。

4) 选基灵活性。小波变换可以灵活地选择不同的小波基，在不同的研究对象或不同应用场合时，可以选用不同的小波基，以达到最佳的去噪效果。

1. 图像去噪质量的评价指标

图像去噪质量的评价标准主要有主观评价和客观评价两种方法。

主观评价就是让观察者对同一幅图像依据视觉效果进行评价，具有一定的主观性。主观评价的结果受观察者的素质、环境、图像类型等因素的影响。

客观评价的指标一般有：均方根误差(RMSE)，峰值信噪比(PSNR)。设 $f(x,y)$ 为原始含噪图像，去噪后的图像为 $\hat{f}(x,y)$，图像大小为 $M\times N$，则原始图像与处理后图像之间的均方根误差(RMSE)为

$$\mathrm{RMSE}=\left[\frac{1}{M\times N}\sum_{x=1}^{M}\sum_{y=1}^{N}(\hat{f}(x,y)-f(x,y))^2\right]^{\frac{1}{2}} \tag{5.5.1}$$

峰值信噪比(PSNR)为

$$\mathrm{PSNR}=10\lg\left[\frac{255^2}{\frac{1}{M\times N}\sum_{x=1}^{M}\sum_{y=1}^{N}(\hat{f}(x,y)-f(x,y))^2}\right] \tag{5.5.2}$$

均方根误差越小，峰值信噪比越大，说明图像去噪效果越好。

2. 小波去噪的原理

假设 $f(t)$ 是一个被噪声污染的信号，可表示为 $f(t)=s(t)+n(t)$。其中，$s(t)$ 是有用的信号，$n(t)$ 是一个加性高斯白噪声，因为小波变换是线性变换，所以有两个信号之和的小波变换等于两个信号的小波变换之和。令 $n(t)$ 的小波变换为 $Wf(j,k)$，$\psi(t)$ 为实函数，则有

$$Wf(j,k)=\int_{-\infty}^{\infty}n(u)\psi_j(k-u)\mathrm{d}u \tag{5.5.3}$$

$$|Wf(j,k)|^2=\int_{-\infty}^{\infty}\int_{-\infty}^{\infty}n(u)n(v)\psi_j(k-u)\psi_j(k-v)\mathrm{d}u\mathrm{d}v \tag{5.5.4}$$

因为

$$E\{n(u)n(v)\}=\sigma^2\delta(u-v)$$

所以有

$$
\begin{aligned}
E\left\{|Wf(j,k)|^2\right\} &= \int_{-\infty}^{\infty}\int_{-\infty}^{\infty} E\left\{n(u)n(v)\right\}\psi_j(k-u)\psi_j(k-v)\mathrm{d}u\mathrm{d}v \\
&= \sigma^2\int_{-\infty}^{\infty}\int_{-\infty}^{\infty}\delta(u-v)\psi_j(k-u)\psi_j(k-v)\mathrm{d}u\mathrm{d}v \\
&= \sigma^2\int_{-\infty}^{\infty}|\psi_j(k-u)|^2\,\mathrm{d}u \\
&= \frac{\sigma^2\,\|\psi\|^2}{j}
\end{aligned}
\tag{5.5.5}
$$

上式表明，尺度 j 与含噪声信号的小波变换的平均功率成反比，且幅值随着尺度的增大而减小。小波去噪实质就是抑制信号 $f(t)$ 中的噪声 $n(t)$，恢复出有用信号 $s(t)$。我们可以证明有用信号的小波变换不满足(5.5.5)式，其幅度与方差不会随尺度的增大而减小，平均功率也与尺度无关。在图像去噪中，利用噪声和图像信号的小波变换的不同性质，就可以削弱或去除噪声，提高图像的信噪比。

从数学角度上来看，小波去噪实质上是在小波基平移和伸缩所形成的函数空间中，找出原始信号的最佳逼近，以便有效地区分有用信号与噪声。从信号学角度上来看，小波去噪就是一个信号的滤波问题，小波去噪在很大程度上可看成是低通滤波，但是在小波去噪后，还能够很好地保留图像细节和边缘特性，因此小波去噪又比传统的低通滤波器效果要好。总之，小波去噪的基本思想可总结为：利用小波变换把带噪信号分解到不同的尺度中去，在各尺度中把由噪声引起的小波系数去掉，保留信号引起的小波系数，最后把保留下来的小波系数进行逆变换就可恢复出原信号。

3. 小波去噪的方法

小波去噪的方法，可分为三大类。第一类为基于小波变换的模极大值去噪，即根据噪声和信号的小波系数在各尺度上的不同传播特性，将噪声产生的模极大值点去除，信号对应的模极大值点则保留，最后用保留的模极大值点来重构信号。第二类为基于小波系数的相关性去噪，即对含噪信号进行小波变换，然后算出相邻尺度之间小波系数的相关性，并根据相关性的大小来区分是噪声的小波系数还是有用信号的小波系数，去掉噪声的小波系数之后进行重构。第三类为小波系数阈值收缩去噪，该方法认为噪声的小波系数是一致分布的，其幅值较小，个数较多；而信号的小波系数则包含重要的信息，其幅值较大，个数较少。这样就可以通过小波系数幅值上的差异进行去噪，即设置一个阈值，大于该阈值的小波系数可认为是由信号变换来的，保留下来，而小于该阈值的小波系数，则认为完全是由噪声变换来的，将这些系数去掉，从而达到降噪的效果。下面分别介绍这 3 种去噪方法。

(1) 小波变换的模极大值去噪

在说明模极大值去噪法原理之前，先介绍信号奇异性的含义。信号的奇异性是指信号的某阶导数不连续或在某处有间断点，显然，无限次可导的信号(或函数)是没有奇异性的或者说是光滑的，奇异点一般都包含了信号的重要特征。

定义　设 $f(x) \in L^2(\mathbf{R})$，函数 $f(x)$ 在 x_0 处有 Lipschitz 指数 α，是指对于任意的 $x_0 \in Bx_0$（其中 Bx_0 是 x_0 的任意开邻域），都存在常数 K，使得式子 $|f(x)-f(x_0)| \leqslant K|x-x_0|^\alpha$ 成立。

由上面的定义可知，脉冲信号在突变点处的 Lipschitz 指数的值为负数，阶跃信号在奇异点处的 Lipschitz 指数的值为 0。α 的值越小，奇异性就越大，即函数在该点处的变化较剧烈；反之，α 的值越大，奇异性就越小，即函数较光滑。

定理　若小波 $\psi(x)$ 是实函数连续可微，并且具有 n 阶消失矩，$f(x) \in L^2(\mathbf{R})$，则函数 $f(x)$ 在 x_0 处具有 Lipschitz 指数 α，当且仅当存在常数 K，使得 $\forall x_0 \in Bx_0$，其小波变换满足：

$$|W_{2^j} f(x)| \leqslant K 2^{j\alpha} \tag{5.5.6}$$

设 x_0 是函数 $f(x)$ 的奇异点，则在该点处 $f(x)$ 的小波变换取模极大值。对 (5.5.6) 式两边取对数，有

$$\log_2 |W_{2^j} f(x)| \leqslant \log_2 K + j\alpha \tag{5.5.7}$$

若函数 $f(x)$ 的 Lipschitz 指数 $\alpha > 0$，则该函数小波变换的模极大值会随着尺度的增大而增大；若函数 $f(x)$ 的 Lipschitz 指数 $\alpha < 0$，则函数小波变换的模极大值会随着尺度的增大而减小。

通常情况下，信号的 Lipschitz 指数都是大于 0 的，即使是突变信号，只要在它某一邻域内有界，也有 $\alpha = 0$。然而，噪声对应的 Lipschitz 指数通常情况下都是小于 0 的，对于高斯白噪声，可证明它是一个具有负的 Lipschitz 指数 $a = -0.5 - \varepsilon$，$\forall \varepsilon > 0$，并且处处奇异的随机分布函数。

从前面的分析可得出如下结论：在小波域中，系数幅值的局部极大值点为有用信号的突变点，且信号的 Lipschitz 指数在突变点处是正的，而噪声的 Lipschitz 指数在突变点处是负的。信号与噪声的小波系数的模极大值在各尺度上的传播特性是不相同的，即信号的小波系数的模极大值随着尺度的增大而增大，而噪声的小波系数的模极大值随着尺度的增大而减小。因此可以认为，那些小波系数极大值点的幅值随着尺度增大而急剧减小的点，对应的 Lipschitz 指数是负的，可认为这些极大值点是受噪声支配的，应被去除。

在从小到大的分解尺度中，对图像做若干次小波变换之后，噪声对应的模极大值点幅值很小或者已经基本去除了，而剩下的模极大值点则主要由图像控制。

小波变换的模极大值去噪具体算法如下。

1) 对含噪图像进行小波变换，所选分解尺度的最佳标准应为在最大分解尺度下信号的重要奇异点不丢失，并且信号的模极大值点个数占优，通常选取分解尺度为4～5。

2) 求出在各个尺度上小波系数的模极大值点。

3) 从最大分解尺度 J 开始，选取一个阈值，若小波变换模极大值小于该阈值，则认为该模极大值点是由噪声引起的，将该点去除，否则保留，这样就得到了最大尺度 J 上新的模极大值点。

4) 从最大尺度 J 的每个模极大值点开始，在尺度 $j-1(j=J,\cdots,4,3)$ 上寻找尺度 j 上每个模极大值点对应的传播点，去掉由噪声产生的模极大值点，保留信号产生的极值点。这样逐级搜索去掉每个尺度 j 上不在任意模极大值曲线上的极值点，直至尺度 j 等于 2 为止。

5) 对于尺度 $j=1$ 上的极值点，在 $j=2$ 存在极值点的位置上保留 $j=1$ 对应的极值点，其余位置上的极值点则置为零。

6) 将各尺度保留下来的模极大值及其极值点的位置，用适当方法(可选取 Mallat 提出的交替投影算法)进行重构，得到去噪后的图像。

小波变换模极大值去噪法适合含有较多奇异点的图像，去噪后的图像不会有多余的振荡，还能保持较高的时间分辨率，获得较高的信噪比。然而，模极大值法去噪在实际中还存在不少问题，在小尺度下，图像受噪声影响较大，在大尺度下，则会使图像丢失一些重要的局部特性，去噪的效果并不令人满意；另外在重构小波系数时要利用复杂的交替投影算法，计算速度较慢而且不太稳定。

(2) 小波系数的相关性去噪

图像与噪声的小波系数模极大值具有不同的传播特性，表明图像经小波变换后，各个尺度上的小波系数都有较强的相关性，在边缘处相关性更强。而噪声对应的小波系数在各尺度间相关性较弱或不相关，并且噪声的小波系数主要集中在较小的尺度中。因此，可以利用噪声和图像的小波系数具有不同的相关性来区分系数的类别，达到去噪的目的。

总体来说，相关性可分为两类：一类是在不同尺度下，图像特征对应的小波系数，这些小波系数数值较大，它们之间存在着相关性，称为层间相关性，这种相关性是小波分解过程中内在固有的，反映了小波变换的多尺度性；另一种是在相同的尺度下，小波系数集中在特定的区域，如图像的边缘，这种相关性称为层内相关性或局域类聚特性。根据图像与噪声的小波系数的不同相关性特点，人们提出了用小波系数的相关性来区分图像和噪声以达到去噪的目的，如 Xu 等提出了一种 SSNF(spatially selective noise filtration)的方法。该方法就是将相邻尺度同一位置的小波系数的相关量组成相关量图，将该相关量图作适当的灰度伸缩变换后，与原来的小波图进行比较，认为较大的相关量对应于图像的细节边缘等特征，被抽取出来，最后将抽取出来的小波系数进行逆变换就得到去噪后的图像。

相邻尺度且同一空间位置小波系数的相关量为相邻尺度小波系数的乘积，记为

$$Corr_L(j,m,n)=\prod_{i=0}^{L=1}Y^{(i+j)}(m,n) \tag{5.5.8}$$

式中，j 表示尺度，L 表示计算乘积的最大尺度数，(m,n) 表示系数的空间位置(在作乘积之前应先将各子带的系数大小扩充成一样)，由于边缘等特征会随着尺度的改变位置发生一定的偏移，因此 L 最多不超过 3，通常取为 2。

为了使相关系数同小波系数具有可比性，将相关系数作能量归一化处理，规范化相关系数为

$$NewCorr_L(j,m,n)=Corr_L(j,m,n)\sqrt{PY(j)/PCorr(j)} \tag{5.5.9}$$

式中，$PY(j)$ 为第 j 层小波系数及相关量的能量。相关量作归一化处理后与原小波系数进行比较，将大的相关量抽取出来，作为原图像小波系数的估计，它用到了迭代的方法，而迭代终止的条件是看剩余小波系数的能量是否同噪声的能量接近。具体步骤如下。

1) 含噪图像进行离散小波变换。

2) 用(5.5.9)式计算各尺度与相邻尺度的相关系数，并将相关系数归一化得到规范化的相关系数。

3) 比较相关系数和小波系数的绝对值，若 $|NewCorr_L(j,m,n)|\geqslant|Y^{(j)}(m,n)|$，则表示相关运算使得该点所对应的小波系数的幅值增大，认为该点的小波系数是由图像控制的，则令 $Y_{new}^{(j)}(m,n)=Y^{(j)}(m,n), Y^{(j)}(m,n)=0, Corr_L(j,m,n)=0$；反之，若 $|NewCorr_L(j,m,n)|\geqslant|Y^{(j)}(m,n)|$，则认为该点的小波系数主要是由噪声控制的，$Y^{(j)}(m,n)$ 和 $Corr_L(j,m,n)$ 保持不变。

4) 重复上面的步骤②和步骤③，直到 $Y^{(j)}(m,n)$ 的能量与尺度 j 上的噪声能量一致为止。此时，$Y_{new}^{(j)}(m,n)$ 中的点全是有用信号控制的，而 $Y^{(j)}(m,n)$ 中的点几乎完全是噪声控制的。

5) 根据提取到的有用信号的小波系数进行重构，得到去噪后的图像。

小波系数的相关性去噪效果比较稳定，但是计算量较大，而且准确估计噪声方差也比较困难，这些都影响着该方法在实际中的应用。

(3) 小波阈值去噪

1992 年，斯坦福大学的 Donoho 和 Johnstone 教授提出了小波阈值去噪法，它是一种计算量最小、实现最简单的非线性滤波方法。小波阈值去噪法的理论依据是：小波变换尤其是正交小波变换具有较强的数据相关性，使得有用信号的能量集中在一些大的小波系数中，噪声的能量分布在整个小波域内，因此，含噪图像经小波分解后，图像的小波系数通常要大于噪声的小波系数，即认为幅值较大的系数以有用信号为主，而幅值较小的系数则认为是噪声引起的。所以可以找到一个阈值 T，认为小于该阈值的小波系数是由噪声控制的，将该系数进行萎缩以达到去噪的目的。Donoho 提出的小波阈值去噪一般分为如下 3 个步骤。

1) 对含噪声图像 $f(x)$ 做二进小波变换。即选择一个合适的小波并确定分解的层次 N，对图像进行 N 层小波分解，得到小波系数 $W_{j,k}$。

2) 对变换后的小波系数 $W_{j,k}$ 进行非线性阈值处理。即选择合适的阈值及阈值函数，保留所有的低频函数，对第 1～N 层高频系数进行处理，得到估计小波系数 $W_{j,k}$。

3) 将估计的小波系数 $W_{j,k}$ 进行重构，即得到去噪之后的图像 $f(x)$。

5.5.2 基于小波分析的乳腺 X 射线图像钙化点特征提取

近年来，随着社会的不断进步，人们生活方式、饮食习惯及环境因素的变化，乳腺癌的发病率呈现着不断上升的趋势。乳腺癌也成为影响女性健康的头号杀手。目前，乳腺钼靶 X 射线摄影是公认的临床乳腺癌检查的有效工具，在乳腺癌的早期诊断中起着重要作用。然而，由于乳腺组织自身结构的特殊性，人们从乳腺 X 射线图像中得到的信息是非常有限的。特别是对乳腺癌早期检查具有重要意义的微钙化点信息，可能无法在图像中清晰地显示出来，即便是经验丰富的临床专家也可能漏检、误检。

对于乳腺 X 射线图像来说，图像中的钙化点是夹杂在图像中的低频背景和极高频噪声中的离散的点，因此这里可以利用小波良好的时频局部化特性实现图像钙化点感兴趣区域的提取。在含有该钙化点感兴趣图像中，包含有离散的钙化点，使得经过小波分解后得到的高频系数波动变大，所以方差可以用来很好地表征图像，实现图像的分类。小波变换本质是将图像进行多尺度分解，得到一个低频子图像和一系列高频子图像。因此，这里可以将不同细节尺度上的能量信息求出，按照尺度顺序排列形成特征向量，来实现感兴趣区域的提取。

利用小波分析实现图像的特征提取，具体步骤如下：将分解后的子图像进行小波分解，这里选择尺度为 3，小波函数为“sym4”；分别求各分解高频子图像的方差、能量作为图像的特征向量。图 5.2 中列举了含有钙化点乳腺子图像(正样本)和正常乳腺子图像(负样本)经过三层小波分解后选取的各高频子图像方差特征向量的统计结果。横坐标代表我们所选择的样本，纵坐标代表每一个样本子图像对应的方差。蓝线表示含有钙化点的 25 个正样本乳腺子图像，红线表示正常的 25 个负样本乳腺子图像。其中(a)分别对应小波分解第一层水平、垂直和对角方向高频系数的方差分布曲线，(b)分别对应小波分解第二层水平、垂直和对角方向高频系数的方差分布曲线，(c)分别对应小波分解第三层水平、垂直和对角方向高频系数的方差分布曲线。由此我们可以看到，两类样本在特征空间里的差异还是比较明显的，如果把所有特征结合起来，两类数据的差异就会更加明显。

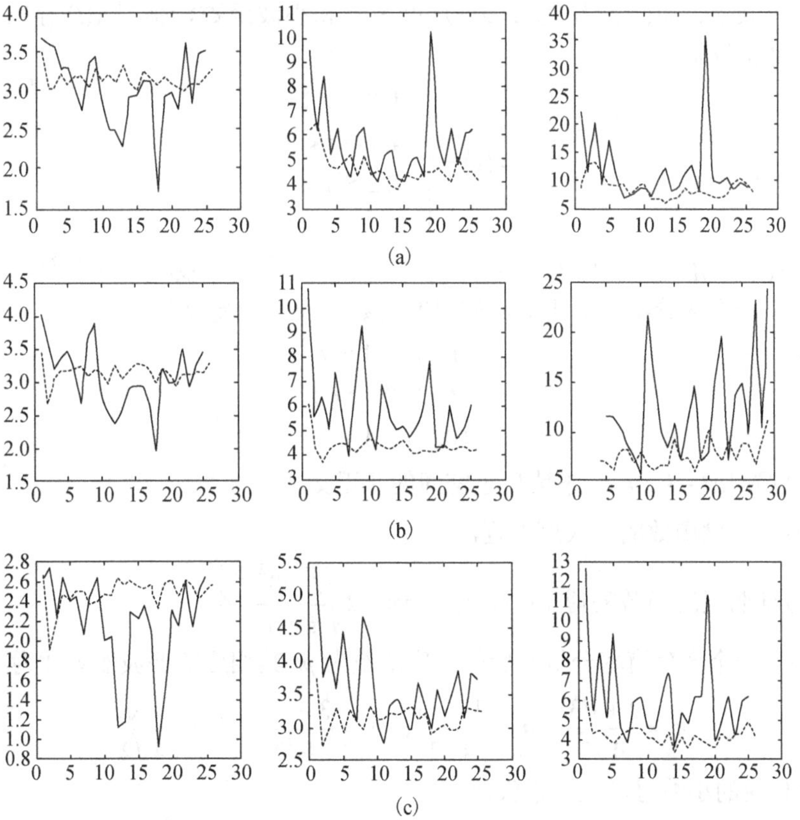

图 5.2　乳腺子图像的部分特征向量(实线代表正样本，虚线代表负样本)

(a)是小波分解得到的第一层高频系数方差分布曲线，(b)是小波分解得到的第二层高频系数方差分布曲线，(c)是小波分解得到的第三层高频系数方差分布曲线

习　题

5.1　信号 $x(t)$ 的 WVD 是 $\mathrm{WVD}_x(t,\omega)$，推导由 $\mathrm{WVD}_x(t,\omega)$ 求模糊函数 $\mathrm{AF}_x\left(\theta,\tau\right)$ 的积分公式。

5.2　设信号 $x(t)=A\delta t-t_1+B\delta t-t_2,$ 求其 CWT $\mathrm{WT}(a,b)$。

5.3　设信号为 $x(t)=A\cos\omega_0 t,$ 设小波母函数为解析函数，求其 CWT $\mathrm{WT}(a,b)$。

5.4　已知 $x(t)$ 的 CWT 为 $\mathrm{WT}(a,b)$，求 $x(2t-1)$ 的 CWT。

5.5　设 $\varphi t,\ \ \psi(t)$ 分别是 Harr 尺度函数和小波函数，信号 $x(t)$ 存在于 V_0 子空间，并定义如下

$$x\left(t\right)=\begin{cases}-1,\ 0\leqslant t<1\\ \ \ 4,1\leqslant t<2\\ \ \ 2,\ 2\leqslant t<3\\ -3,\ 3\leqslant t<4\end{cases}$$

将 $x(t)$ 分解到子空间 W_1，W_2，V_2，分别求各小波系数和尺度系数。

5.6　一个多分辨率分析对应的尺度函数为 $\varphi t,\ \ \varphi t$ 定义为

$$\varphi t=\begin{cases}t+1,\ \ -1\leqslant t\leqslant 0\\ t-1,\ \ 0<t<1\\ 0,\ \ |\,t\,|>1\end{cases}$$

注意到 $\left\{\varphi t-k,\ \ k\in\mathbf{Z}\right\}$ 是 V_0 子空间的非正交基。

(1) 求尺度函数的二尺度方程。

(2) 证明尺度函数的傅里叶变换是 $\hat{\varphi}\omega=2\sqrt{\dfrac{2}{\pi}}\dfrac{\sin^2 \omega/2}{\omega^2}$。

5.7　一个多分辨率分析对应的尺度函数为 $\varphi t,$ 其相应的滤波器系数为

$$h_0=\frac{1+\sqrt{3}}{4\sqrt{2}},\ \ h_1=\frac{3+\sqrt{3}}{4\sqrt{2}},\ \ h_2=\frac{3-\sqrt{3}}{4\sqrt{2}},\ \ h_3=\frac{1-\sqrt{3}}{4\sqrt{2}}$$

求相应的小波母函数的消失矩。

5.8　证明：若一个离散噪声信号是高斯白噪声，如果采用正交小波变换，噪声对应的小波变换系数 $\mathrm{WT}_v(j,k)$ 仍是高斯白噪声。

参 考 文 献

柏正尧. 2013. 高级信号处理原理及应用. 北京: 科学出版社.
陈天华. 2012. 基于现代信号处理技术的心音与心电信号分析方法. 北京: 机械工业出版社.
胡宗福, 赵晓群. 2012. 现代信号处理基础及应用. 北京: 电子工业出版社.
李媛. 2010. 小波变换及其工程应用. 北京: 北京邮电大学出版社.
陆传贵. 2003. 现代信号处理导论. 北京: 北京邮电大学出版社.
马拉特, 等. 2012. 信号处理的小波导论: 稀疏方法. 戴道清, 杨力华译. 北京: 机械工业出版社.
倪林. 2010. 小波变换与图像处理. 合肥: 中国科学技术大学出版社.
祁才君. 2005. 数字信号处理技术的算法分析与应用. 北京: 机械工业出版社.
秦树人. 2008. 工程信号处理. 北京: 高等教育出版社.
孙延奎. 2012. 小波变换与图像、图形处理技术. 北京: 清华大学出版社.
徐盛. 2005. 现代数字信号处理. 北京: 机械工业出版社.
杨福生. 2000. 小波变换的工程分析与应用. 北京: 科学出版社.
张旭东, 陆明泉. 2005. 离散随机信号处理. 北京: 清华大学出版社.

第 6 章　主成分分析与独立成分分析

6.1　概　　述

6.1.1　主成分分析

在数据处理中，经常会遇到高维度数组，由于数据维度高，变量多，而且变量间往往存在相关关系，因此很难直接抓住它们的主要信息。这就需要一种简化数据的方法，使高维数据降维，来获得数据的主要信息，而且在低维空间将信息分解为互不相关的部分以获得更有意义的解释，主成分分析就是这样一种处理高维数据的方法，其通过投影的方法，将高维数据以尽可能少的信息损失投影到低维的空间，使数据降维，达到简化数据结构的目的，它也是将多个相关变量以尽可能少的信息损失为原则综合化为少数几个不相关变量的方法。

主成分是方差具有特定性质的随机变量或统计变量的线性组合。例如，第一主成分是具有极大方差的正规线性组合(系数的平方和为 1)。其实，把原始向量变量转变为主成分向量等同于把坐标轴转到一个具有统计性质的新的坐标体系下，这种坐标体系的选择与以前处理过的许多和坐标系无关的问题明显不同。

主成分其实是协方差阵的特征向量，因此对主成分研究可以看作在统计问题中加入(对于半正定矩阵的)特征根和特征向量的一般发展。

从统计学理论的角度来看，主成分的集合生成了一个合适的坐标集，并且这些成分的方差标示了它们的统计性质，在实际统计问题中，主成分的方法用来找到具有极大方差的线性组合。在许多探索性研究中，由于所考虑的变量的个数太大而很难处理。由于在这些研究中人们感兴趣的是偏差，因此一个减少需要处理的变量个数的方法就是舍去具有小方差的线性组合，而只研究大方差的组合。例如，一个人体人类学家对于每一个个体可能会有很多关于长度和宽度的测量，人们感兴趣的可能是描述和分析各个人体之间在这些人类特征之间的差别。最后人们想解释这些差别，但是首先需要知道哪些测量或测量的组合可以表示大部分的变差，也就是哪些应该进一步研究。主成分给出了一个新的测量的线性组合集。可能个体之间的大部分变差留在 3 个线性组合中；则人类学家可以直接对这 3 个量进行研究，其他的线性组合由于个体之间的差异太小以至于研究它们几乎不能分辨个体变差。

6.1.2　独立成分分析

假设在一个黑暗的房间里面有 N 个人，他们用不同的方言同时与其他人交流，表面看来声音嘈杂不清，但是仔细听又能分辨出每个人的声音，这就是“鸡尾酒会”问题，即从混合信号中分离出原始独立信号的问题。人类的听觉系统可以很好地解决这个问题，分辨出每个人的说话内容。但如何利用计算机，使其智能化模仿人类来解决这个问题？独立成分分析就是解决“鸡尾酒会”问题的有效方法，或者说解决盲源分离的有效方法。

标准的独立成分分析算法已经较为完善，有快速算法(Fast 独立成分分析)、Bell-Sejnowski 算法、扩展的信息最大化算法(Infomax)和 EASI 算法。现在人们重点研究的是扩展的独立成分分析，如具有噪声的独立成分分析，稀疏和过完整表示问题(over-complete representation)，非线性的独立成分分析和非平稳信号的独立成分分析。与其他传统的方法相比，独立成分分析有自己的独特优势，并与稀疏表示切合。这个方法可以用于如压缩、去噪和模式识别，并且从神经科学的观点来看，可以用来模拟初始视觉感知区域的神经元性质。独立成分分析也被应用于生物医学信号的处理中，如 EEG、MEG、fMRI 等，以达到滤除噪声的目的。独立成分分析混合模型还可用来进行语音和图像的处理。

6.2　主成分分析

6.2.1　数据降维技术

在现代科学计算和工程应用中，人们需要研究越来越多的高维数据。例如，某地区经济发展中各行业的经济贡献评估系统、生物医学领域的基因研究都面对 10 维以上空间的数据。这些高维数据中包含的信息并不完全是研究人员需要的，在每维数据之间还存在很多冗余信息，这些冗余的关联不仅使得人们难以通过经验和观察来作出某些初步判断，或者通过一些简单的计算机程序对有用的数据进行筛选，还使得数据量变得十分庞大，占用了更多的存储空间，给系统资源带来严重浪费，也会降低数据处理和传输的效率，甚至带来误差和计算结果的错误。因此，如何降低数据维数，让高维数据通过某些方法转变为维数较少的数据，而且还能包含原始数据中大部分的信息，就成为了人们非常关心和待解决的问题。

6.2.2　主成分分析技术

1. 主成分分析的结构特征

向量 $\boldsymbol{x}$ 和 $\boldsymbol{v}$ 的内积是指零均值 $\left(E\left[\boldsymbol{x}\ (k)\right]=0\right)$ 的 m 维随机向量 $x(k)$ 在 m 维单位向量 $\boldsymbol{v}$ 上的投影，表示为

$$\boldsymbol{y}=\boldsymbol{x}^{\mathrm{T}}(k)\boldsymbol{v}=\boldsymbol{v}^{\mathrm{T}}\boldsymbol{x}(k) \tag{6.2.1}$$

其中，单位向量 $\boldsymbol{v}$ 满足

$$\boldsymbol{v}=(\boldsymbol{v}^{\mathrm{T}}\boldsymbol{v})^{1/2}=1 \tag{6.2.2}$$

投影 y 也为随机变量，y 的均值与方差和 $\boldsymbol{x}$ 的统计特性有关。经过推导可知 y 的均值也是零，即

$$E\left[y\right]=\boldsymbol{v}^{\mathrm{T}}E\left[\boldsymbol{x}(k)\right]=0 \tag{6.2.3}$$

y 的方差为

$$\sigma^2=E\left\{y^2\right\}=E\left\{\left(\boldsymbol{v}^{\mathrm{T}}\boldsymbol{x}(k)\right)\left(\boldsymbol{x}^{\mathrm{T}}(k)\boldsymbol{v}\right)\right\}=\boldsymbol{v}^{\mathrm{T}}E\left\{\boldsymbol{x}(k)\boldsymbol{x}^{\mathrm{T}}(k)\right\}\boldsymbol{v}=\boldsymbol{v}^{\mathrm{T}}\boldsymbol{R}_{xx}\boldsymbol{v} \tag{6.2.4}$$

式中，$m\times n$ 维矩阵 $\boldsymbol{R}_{xx}$ 是零均值随机向量 $\boldsymbol{x}$ 的相关矩阵(或协方差矩阵)，即

$$\boldsymbol{R}_{xx}=E(\boldsymbol{x}(k)\boldsymbol{x}^{\mathrm{T}}(k)) \tag{6.2.5}$$

由相关矩阵的对称性

$$\boldsymbol{R}_{xx}=\boldsymbol{R}_{xx}^{\mathrm{T}} \tag{6.2.6}$$

可知，对任意 $m\times 1$ 向量 $\boldsymbol{a}$ 和 $\boldsymbol{b}$，有

$$\boldsymbol{a}^{\mathrm{T}}\boldsymbol{R}_{xx}\boldsymbol{b}=\boldsymbol{b}^{\mathrm{T}}\boldsymbol{R}_{xx}\boldsymbol{a} \tag{6.2.7}$$

由(6.2.7)式可知，投影 $y(k)$ 的方差 σ^2 是单位向量 $\boldsymbol{v}$ 的函数，因此方差函数 $\varphi(v)$ 被定义为

$$\varphi(v)=\sigma^2=\boldsymbol{v}^{\mathrm{T}}\boldsymbol{R}_{xx}\boldsymbol{a} \tag{6.2.8}$$

在实范数约束条件下，只有知道了输入向量 $\boldsymbol{x}$ 的相关矩阵 $\boldsymbol{R}_{xx}$ 的特征，我们才能找出一个单位向量 $\boldsymbol{v}$，使方差函数 $\varphi(v)$ 具有稳定值(局部最大或最小)或极值。如果单位向量 $\boldsymbol{v}$ 使方差函数 $\varphi(v)$ 具有极值，假设 $\delta\boldsymbol{v}$ 是单位向量 $\boldsymbol{v}$ 一个任意小的变化，那么它的方差函数 $\varphi(v)$ 级数展开式的一阶项的公式为

$$\varphi(\boldsymbol{v}+\delta\boldsymbol{v})=\delta(\boldsymbol{v}) \tag{6.2.9}$$

由(6.2.7)式和(6.2.8)式

$$\varphi(\boldsymbol{v}+\delta\boldsymbol{v})=\varphi(\boldsymbol{v}+\delta\boldsymbol{v})^{\mathrm{T}}\boldsymbol{R}_{xx}\varphi(\boldsymbol{v}+\delta\boldsymbol{v})=\boldsymbol{v}^{\mathrm{T}}\boldsymbol{R}_{xx}\boldsymbol{v}+2(\boldsymbol{R}_{xx}\boldsymbol{v})(\delta\boldsymbol{v})^{\mathrm{T}}\boldsymbol{v}_{xx}(\delta\boldsymbol{v}) \tag{6.2.10}$$

如果忽略式 $(\delta\boldsymbol{v})^{\mathrm{T}}\boldsymbol{R}_{xx}(\delta\boldsymbol{v})$，结合公式(6.2.8)和(6.2.10)可简化为

$$\varphi(\boldsymbol{v}+\delta\boldsymbol{v})=\boldsymbol{v}^{\mathrm{T}}\boldsymbol{R}_{xx}\boldsymbol{v}+2(\delta\boldsymbol{v})^{\mathrm{T}}\boldsymbol{R}_{xx}\boldsymbol{v}=\varphi(\boldsymbol{v})+2(\delta\boldsymbol{v})^{\mathrm{T}}\boldsymbol{R}_{xx}(\delta\boldsymbol{v}) \tag{6.2.11}$$

将(6.2.9)式带入(6.2.11)式，可得

$$(\delta \boldsymbol{v})^{\mathrm{T}} \boldsymbol{R}_{xx} \boldsymbol{v} = 0 \tag{6.2.12}$$

由(6.2.12)式可以得到，如果在理想的情况下，则不允许 $\boldsymbol{v}$ 有任何的变化；但是在实际的计算中，只要使 $\boldsymbol{v}+\delta\boldsymbol{v}$ 的范数为 1，使 $\boldsymbol{v}+\delta\boldsymbol{v}=1$ 或者 $(\boldsymbol{v}+\delta\boldsymbol{v})^{\mathrm{T}}(\boldsymbol{v}+\delta\boldsymbol{v})=1$，根据(6.2.2)式可得 $\delta\boldsymbol{v}$ 的一阶项有

$$(\delta \boldsymbol{v})^{\mathrm{T}} \boldsymbol{v} = 0 \tag{6.2.13}$$

由(6.2.13)式可得：变化 $\delta\boldsymbol{v}$ 与 $\boldsymbol{v}$ 必须是正交的，即仅能允许 $\boldsymbol{v}$ 在垂直方向上发生变化。

通常，单位向量 $\boldsymbol{v}$ 在物理意义上是无量纲的。根据(6.2.12)式和(6.2.13)式，在(6.2.13)式中引入了一个比例因子 λ，使 λ 和矩阵 $\boldsymbol{R}_{xx}$ 中的元素有相同的量纲。可得

$$(\delta \boldsymbol{v})^{\mathrm{T}} \boldsymbol{R}_{xx} \boldsymbol{v} - \lambda (\delta \boldsymbol{v})^{\mathrm{T}} \boldsymbol{v} = 0 \tag{6.2.14}$$

或等价为

$$(\delta \boldsymbol{v})^{\mathrm{T}} (\boldsymbol{R}_{xx} \boldsymbol{v} - \lambda \boldsymbol{v}) = 0 \tag{6.2.15}$$

(6.2.15)式成立的充分必要条件是

$$\boldsymbol{R}_{xx} \boldsymbol{v} = \lambda \boldsymbol{v} \tag{6.2.16}$$

上述方程中的单位向量 $\boldsymbol{v}$ 使方程函数 $\varphi(\boldsymbol{v})$ 有极值。

(6.2.16)式是特征值求解方程，仅对于特殊的 λ 值，才有非平凡解(即 $\boldsymbol{v}\neq 0$)。λ 被称为相关矩阵 $\boldsymbol{R}_{xx}$ 的特征值，而且是非负的，和其相对应的 $\boldsymbol{v}$ 被称为特征向量。每一个特征值 λ 都有一个特征向量 $\boldsymbol{v}$ 和其一一对应，可以写成

$$\boldsymbol{R}_{xx} y_j = \lambda_j \boldsymbol{v}_j, \quad j = 1, 2, \cdots, m \tag{6.2.17}$$

若特征值按降序排列，即为

$$\lambda_1 > \lambda_2 > \cdots > \lambda_j > \cdots > \lambda_m \tag{6.2.18}$$

这样 $\lambda_1 = \lambda_{\max}$。若用(6.2.18)式的特征向量构成一个 $m\times n$ 维的矩阵

$$\boldsymbol{V} = [\boldsymbol{v}_1, \boldsymbol{v}_2, \cdots, \boldsymbol{v}_m] \tag{6.2.19}$$

(6.2.17)式的 m 个方程可写成

$$\boldsymbol{R}_{xx} \boldsymbol{v}_j = \boldsymbol{V} \boldsymbol{\Lambda} \tag{6.2.20}$$

式中，$\boldsymbol{\Lambda}$ 为 $\boldsymbol{R}_{xx}$ 的特征值构成的一个对角矩阵，即

$$\boldsymbol{\Lambda} = \mathrm{diag}\{\lambda_1, \lambda_2, \cdots, \lambda_m\} \tag{6.2.21}$$

矩阵 $\boldsymbol{V}$ 是正交矩阵，意思就是它的列向量($\boldsymbol{R}_{xx}$ 的特征值向量)是正交性的，即

$$\boldsymbol{v}_i^{\mathrm{T}} \boldsymbol{v}_j = \begin{cases} 1, & j = i \\ 0, & j \neq i \end{cases} \tag{6.2.22}$$

或等价为

$$V^{\mathrm{T}}V = I \tag{6.2.23}$$

这意味着可以把(6.2.20)式写为正交相似变换形式，即

$$V^{\mathrm{T}} = V^{-1} \tag{6.2.24}$$

由此可以得出矩阵V的转置矩阵和它的逆矩阵相同，即

$$V^{\mathrm{T}}R_{xx} = \Lambda \tag{6.2.25}$$

或展开式

$$v_j^{\mathrm{T}}R_{xx}v_k = \begin{cases} \lambda_j, & k = j \\ 0, & k \neq j \end{cases} \tag{6.2.26}$$

通过(6.2.25)式的正交相似变换可以将相关矩阵R_{xx}变成特征值对角矩阵。R_{xx}可以以特征值和特征向量用下式表示为

$$R_{xx} = \sum_{i=1}^{m}\lambda_i v_i v_i^{\mathrm{T}} \tag{6.2.27}$$

这被称为谱定理。对所有的i，$v_i v_i^{\mathrm{T}}$的秩为 1。

(6.2.25)式与(6.2.26)式是R_{xx}特征值分解的等价表达式。

主成分分析的实质就是特征值分解，由(6.2.8)式和(6.2.9)式可以得出方差函数的值与特征值是相等的，可以用(6.2.28)式表示。

$$\varphi(v_j) = \lambda_j,\ \ j = 1,2,\cdots,m \tag{6.2.28}$$

根据主成分分析的结构特征可以得出：如果x是一个零均值随机向量，其相关矩阵是R_{xx}，对应的特征向量是v_j，若v_j代表R_{xx}的主方向，则v_j的方差函数$\varphi(v_j)$沿着主方向可以取得极值，即与主方向相应的特征值λ_j。

2. 数据在主成分分析中的表示

假设单位向量v有m个解，则数据向量x就有个m投影。假设y_i是数据向量x在单位向量v_j上的投影，则有

$$y_i = v_j^{\mathrm{T}} = x^{\mathrm{T}}v_j, j = 1,2,\cdots,m \tag{6.2.29}$$

被称为主成分，并且它与x具有相同的物理量纲。(6.2.29)式则为x的主成分分析。

为了从投影y_i中准确重建原始数据向量x。首先将一组投影$\{y_i \mid j = 1,2,\cdots,m\}$组合成一个向量，表示为

$$y = \left[y_1, y_2, \cdots, y_m\right]^{\mathrm{T}} = \left[x^{\mathrm{T}}v_1, x^{\mathrm{T}}v_2, \cdots, x^{\mathrm{T}}v_m\right] = V^{\mathrm{T}}x \tag{6.2.30}$$

在(6.2.30)式的两边同时左乘矩阵V。得原始数据向量的x重建表达式为

$$x = Vy = \sum_{j=1}^{m} y_j v_j \tag{6.2.31}$$

通过观察(6.2.30)式可知，单位向量 $\boldsymbol{v}_j$ 是表示数据空间的一组向量基。(6.2.30)式实际上也是一个坐标变换运算，即从数据空间的点 x 到特征空间的点 y 的变换。而(6.2.31)式表示了 $\boldsymbol{x}$ 是各个 $\boldsymbol{v}_j$ 的合成。

3. 主成分分析中的数据降维

从统计模式识别的角度看，主成分为降维提供了有效的方法。通过丢弃(6.2.31)式中方差小的项、保留方差大的项，就可以有效减少数据表示所需要的特征参数。当仅取(6.2.31)式中的前 n 项时，就可以得到数据向量 $\boldsymbol{x}$ 的近似表示，即

$$\hat{\boldsymbol{x}} = \boldsymbol{v}\boldsymbol{y} = \sum_{j=1}^{n} \boldsymbol{y}_i \boldsymbol{v}_j = [\boldsymbol{v}_1,\ \ \boldsymbol{v}_2, \cdots,\ \ \boldsymbol{v}_n] \begin{bmatrix} \boldsymbol{v}_1 \\ \boldsymbol{v}_2 \\ \vdots \\ \boldsymbol{v}_n \end{bmatrix}, \quad n \leqslant m \tag{6.2.32}$$

对于一个给定的原始数据向量 $\boldsymbol{x}$，可使用(6.2.29)式计算得到保留在(6.2.32)式中的主成分，即

$$\begin{bmatrix} \boldsymbol{y}_1 \\ \boldsymbol{y}_2 \\ \vdots \\ \boldsymbol{y}_n \end{bmatrix} = \begin{bmatrix} \boldsymbol{v}_1 \\ \boldsymbol{v}_2 \\ \vdots \\ \boldsymbol{v}_n \end{bmatrix} \boldsymbol{x}, \quad n \leqslant m \tag{6.2.33}$$

这种从 m 维到 n 维的线性变换(从数据空间到特征空间的映射)是一种对数据向量 $\boldsymbol{x}$ 的近似表示，也称为对 $\boldsymbol{x}$ 的编码，如图 6.1(a)所示。相应地，从 n 维到 m 维的线性投影(特征空间到数据空间的映射)表示为对原始数据向量 $\boldsymbol{x}$ 近似重构，也称为解码，如图 6.1(b)所示。(6.2.32)式和(6.2.33)式中描述主成分特征值的 $\lambda_1, \lambda_2, \cdots, \lambda_n$ 并不参加运算，只是分别决定编码和解码时使用的主成分的数量。

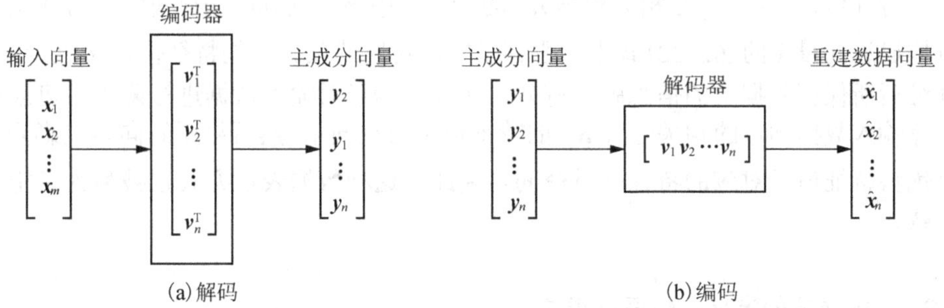

图 6.1　主成分分析两个阶段

原始数据向量 $\boldsymbol{x}$ 和逼近数据向量 $\hat{\boldsymbol{x}}$ 的差被称为误差向量，即

$$\boldsymbol{e} = \boldsymbol{x} - \hat{\boldsymbol{x}} \tag{6.2.34}$$

将(6.2.31)式和(6.2.32)式带入(6.2.34)式中可得

$$\boldsymbol{e}=\sum_{j=n+1}^{m}\boldsymbol{y}_j\boldsymbol{v}_j \tag{6.2.35}$$

为了使 $\boldsymbol{x}$ 逼近 $\hat{\boldsymbol{x}}$，误差向量 $\boldsymbol{e}$ 就应与逼近数据向量 $\hat{\boldsymbol{x}}$ 正交，见图 6.2。利用(6.2.22)式、(6.2.32)式及(6.2.35)式，这个性质可表示为

$$\boldsymbol{e}^{\mathrm{T}}\hat{\boldsymbol{x}}=\sum_{i=n+1}^{m}\boldsymbol{y}_i\boldsymbol{v}_i^{\mathrm{T}}\sum_{j=1}^{n}\boldsymbol{y}_j\boldsymbol{v}_j=\sum_{i=n+1}^{m}\sum_{j=1}^{n}\boldsymbol{y}_i\boldsymbol{v}_i^{\mathrm{T}}\boldsymbol{y}_j\boldsymbol{v}_j=0 \tag{6.2.36}$$

(6.2.36)式称为正交性原理。

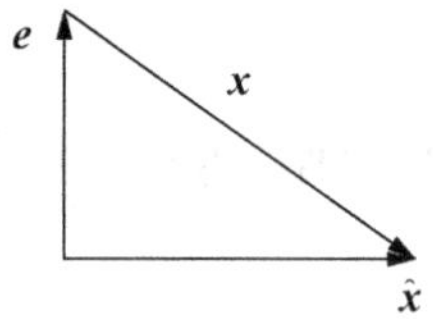

图 6.2　向量 $\boldsymbol{x}$ 及其重建形式 $\hat{\boldsymbol{x}}$ 与误差向量 $\boldsymbol{e}$ 的关系

由(6.2.8)式和(6.2.26)式的第一行，数据向量 $\boldsymbol{x}$ 的 m 个分量的总方差为

$$\sum_{j=1}^{m}\sigma_j^2=\sum_{j=1}^{m}\lambda_j \tag{6.2.37}$$

式中，σ_j^2 为第 j 个主成分 $\boldsymbol{y}_j$ 的方差。逼近向量 $\hat{\boldsymbol{x}}$ 的 n 个元素的总方差为

$$\sum_{j=1}^{n}\sigma_j^2=\sum_{j=1}^{n}\lambda_j \tag{6.2.38}$$

逼近误差向量 $\boldsymbol{e}=\boldsymbol{x}-\hat{\boldsymbol{x}}$ 的 $(n-m)$ 个元素的总方差为

$$\sum_{j=n+1}^{m}\sigma_j^2=\sum_{j=n+1}^{m}\lambda_j \tag{6.2.39}$$

特征值 $\lambda_{n+1},\cdots,\lambda_m$ 是相关矩阵 $\boldsymbol{R}_{xx}$ 的特征值中最小的 $(m-n)$ 个特征值，在用于重构逼近向量 $\hat{\boldsymbol{x}}$ 的(6.2.32)式中，丢弃了它所对应的项。这些特征值越接近于零，降维后所保留数据中的信息就越有效。所以，为了对输入数据进行降维，可通过计算输入数据向量的相关矩阵 $\boldsymbol{R}_{xx}$ 的特征值和特征向量，然后将原始向量投影到 m 个优势特征值所对应的特征向量空间。因此，这种数据表达方式也被称为子空间分解。

6.2.3　主成分的定义、性质与求法

1. 主成分的定义

设 $\boldsymbol{x}=[x_1,x_2,\cdots,x_m]^{\mathrm{T}}$ 为随机向量，则它的第 i 个主成分定义为

$$\boldsymbol{y}_i = \boldsymbol{v}_i^{\mathrm{T}} \boldsymbol{x}, \quad i = 1, 2, \cdots, m$$

其中，$\boldsymbol{v}_i$ 是 $\in \phi\left\{\boldsymbol{v} : \boldsymbol{v}^{\mathrm{T}}\boldsymbol{v} = \boldsymbol{I}\right\} m$ 维正交化向量集中的向量，而且满足下面的条件：①使所有 $\boldsymbol{y} = \boldsymbol{v}^{\mathrm{T}}\boldsymbol{v}$ 的方差最大；②使一切 $\boldsymbol{y} = \boldsymbol{v}^{\mathrm{T}}\boldsymbol{v}$ 与 $\boldsymbol{y}_i$ 不相关，且方差最大；③使一切 $\boldsymbol{y} = \boldsymbol{v}^{\mathrm{T}}\boldsymbol{v}$ 与 $\boldsymbol{y}_1, \boldsymbol{y}_2, \cdots, \boldsymbol{y}_{i-1}$ 都不相关，且方差最大，$k = 3, 4, \cdots, m$。

设 $\boldsymbol{x}$ 是 m 维随机向量，其均值 $E\{\boldsymbol{x}\} = 0$，协方差矩阵为 $\boldsymbol{R}_{xx} = E\left\{\boldsymbol{x}\boldsymbol{x}^{\mathrm{T}}\right\}$。若 $\boldsymbol{R}_{xx}$ 的 m 个特征值按照大小的排列为

$$\lambda_1 \geqslant \lambda_2 \geqslant \cdots \geqslant \lambda_m \geqslant 0$$

则 $\boldsymbol{x}$ 的第 i 个主成分 $\boldsymbol{y}_i$ 的系数矢量 $\boldsymbol{v}_i$ 为第 i 大特征值 λ_i 所对应的正交化特征向量 $(i = 1, 2, \cdots, m)$。

$\boldsymbol{y}$ 是 $\boldsymbol{x}$ 的主成分矢量的充要条件为：① $\boldsymbol{y} = \boldsymbol{v}^{\mathrm{T}}\boldsymbol{x}$，$\boldsymbol{v}^{\mathrm{T}}\boldsymbol{v} = \boldsymbol{I}_m$，即 $\boldsymbol{v}$ 为 m 阶正交矩阵；② $\boldsymbol{y}$ 的各分量之间互不相关；③ $\boldsymbol{y}$ 的 m 个分量是按方差大小的顺序排列的。

2. 主成分的基本性质

主成分 $\boldsymbol{y} = \boldsymbol{v}_i^{\mathrm{T}}\boldsymbol{x}$ 的基本性质如下。

1) 如果向量 $\boldsymbol{v}_i$ 的范数为常数，$\boldsymbol{y}_i(k)$ 的方差取最大值，那么 $\boldsymbol{y}_i(k) = \boldsymbol{v}_1^{\mathrm{T}}\boldsymbol{x}(k)$ 是 $\boldsymbol{x}(k)$ 最大的主成分。在 $\|\boldsymbol{v}_1\|_2 = 1$ 的条件下，权向量 $\boldsymbol{v}_1$ 使下面的准则：

$$J_1(\boldsymbol{v}_1) = E\left\{\boldsymbol{y}_1^2\right\} = E\left\{\boldsymbol{v}_1^{\mathrm{T}}\boldsymbol{R}_{xx}\boldsymbol{v}_1\right\} \tag{6.2.40}$$

达到最大，其他主成分都类似(n 为 1 到 m 之间的任意数)

$$J_n\boldsymbol{v}_1,\ \ \boldsymbol{v}_2, \cdots,\ \ \boldsymbol{v}_n = E\left\{\sum_i^n \boldsymbol{y}_i^2\right\} = E\left\{\sum_i^n \left(\boldsymbol{v}_i^{\mathrm{T}}\boldsymbol{x}\right)^2\right\} = \sum_{i=1}^n \boldsymbol{v}_i^{\mathrm{T}}\boldsymbol{R}_{xx}\boldsymbol{y}_i \tag{6.2.41}$$

其约束条件是

$$\boldsymbol{v}_i^{\mathrm{T}}\boldsymbol{v}_j = \boldsymbol{\delta}_{ij}$$

2) 主成分为零均值：

$$E\{\boldsymbol{y}_i\} = 0, \quad \forall i \tag{6.2.42}$$

3) 不同主成分之间互不相干：

$$E\left\{\boldsymbol{y}_i,\ \ \boldsymbol{y}_j\right\} = \boldsymbol{\delta}_{ij}\lambda_j, \quad i, j = 1, 2, \cdots, n \tag{6.2.43}$$

4) 第 i 个主成分的方差与协方差矩阵 $\boldsymbol{R}_{xx}$ 的第 i 个特征值相等：

$$\mathrm{Var}\{\boldsymbol{y}_i\} = \sigma_i^2 = E\left\{\boldsymbol{y}_i^2\right\} = E\left\{\left(\boldsymbol{v}_i^T\boldsymbol{x}\right)^2\right\} = \boldsymbol{v}_i^T\boldsymbol{R}_{xx}\boldsymbol{v}_i = \lambda_i \tag{6.2.44}$$

5) 主成分是按照它们的方差值由大到小顺序排列的：

$$\sigma_1^2 \geqslant \sigma_2^2 \geqslant \cdots \geqslant \sigma_n^2 \tag{6.2.45}$$

即 $\lambda_1 \geqslant \lambda_2 \geqslant \cdots \geqslant \lambda_n$。

6) 主成分的最佳逼近特性。

当取

$$\hat{\boldsymbol{x}} = \sum_{i=1}^{n} \boldsymbol{y}_i \boldsymbol{v}_i = \sum_{i=1}^{n} \boldsymbol{v}_i \boldsymbol{v}_i^{\mathrm{T}} x, \quad n < m \tag{6.2.46}$$

则均方误差为

$$E\left\{\boldsymbol{x} - \hat{\boldsymbol{x}}^2\right\} = E\left\{\sum_{i=n+1}^{m} \boldsymbol{y}_i \boldsymbol{v}_i^2\right\} = \sum_{i=n+1}^{m} E\left\{\left|\boldsymbol{y}_i\right|^2\right\} = \sum_{i=n+1}^{m} \lambda_i \tag{6.2.47}$$

因为$\lambda_1 \geqslant \lambda_2 \geqslant \cdots \geqslant \lambda_n$，用最大特征值相对应的特征向量$\boldsymbol{v}_1, \boldsymbol{v}_2, \cdots, \boldsymbol{v}_n$进行渐进计算将会得到最小方差误差。

3. 主成分的求法

主成分具有线性、互不相关与方差最大三个特性。线性说明信号之间关系简单，这样便于计算；不相关则说明信号之间是相互独立的；方差最大则代表信号中包含的信息量是最多的。主成分分析的关键是计算出相关矩阵$\boldsymbol{R}_{xx}$特征值与特征向量。计算步骤如下。

1) 求取数据$\boldsymbol{x}$的协方差矩阵$\boldsymbol{R}_{xx}$。

2) 计算出$\boldsymbol{R}_{xx}$的所有特征值$\lambda_1, \lambda_2, \cdots, \lambda_n$和与其对应的特征向量$\boldsymbol{v}_1, \boldsymbol{v}_2, \cdots, \boldsymbol{v}_n$：将各特征值按由大到小的顺序排列，得

$$\lambda_1 \geqslant \lambda_2 \geqslant \cdots \geqslant \lambda_n$$

这时可以选取m个特征信号$\boldsymbol{y}_1, \cdots, \boldsymbol{y}_m$，使它们满足

$$\boldsymbol{y} = \left[\boldsymbol{y}_1, \boldsymbol{y}_2, \cdots, \boldsymbol{y}_m\right]^{\mathrm{T}} = \boldsymbol{V}^{\mathrm{T}} \boldsymbol{x}$$

其中，$\boldsymbol{V} = [\boldsymbol{v}_1, \boldsymbol{v}_2, \cdots, \boldsymbol{v}_m]$，而且$\boldsymbol{V}^{\mathrm{T}} \boldsymbol{R}_{xx} \boldsymbol{V} = 0$，$0 = \mathrm{diag}\left\{\lambda_1, \lambda_2, \cdots, \lambda_m\right\}$。

3) 定义第i个主成分$\boldsymbol{y}_i$的“方差贡献率”为$\lambda_i / \sum_{i=1}^{m} \lambda_i$，前$n$个主成分$\boldsymbol{y}_1, \boldsymbol{y}_2, \ldots, \boldsymbol{y}_n$的“方差贡献率之和”为$\sum_{i=1}^{n} \lambda_i / \sum_{i=1}^{m} \lambda_i$，如果前$n$个主成分的方差贡献率之和能够满足要求，便可将其他的信号去掉，从而减少了特征信号个数，即达到了减少维数的目的。

但是，计算样本协方差矩阵$\boldsymbol{R}_{xx}$需要很高的代价，而且矩阵直接对角化和特征值分解的运算量也是很大的，计算复杂度为$O(m^3)$。但是采用神经网络方法、自适应算法就不需要估计或计算阶数很大的协方差矩阵$\boldsymbol{R}_{xx}$，可直接从输入向量$\boldsymbol{x}(k)$确定出协方差矩阵的特征向量及特征值，而且这种方法对非平稳输入相当有用。本章所给出的大多数自适应算法并不需要计算样本的协方差矩阵，而且计算

并不复杂。

4. 样本协方差矩阵的估计

$\boldsymbol{x}(k)=\boldsymbol{R}^m$ 是一个零均值随机向量，在实际中只利用有限长的数据很难得出理想的协方差矩阵 $\boldsymbol{R}_{xx}$，而只能根据有限长样本对它进行估计，即

$$\hat{\boldsymbol{R}}_{xx}=\frac{1}{N}\sum_{k=1}^{N}\boldsymbol{x}(k)\boldsymbol{x}^{\mathrm{T}}(k) \tag{6.2.48}$$

若假定协方差矩阵在所有数据长度上变化很慢，则可以采用滑动平均方法实时估计采样样本的协方差矩阵，即

$$\hat{\boldsymbol{R}}_{xx}^{(k)}=(1-\eta_0)\hat{\boldsymbol{R}}_{xx}^{(k-1)}+\eta_0 x(k)\boldsymbol{x}^{\mathrm{T}}(k) \tag{6.2.49}$$

其中，$\eta_0>0$ 为学习效率；$(1-\eta_0)$ 为遗忘因子，η_0 的取值需要根据信号的平稳性选取(一般取 $0.01\leqslant\eta_0\leqslant0.1$)。

在实时应用中，计算协方差矩阵使用的递归公式为

$$\hat{\boldsymbol{R}}_N=\frac{1}{N}\sum_{l=k-N+1}^{k}x(l)\boldsymbol{x}^{\mathrm{T}}(l)=\frac{1}{N}\left(\sum_{l=k-N+1}^{k-1}x(l)\boldsymbol{x}^{\mathrm{T}}(l)+x(k)\boldsymbol{x}^{\mathrm{T}}(k)\right) \tag{6.2.50}$$

$$=\frac{N-1}{N}\hat{\boldsymbol{R}}_{N-1}+\frac{1}{N}x(k)\boldsymbol{x}^{\mathrm{T}}(k)$$

其中，$\hat{\boldsymbol{R}}_N$ 为 k 瞬时的协方差估计；$\hat{\boldsymbol{R}}_{N-1}$ 为 $k-1$ 瞬时的协方差估计，

$$\hat{\boldsymbol{R}}_{N-1}=\frac{1}{N-1}\sum_{l=k-N+1}^{k-1}\boldsymbol{x}(l)\boldsymbol{x}^{T}(l)$$

6.3　独立成分分析

6.3.1　多元数据的线性表示

寻找多元数据的一种好的表示法，一直是统计学及相关领域中长期存在的问题。在这里，“表示”这个词指的是我们以某种方式对数据进行变换，使得其本质结构更显著或更容易理解。在神经计算中，这个基本问题属于无监督学习的范畴，因为该表示必须从数据自身学习得出，而不需要从一个“教师”那里获取任何外部输入。获得一个合理的表示也是数据挖掘和探索性数据分析等许多技术的核心目标。在信号处理中，同样的问题出现在特征提取及下面即将考虑的盲源分离问题中。

假设数据由已经得到其观测的一组变量构成。记变量数目为 m，观测数目为

T。这样可将数据记为$x_i(t)$，其中，下标取值$i=1,2,\cdots,m$，而$t=1,2,\cdots,T$。维数m和T可能非常大。

该问题的一种非常通用的表述如下：从m维空间到n维空间的什么函数可使得变换后的变量能够凸显原本隐藏在大量数据集中的信息。也就是说，变换后的变量应是内在因子或成分，它们描述了数据的本质结构。我们当然希望这些成分对应于数据生成过程中的某些物理原因。

大多数情况下我们只考虑线性函数，因为这样可使表示的解释与计算更加简单。这样，每个成分，如y_i，可表示成观测变量的一个线性组合：

$$y_i(t)=\sum_j w_{ij}x_j(t),\quad i=1,\cdots n, j=1,\cdots,m \tag{6.3.1}$$

式中，w_{ij}为定义上述表示的某个系数。于是，原来的问题可以重新表述成如何确定系数w_{ij}的另外一个问题。利用线性代数，我们可以将(6.3.1)式中的线性变换表示成矩阵乘法。将系数w_{ij}纳入矩阵$\boldsymbol{W}$，则该方程变成：

$$\begin{bmatrix} y_1(t) \\ y_2(t) \\ \cdot \\ \cdot \\ \cdot \\ y_n(t) \end{bmatrix}=\boldsymbol{W}\begin{bmatrix} x_1(t) \\ x_2(t) \\ \cdot \\ \cdot \\ \cdot \\ x_m(t) \end{bmatrix} \tag{6.3.2}$$

一种基本的统计处理方法是将$x_i(t)$看成m个随机变量的T个实现。这样，每组$x_i(t),t=1,\cdots,T$就是某个随机变量的一组样本；我们将随机变量记为x_i。在此框架下，可以根据变换后成分y_i的统计特性来确定矩阵$\boldsymbol{W}$。在以下各节中，将讨论一些后面用到的统计性质；其中之一将导致独立成分分析。

6.3.2 盲源分离

下面我们从另外一种角度来探讨同一个问题。该问题属于信号处理的范畴，它也展现了独立成分分析出现的历史背景。

1. 未知信号的观测混合

让我们来考虑这样的一般情况：有这么一组信号，是由几个物理对象或物理源发出的，物理源可以是发出电信号的不同脑区，可以是在同一房间讲话的人，也可能是发射无线电波的移动电话。进一步假设存在多个传感器或接收机，而这些传感器安置在不同位置，每个传感器可以分别理解为不同的权重记录各物理源信号的某种混合。

为使问题的陈述更为简单，我们假定有 3 个源信号，同时有 3 个观测信号。把观测信号记为 $x_1(t)$、$x_2(t)$ 和 $x_3(t)$，它们记录的是信号在 t 时间点处的幅值；原始信号记为 $s_1(t)$、$s_2(t)$ 和 $s_3(t)$。这样，$x_i(t)$ 是 $s_i(t)$ 的加权和，而加权系数依赖于源和传感器之间的距离：

$$\begin{aligned}x_1(t)&=a_{11}s_1(t)+a_{12}s_2(t)+a_{13}s_3(t)\\x_2(t)&=a_{21}s_1(t)+a_{22}s_2(t)+a_{23}s_3(t)\\x_3(t)&=a_{31}s_1(t)+a_{32}s_2(t)+a_{33}s_3(t)\end{aligned}\tag{6.3.3}$$

式中，a_{ij} 为常值系数，表示混合的权重。a_{ij} 是未知的，因为我们不可能了解物理混合系统的全部特性（这通常是极其困难的），所以也无法知道 a_{ij} 的值。源信号 s_i 也同样是未知的，而这正是要解决的问题：因为我们不能对它们进行直接记录。

作为一个直观示例，可以考虑图 6.3 中的波形。这些波形分别是一些源信号的 3 个线性混合量 x_i，它们看起来像纯粹的噪声，但事实上这些观测信号里，隐藏着一些具有相当结构化特性的源信号。

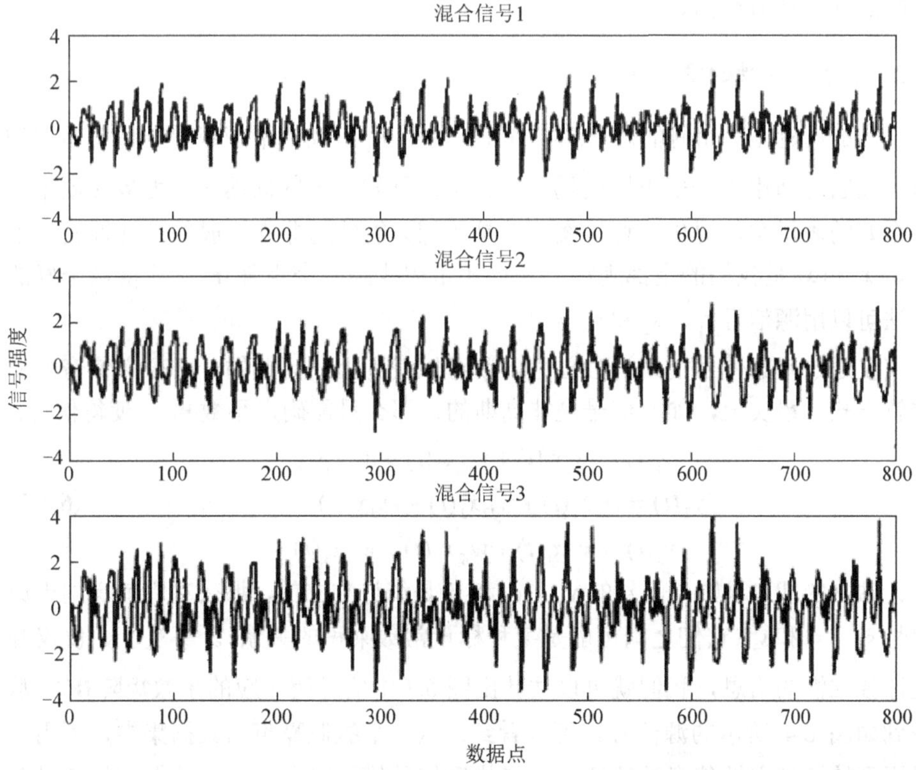

图 6.3　3 个观测信号，假设它们是某些源信号的混合

我们想要做的就是利用$x_1(t)$、$x_2(t)$和$x_3(t)$这些混合量找出原始信号。这就是盲源分离(BBS)问题。盲意味着我们对原始信号知之甚少。

不妨假设混合系数a_{ij}具有足够的差异，使得它们构成的矩阵可逆。因此存在一个以元素w_{ij}为系数的矩阵$\boldsymbol{W}$，使得我们可以用它分离出源信号s_i：

$$
\begin{aligned}
s_1(t) &= w_{11}x_1(t) + w_{12}x_2(t) + w_{13}x_3(t) \\
s_2(t) &= w_{21}x_1(t) + w_{22}x_2(t) + w_{23}x_3(t) \\
s_3(t) &= w_{31}x_1(t) + w_{32}x_2(t) + w_{33}x_3(t)
\end{aligned}
\tag{6.3.4}
$$

如果我们已经知道(6.3.3)式中的那些系数a_{ij}，将它们形成的矩阵求逆，即可得到矩阵$\boldsymbol{W}$。

现在我们可以看到，上述问题实际上和前面希望为$x_i(t)$中的随机数据寻找一个好的表示法的问题在数学上非常类似。事实上，我们可以将每个信号$x_i(t), t=1,\cdots,T$看作随机变量x_i的一组样本，使得随机变量的值可由该信号在所记录时间点处的幅值给出。

2. 基于独立性的源分离

现在的问题是：如何估计(6.3.4)式中的系数w_{ij}。我们希望获得一种普适性的方法，使它能适用于许多不同的场合，并给最开始提出的问题——为多元数据寻找一个好的表示法，提供一种答案。但是我们只能使用非常一般的统计性质，因为x_1、x_2和x_3是我们的全部观测。我们还希望找到一个矩阵$\boldsymbol{W}$，使得这个好的表示法可以用源信号s_1、s_2和s_3给出。

仅仅通过考虑信号的统计独立性，就可以找到上述问题的一个令人惊奇的简单求解方式。事实上，如果信号是非高斯的，那么只需确定系数w_{ij}，使得信号：

$$
\begin{aligned}
y_1(t) &= w_{11}x_1(t) + w_{12}x_2(t) + w_{13}x_3(t) \\
y_2(t) &= w_{21}x_1(t) + w_{22}x_2(t) + w_{23}x_3(t) \\
y_3(t) &= w_{31}x_1(t) + w_{32}x_2(t) + w_{33}x_3(t)
\end{aligned}
\tag{6.3.5}
$$

是统计独立的即可。如果信号的y_1、y_2和y_3是统计独立的，那么它们就等同于原始信号s_1、s_2和s_3(它们之间可能是某种标量常数乘积的关系)。事实上，仅仅利用统计独立性的信息，我们就可以估计出图 6.3 中信号所对应的系数矩阵$\boldsymbol{W}$，从而得到如图 6.4 所示的源信号。可以看到，从一个貌似噪声的数据集中，利用一个只用到统计独立性信息的算法，就能将源信号估计出来。而估计得到的信号确实等于我们用于产生图 6.3 中混合信号的源信号。而在源分离的问题中，原始信号就是数据集的“独立成分”。

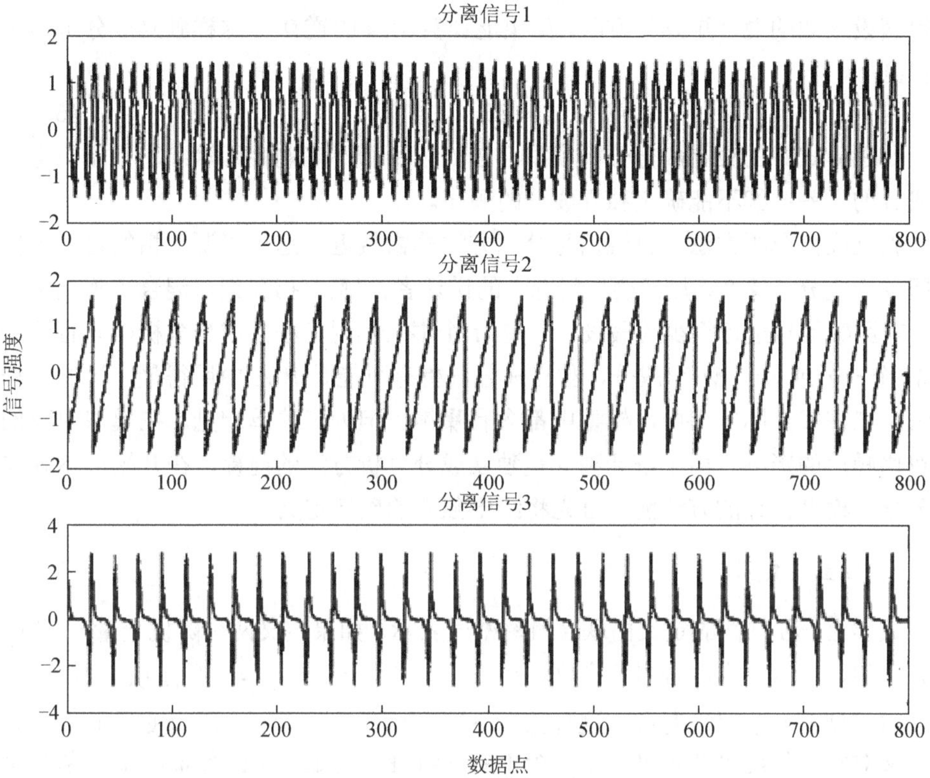

图 6.4　用独立成分分析估算的源信号

6.3.3　独立成分分析模型

1. 独立成分分析定义

独立成分分析的目的是，将观察到的数据进行某种线性分解，使其分解成统计独立的成分。为了给独立成分分析下一个严格的定义，这里需要使用一个隐藏的统计变量模型：

$$\boldsymbol{X} = \boldsymbol{A}\boldsymbol{s} \tag{6.3.6}$$

(6.3.6)式中的统计模型称为独立成分分析，或者独立成分分析模型，它表示被观察到的数据是如何由独立成分混合而产生的。独立成分是隐藏的变量，意味着它不能直接被观察到，而且混合矩阵也被假设为未知的。所有能观察到的仅仅是随机向量 $\boldsymbol{x}$，必须估计出 $\boldsymbol{A}$ 和 $\boldsymbol{s}$，而且必须在尽量少的假设条件下完成它。

独立成分分析的出发点非常简单，它假设成分是统计独立的，而且还必须假设独立成分是非高斯分布的。统计独立的概念将在下面给出定义，为了简单起见，还得假设未知的混合矩阵为方阵。如果能计算出 $\boldsymbol{A}$ 的逆 $\boldsymbol{W}$，这样独立成分可由下式得到

$$\boldsymbol{S}=\boldsymbol{W}\boldsymbol{x} \tag{6.3.7}$$

(6.3.6)式中的独立成分分析模型存在如下两个不确定性因素：①不能确定独立成分的方差；②不能确定独立成分的顺序。

独立成分分析方法与盲源信号分离方法非常接近。这里“源”指的是原始信号即独立成分，像“鸡尾酒会”问题上的说话者；“盲”指我们对混合矩阵几乎未知，对原始信号进行很少的假设。给定 M 个混合信号，独立成分分析能同时估计出 M 个成分或 $K\leqslant M$ 个成分，独立成分分析有可能是BSS中用得最广泛的一种方法。在许多实际应用中，模型中都含有噪声。但为了简单起见，在模型中我们将忽略噪声的影响。由于统计独立是独立成分分析方法的前提，在开始讲述独立成分分析模型估计的方法前，首先将给出独立的确切定义。

2. 独立性定义

数学上，独立性的定义由联合概率密度表示。如果定义两个随机变量 y_1 和 y_2 是独立的，当且仅当联合概率密度可按下式分解：$p(y_1,y_2)=p_1(y_1)p_2(y_2)$，则该定义可扩展到 n 个随机变量，这种情况下联合概率密度是 n 个随机变量的乘积。该定义对独立的随机变量可衍生一个重要的特性：给定两个函数 h_1 和 h_2，总是有 $E\{h_1(y_1)h_2(y_2)\}=E\{h_1(y_1)\}E\{h_2(y_2)\}$。由于随机变量的概率密度一般都未知，从概率的角度来度量独立存在着一定的难度，因此我们建议采用上面这种方法。此外，还可以从另外一种角度来理解独立的概念：对两个随机变量 x 和 y，如果 $\mathrm{Cov}(x,y)=E[xy]-E[x]E[y]=0$，那么 x 和 y 不相关；如果 $E[x_p y_1]-E[x_p]E[y_q]=0$，$p$ 和 q 对任何整数都成立，那么 x 和 y 统计独立。

从上面的推导可知，如果 x 和 y 独立，那么它们一定不相关；相反，如果 x 和 y 不相关，则并不意味着它们是独立的。因为独立即意味着不相关，所以总是给定独立成分的不相关估计。这样不仅减少了参数数目，而且简化了问题。

3. 独立成分分析的假设条件

为了实现模型的独立成分分析，必须给出几个假设条件。

1) 各个成分之间是相互统计独立的。

这是独立成分分析的一个基本原则。比较有趣的是，假设统计独立这个原则就可以实现模型的估计。这也是独立成分分析可以广泛应用在许多领域的一个重要原因。直观地说，如果任意的随机变量序列 y_1、y_2 和 y_3 之间是相互统计独立的，

那么这就意味着从随机变量 $y_i(i=1,\cdots,n)$ 的信息中不能得到随机变量 $y_j(j\neq i)$ 的任何信息。随机变量之间的统计独立性可以通过概率密度函数来精确地刻画。如果用 $p(y_1,y_2,\cdots,y_n)$ 表示 $y_i(i=1,\cdots,n)$ 的联合概率密度函数(joint probability density function)，用 $p_i(y_i)$ 表示随机变量 $y_i(i=1,\cdots,n)$ 的边际概率密度函数(marginal probability density function)，并且满足：

$$p(y_1,y_2,\cdots,y_n)=p_1(y_1)\cdots p_n(y_n) \tag{6.3.8}$$

那么我们说 y_i 是相互统计独立的。

2) 独立成分是服从非高斯分布的。

直观地说，高斯信息太过于“简单”，真正有意义的信息是服从非高斯分布的信息。高斯随机变量的高阶累积量为零，而对于独立成分分析而言，高阶信息是实现独立成分分析的本质因素，这也是独立成分分析和其他数据处理方法诸如主成分分析和因子分析的本质区别。况且，真实世界的许多数据是服从非高斯分布的。事实上，标准的独立成分分析也可以考虑为非高斯因子分析(non-Gaussian factor analysis)。Comon 和 Hyviirinen 详细说明了独立成分必须是非高斯的原因，一般的，在标准的独立成分分析中最多只允许有一个成分服从高斯分布。如果独立成分中有两个以上的高斯成分，则用标准的独立成分分析来处理这样的数据是不可能的。标准的独立成分分析只挖掘数据的非高斯结构，在某些思想上与投影寻踪(projection pursuit)相似，如果需要进一步挖掘数据的其他信息，应发展新的思想来解决更为复杂的情况。有一些学者致力于这方面的研究，如利用数据或信号的时间结构和相关的信息来完成这样的任务。

3) 假设混合矩阵是方阵。

事实上，对于标准的独立成分分析而言，还有一个假设就是混合矩阵为方阵。也就是说，独立成分的个数等于观测混合信号的个数，进一步假设混合矩阵 $\boldsymbol{A}$ 是可逆的，这可以使得计算简单化，求混合矩阵 $\boldsymbol{A}$ 就等价于求它的逆矩阵 $\boldsymbol{W}$，则源信号就可以很容易地通过下列方式得到：

$$\boldsymbol{s}=\boldsymbol{W}\boldsymbol{x} \tag{6.3.9}$$

其中，$\boldsymbol{W}$ 称为分离或解混矩阵(unmixing matrix)。这个条件也可以放松，即独立成分的个数不等于观测混合信号的个数的情况。

对于标准的独立成分分析而言，当给定上述的 3 个条件时，独立成分分析就是可实现的，也就是说混合矩阵和独立成分是可以求解的。

4. 独立成分分析无法确定的因素

从独立成分分析的模型(6.3.6)可以看出下列因素是很难确定的。

1) 不能确定独立成分的方差(能量)。

事实上，原因是很明显的，由于混合矩阵和独立成分都是未知的，如果对独立成分乘上某个标量 $a_i \neq 0$，同时对混合矩阵相应的列除以一个相同的标量 a_i，则不影响混合信号的值：

$$x = \sum_i \left(\frac{1}{a_i} a_i\right)(a_i s_i) \tag{6.3.10}$$

式中，a_i 表示混合矩阵的第 i 列。因此，在独立成分分析算法中，可以固定独立成分的方差，由于独立成分是随机变量，则最自然的方法就是假设独立成分具有单位方差，即 $E\left\{s_i^2\right\}=1$，在实际构造独立成分分析算法时，往往考虑这个约束，通常通过适应混合矩阵来满足它。但有一点要说明的是，这仍不能确定每个独立成分的符号，这是因为当每个独立成分都乘以 -1 后不能改变原有的模型。

2) 不能确定独立成分的顺序。

为了清楚地说明这个问题，将模型(6.3.6)写成下列形式：

$$x = \sum_{i=1}^{n} a_i s_i \tag{6.3.11}$$

由于混合矩阵 $\boldsymbol{A}$ 和独立成分 $\boldsymbol{s}$ 均是未知的，则我们可以任意地调换上述公式加和的顺序，这不影响原先的模型，因此我们可以称任何一个独立成分为第一独立成分。事实上，这可以通过一个置换矩阵来具体地说明，假设 $\boldsymbol{P}$ 是一个置换矩阵，则存在它的逆矩阵 $\boldsymbol{P}^{-1}$，满足关系式：

$$\boldsymbol{X} = \boldsymbol{A}\boldsymbol{P}^{-1}\boldsymbol{P}\boldsymbol{s} \tag{6.3.12}$$

这时，矩阵 $\boldsymbol{Ps}$ 就是新的独立成分，它只是与原先的独立成分具有不同的排列顺序。相应的矩阵 $\boldsymbol{AP}^{-1}$ 就是新的混合矩阵，同样地，它的每一列只是与矩阵 $\boldsymbol{A}$ 具有不同的顺序。

在独立成分分析的绝大多数应用中，这两个不确定性并不是十分重要的，用独立成分分析算法所得到的解能够满足相当多的实际应用，所得到的源信号的幅度和排序对于通常所考虑的问题影响不大。所以我们可以说独立成分分析所求得的解是波形保持解。在某些特殊的应用中，我们需要确定输出成分的顺序，可以通过某些统计量的大小来规定输出独立成分的顺序，这样的规定，使得这个问题转化为一个具有某些约束的问题，即标准的独立成分分析问题转化为约束独立成分分析问题。

5. 数据的中心化

不失一般性，我们可以假设混合变量和独立成分是零均值的。这个假设在相当程度上简化了算法，在本章中，如无特殊说明，假设混合变量和独立成分都是零均值的。

如果零均值并不成立，我们可以通过预处理来达到这个条件。一般的，我们使用中心化观测变量这一技术，即减去样本均值。这意味着在用独立成分分析算法处理数据之前，原始的观测混合数据 x' 可以通过下式进行预处理：

$$x = x' - E\{x'\} \tag{6.3.13}$$

因为有

$$E\{s\} = \boldsymbol{A}^{-1}E\{x\} \tag{6.3.14}$$

所以，独立成分也是零均值的。混合矩阵在预处理之后保持不变，因此我们可以进行中心化而不影响混合矩阵的估计。

对于零均值的数据，用算法估计出混合矩阵和独立成分之后，减掉的均值可以通过将 $\boldsymbol{A}^{-1}E\{x'\}$ 加到零均值的独立成分上来进行重构。

6. 不相关和白化

独立和不相关(uncorrelated)是紧密相关的概念，因此，可以设想使用估计不相关变量的方法来同样估计独立成分，这样的典型方法为白化(whitening)或球化(sphering)，通常由主成分分析(principal component analysis)来进行。但用这样的方法来估计独立成分通常是不可行的，一般的，白化是以独立成分分析的预处理技术身份出现的。

不相关是独立的较弱形式，两个随机变量 y_1 和 y_2 是不相关的，如果它们的协方差是零：

$$\mathrm{Cov}(y_1, y_2) = E\{y_1y_2\} - E\{y_1\}E\{y_1y_2\} = 0 \tag{6.3.15}$$

同时如果随机变量是零均值的，则协方差化为相关 $\mathrm{Cov}(y_1, y_2) = E\{y_1y_2\}$，不相关相当于零相关。

如果随机变量是独立的，则它们是不相关的。这是因为两个随机变量 y_1 和 y_2 是独立的，那么对于任意两个函数 h_1 和 h_2，我们有

$$E\{h_1(y_1)h_2(y_2)\} = E(h(y_1))E(h(y_2)) \tag{6.3.16}$$

取 $h_1(y_1) = y_1$，$h_2(y_2) = y_2$，我们可以看到独立意味着不相关。但反之，不相关并不意味着独立。

比不相关稍强的概念是白化。白化的随机向量 $\boldsymbol{y}$ 指的是它的各分量是不相关的，并且具有单位方差。换句话说，随机向量 $\boldsymbol{Y}$ 的协方差矩阵是单位阵：

$$E\{\boldsymbol{yy}^{\mathrm{T}}\} = 1 \tag{6.3.17}$$

白化意味着我们将观测数据向量 x 进行线性变换，使得新向量

$$\boldsymbol{z} = \boldsymbol{V}x \tag{6.3.18}$$

是白化的随机向量。白化有时称为球化。

白化变换总是可行的。白化的一个流行方法是协方差矩阵的特征值分解(EvD)：

$$E\left\{\boldsymbol{x}\boldsymbol{x}^{\mathrm{T}}\right\}=\boldsymbol{E}\boldsymbol{D}\boldsymbol{E}^{\mathrm{T}} \tag{6.3.19}$$

式中，$\boldsymbol{E}$ 为 $E\left\{\boldsymbol{x}\boldsymbol{x}^{\mathrm{T}}\right\}$ 的特征向量组成的正交矩阵；$\boldsymbol{D}$ 为它的特征值组成的对角矩阵。这样，白化可以通过白化矩阵

$$\boldsymbol{V}=\boldsymbol{E}\boldsymbol{D}^{-\frac{1}{2}}\boldsymbol{E}^{\mathrm{T}} \tag{6.3.20}$$

来进行。

7. 独立成分分析的解释

为了进一步解释独立成分分析的统计模型，考虑服从下列均匀密度分布的两个互相独立的随机变量：

$$P(s_i)=\begin{cases}\dfrac{1}{2}, & |s_i|\leqslant 1\\ 0, & \text{其他}\end{cases} \tag{6.3.21}$$

其中，$i\in\{1,2\}$。这两个相互独立的随机变量的联合分布可以用图 6.5 来说明，这个联合分布是在一个方形上均匀分布的，其中样本点是从这个分布随机取样得到的。

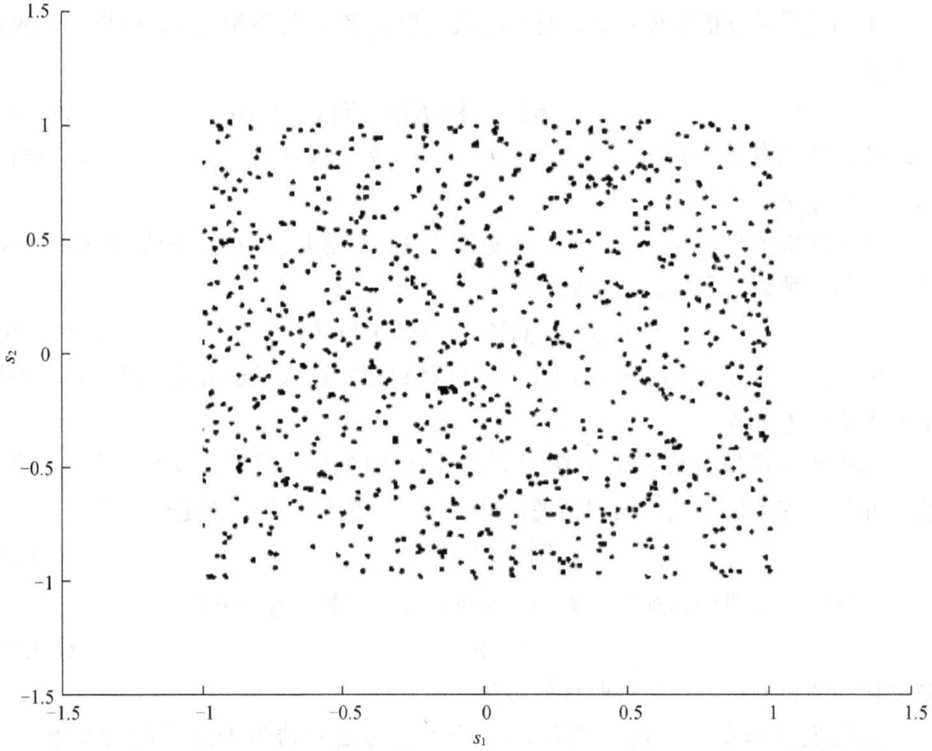

图 6.5　服从均匀分布的独立成分 s_1 和 s_2 的联合分布

现在如果用混合矩阵

$$\boldsymbol{A}=\begin{bmatrix}5 & 10\\10 & 2\end{bmatrix} \tag{6.3.22}$$

将源信号 s_1 和 s_2 混合，就得到混合信号 x_1 和 x_2，它们的联合分布见图 6.6。从图 6.5 可以看出随机变量 s_1 和 s_2 是相互独立的，因为如果给定 s_1 的任何一个值，我们不能断定 s_2 的任何信息，而将两个随机变量 s_1 和 s_2 混合后得到混合变量 x_1 和 x_2，则 x_1 和 x_2 之间就不是独立的了，因为当给定 x_1 的取值后就可能得到 x_2 的信息，如在图 6.6 的 4 个角处，x_1 和 x_2 的值就是固定的。

估计独立成分分析数据模型的问题现在成为仅利用混合 x_1 和 x_2 的信息来估计混合矩阵 $\boldsymbol{A}$。实际上，我们可以通过观察图 6.6 来直观地估计矩阵 $\boldsymbol{A}$：平行四边形的边的方向就是混合矩阵 $\boldsymbol{A}$ 的列所指的方向。这样独立成分分析的解可以通过确定混合方向来得到，但在标准的独立成分分析中这样的计算是较为复杂的，我们可以寻找更为方便、计算简单的算法，这里只给出独立成分分析的直观解释。

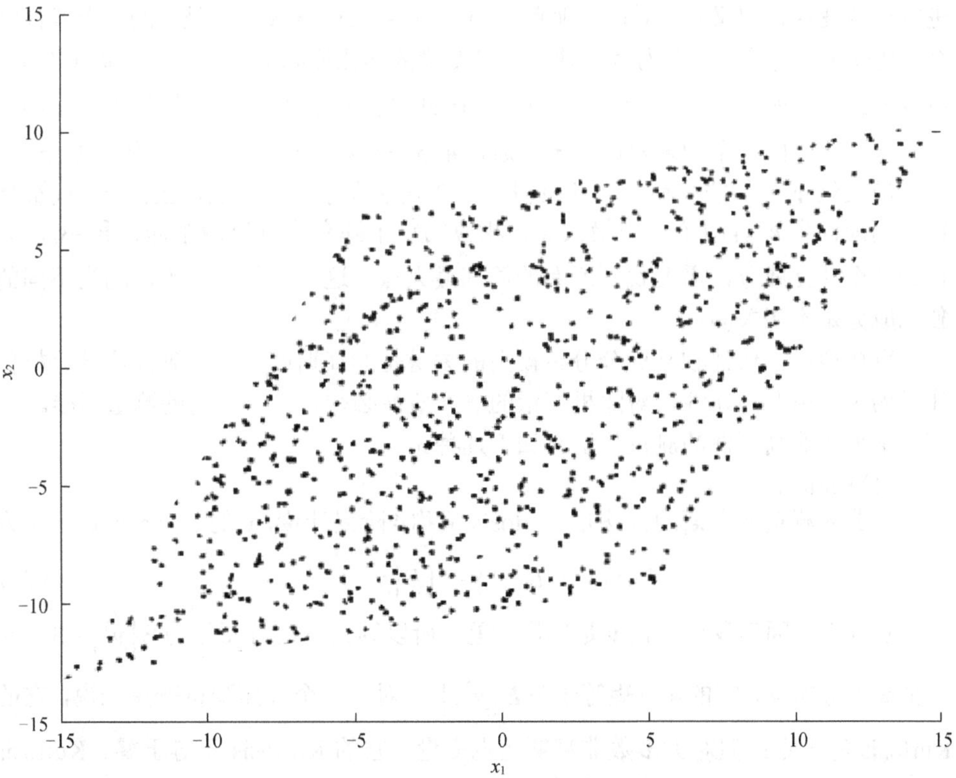

图 6.6　观测信号 x_1 和 x_2 的联合分布

6.3.4 独立成分分析模型的估计方法

当前估计独立成分分析模型的主要方法有非高斯最大化、最小化互信息、最大似然估计(ML)。下面分别就这 3 种方法进行介绍。

1. 非高斯最大化

在大多数经典的统计理论里，随机变量被假设为高斯分布。概率论里一个经典的结论——中心极限定理表明，在某种条件下，独立随机变量的和趋于高斯分布，独立随机变量的和比原始随机变量中的任何一个更接近于高斯分布。

为简单起见，假设所有独立成分都有相同的分布。为了估计其中的一个独立成分，考虑 x_i 是 $\boldsymbol{y}=\boldsymbol{w}^{\mathrm{T}}\boldsymbol{x}=\sum \boldsymbol{w}x_i$ 的线性组合，这里 $\boldsymbol{w}$ 是一个待定的向量。如果 $\boldsymbol{w}$ 是 $\boldsymbol{A}$ 的逆中的一行，这个线性组合实际上将等于一个独立成分。问题是怎样利用中心极限定理来确定 $\boldsymbol{w}$。实际上，不能确切地确定 $\boldsymbol{w}$，因为并不知道矩阵 $\boldsymbol{A}$。但是可以找到一个很接近的估计，这也就是独立成分分析估计的基本原理。将变量进行一下变换，定义 $\boldsymbol{z}=\boldsymbol{A}^{\mathrm{T}}\boldsymbol{w}$，则有 $\boldsymbol{y}=\boldsymbol{w}^{\mathrm{T}}\boldsymbol{x}=\boldsymbol{w}^{\mathrm{T}}\boldsymbol{A}\boldsymbol{s}=\boldsymbol{z}^{\mathrm{T}}\boldsymbol{s}$， $\boldsymbol{y}$ 是 s_i 的一个线性组合，其权重由 z_i 给出。因为两个独立随机变量的和比原始的变量更接近高斯分布，所以 $\boldsymbol{z}^{\mathrm{T}}\boldsymbol{s}$ 比任何一个 s_i 更接近高斯分布。因此可把 $\boldsymbol{w}$ 看作最大化非高斯 $\boldsymbol{w}^{\mathrm{T}}\boldsymbol{x}$ 的一个向量，这样的一个向量对应于 $\boldsymbol{z}$，则有 $\boldsymbol{w}^{\mathrm{T}}\boldsymbol{x}=\boldsymbol{z}^{\mathrm{T}}\boldsymbol{s}$ 等于其中的一个独立成分。

最大化 $\boldsymbol{w}^{\mathrm{T}}\boldsymbol{x}$ 的非高斯性，即可得到一个独立成分。实际上，在 n 维空间最优化非高斯向量 $\boldsymbol{w}$ 有两个局部最大点，相应的每个独立成分有两个即 s_i 和 $-s_i$。为找到几个独立成分，需要找到所有的局部最大点。这一点并不困难，因为不同的独立成分是不相关的。

直接地讲，估计独立成分分析模型的关键是非高斯度量。在独立成分分析估计里为了使用非高斯性，对随机变量的非高斯性必须有一个定量的测量标准。

常见的非高斯性的测量方法有如下几种。

(1) Kurtosis

经典的测量非高斯的方法是 Kurtosis 或称 4 阶累计量，y 的 Kurtosis 被定义为

$$\operatorname{kurt}(y)=E\left\{y^4\right\}-3\left(E\left\{y^2\right\}\right)^2 \tag{6.3.23}$$

实际上，因为我们假设 y 是单位方差，所以等式右边可简化为 $\mathrm{E}\left\{y^4\right\}-3$。对一个高斯分布 y，它的 4 阶矩等于 $3\left(E\left\{y^2\right\}\right)^2$。对于一个高斯随机变量来说，它的 Kurtosis 等于零；但对大多数非高斯随机变量，它的 Kurtosis 不等于零。Kurtosis 有正也有负，下高斯随机变量具有负的 Kurtosis，而上高斯随机变量则具有正的 Kurtosis。非高斯性的测量可以用 Kurtosis 的绝对值或 Kurtosis 的平方，值为零的

是高斯变量，大于零的为非高斯变量。存在 Kurtosis 为零的非高斯变量，但这种情况相当少。

Kurtosis 或它的绝对值，由于能从理论上用来作为解决独立成分分析问题时的最优化准则及计算和理论上的简单性，因此已经广泛地用于独立成分分析的非高斯的测量及其相关领域。计算上简单，是由于 Kurtosis 能用采样数据的 4 阶矩简单地进行估计；理论分析上简单，是由于下面的线性特性，即如果 x_1 和 x_2 是两个独立的随机变量，那么

$$\mathrm{kurt}(x_1 + x_2) = \mathrm{kurt}(x_1) + \mathrm{kurt}(x_2) \tag{6.3.24}$$

和

$$\mathrm{kurt}(ax_1) = a^4 \mathrm{kurt}(x_1) \tag{6.3.25}$$

成立。这里 a 是一个标量，这些性质由定义很轻易地得到证明。

(2) 负熵(negentropy)

第二个非常重要的非高斯测量方法是负熵，它是基于信息理论上熵的概念。随机变量的熵可解释为给定观察变量的信息度，随机性越强熵越大。实际上，在一些简单的假设条件下，熵就是指随机变量的代码长度，这在信息论里有介绍。

离散的随机变量 Y 的负熵 H 被定义为

$$H(Y) = -\sum_i P(Y = a_i) \log P(Y = a_i) \tag{6.3.26}$$

式中， a_i 为 Y 的可能值。这是个很好的定义，可扩展到连续的随机变量和向量，这种情况下称为微熵。随机向量 y 的密度 $f(y)$ 的微熵 H 被定义为

$$H(y) = -\int f(y) \log f(y) \mathrm{d}y \tag{6.3.27}$$

信息理论一个基本的结论是，在所有具有等方差的随机变量中，高斯变量的熵最大。这意味着熵能用来作为非高斯性的测量，分布明显的集中于某个值的熵很小。非高斯性测量中，高斯变量应该为零，而它总是非负。有人对熵的定义进行了修改，称为负熵，定义如下：

$$J(y) = H(y_{\mathrm{gauss}}) - H(y) \tag{6.3.28}$$

这里 y_{gauss} 是一个高斯随机向量，与 y 有相同的协方差。由于上面提到的特性，负熵总是非负的。它为零的条件是当且仅当 y 是高斯分布。

使用负熵的问题是计算起来非常困难。因此，采用负熵的近似是非常有用的。

(3) 负熵的近似

如上所述，负熵的估计是很困难的，因此必须采取一些近似。这里介绍一些有较好特性的近似，它将在独立成分分析方法中使用到。近似负熵古典的方法是使用高阶矩，如

$$J(y) \approx \frac{1}{12} E\left\{y^3\right\}^2 + \frac{1}{48} \mathrm{kurt}(y)^2 \tag{6.3.29}$$

随机变量 y 被假设为零均值、单位方差。然而，这种近似的有效性非常有限。特别是，这种近似对非鲁棒性非常敏感。为了避免这种问题，采用另外一种近似，这种近似是基于最大熵原理，下面给出一些性能较好的比较函数。一般来说，可得到如下的近似

$$J(y) \approx k_i \left[E\{G(y)\} - E\{G_i(v)\} \right]^2 \tag{6.3.30}$$

式中，k_i 为一些正的常数；v 为零均值、单位方差的高斯变量；y 被假设为零均值、单位方差的变量；函数 G_i 是一些非二次函数。注意，即使在这种情况下，这种近似也是不精确的。在我们仅用非二次函数 G 的情况下，这种近似变成了

$$J(y) \approx \left[E\{G(y)\} - E\{G(v)\} \right]^2 \tag{6.3.31}$$

在(6.3.31)式中明显的是基于矩的近似，如果 y 是对称的，如取 $G(y) = y^4$，那么就能准确地得到(6.3.32)式，即基于 Kurtosis 的近似

$$G_1(u) = \frac{1}{a_1} \log\cos a_1 u, \quad G_2(u) = \exp\left(\frac{-u^2}{2} \right) \tag{6.3.32}$$

式中，$1 \leqslant a_1 \leqslant 2$ 为一些适合的常数。这样近似得到了负熵，它给出了古典的 Kurtosis 和负熵在非高斯性测量上的一种很好的折中。它们概念上简单，计算起来快速，而且有很好的统计特性，尤其是鲁棒性。因此，在独立成分分析方法中我们建议使用这些比较函数。

2. 最小化互信息

对独立成分分析估计的另一种方法，是基于信息理论的最小化互信息。利用熵的概念，我们定义 m 个随机变量 $y_i(i=1,\cdots,m)$ 的互信息 I 如下：

$$I(y_1, y_2, \cdots, y_m) = \sum_{i=1}^{m} H(y_i) - H(y) \tag{6.3.33}$$

在随机变量间互信息是对相关性的一种自然测量。它总是非负的，当且仅当变量是统计独立的时候它才为零。因此，互信息考虑了变量的整个相关性结构，而不像主成分分析和其他相关的方法一样，仅仅考虑了协方差。

互信息能解释为熵的代码长度，当 y_i 的代码单独给出时，$H(y_i)$ 给出了代码长度；当 y 作为一个随机向量编码时(例如，所有的成分以同样的代码编码)，$H(y)$ 给出了代码长度。互信息表明，代码的减少，是通过对整个向量编码而不是分离成分而得到的。总的来说，通过对整个向量编码可得到较好的代码。然而，如果 y_i 是独立的，即使它们相互间不提供任何信息，也能独立地对变量进行编码而并不增加代码长度。

互信息一个重要的特性是，可以对线性变换 $\boldsymbol{y} = \boldsymbol{W}\boldsymbol{x}$ 进行如下转换

$$I(y_1,y_2,\cdots,y_n)=\sum_i H(y_i)-H(x)-\log\left|\det \boldsymbol{W}\right| \tag{6.3.34}$$

现在，如果我们限制 y_i 非相关和单位方差，则 $E\left\{\boldsymbol{y}\boldsymbol{y}^{\mathrm{T}}\right\}=\boldsymbol{W}E\left\{\boldsymbol{x}\boldsymbol{x}^{\mathrm{T}}\right\}\boldsymbol{W}^{\mathrm{T}}$ 表明：$\det\boldsymbol{I}=1=\left(\det\boldsymbol{W}E\left\{\boldsymbol{x}\boldsymbol{x}^{\mathrm{T}}\right\}\boldsymbol{W}^{\mathrm{T}}\right)=(\det\boldsymbol{W})\left(\det E\left\{\boldsymbol{x}\boldsymbol{x}^{\mathrm{T}}\right\}\right)(\det\boldsymbol{W}^{\mathrm{T}})$，这意味着 $\det\boldsymbol{W}$ 是一个常数，而且由于 y_i 单位方差，熵和负熵区别仅在于一个符号，因此得到

$$I(y_1,y_2,\cdots,y_n)=C-\sum J(y_i) \tag{6.3.35}$$

式中，C 是一个并不依赖 $\boldsymbol{W}$ 的常数，表明了负熵和互信息之间基本的关系。在信息论中，既然互信息是随机变量独立性的测量量度，那么可用它来作为找到独立成分分析变换的准则。在独立成分分析的定义中，随机向量 $\boldsymbol{x}$ 在 $\boldsymbol{y}=\boldsymbol{W}^{\mathrm{T}}\boldsymbol{x}$ 中是一个可逆变换，一旦 $\boldsymbol{W}$ 被确定了，成分 s_i 的互信息也就被最小化了。

很明显找到一个可逆矩阵 $\boldsymbol{W}$ 最小化互信息，相当于找到了负熵最大化的方向。更精确地，它等同于找到 1 维子空间，这些子空间的投影有最大的负熵。严格地说，当估计互不相关时，通过最小化互信息来估计独立成分分析模型，相当于最大化非高斯估计的和。不相关这个约束条件在这里实际没必要，但为了大量简化计算，人为地采用了这种简单的形式。

在随机变量间，互信息是对相关性的一种自然测量。它总是非负的，当且仅当变量是统计独立的时候它才为零。互信息考虑了变量的整个相关性结构，而不像主成分分析和其他相关的方法一样，仅仅考虑了协方差。

3. 最大似然估计

估计独立成分分析一个非常普遍的方法是最大似然估计。它与信息原理紧密相关，本质上它与最小化互信息是相同的。在无噪声的独立成分分析模型中可以直接定义似然函数，然后用最大似然函数的方法来估计独立成分分析模型。如果 $\boldsymbol{W}=\left(w_q,\cdots,w_n\right)^{\mathrm{T}}$ 等于矩阵 $\boldsymbol{A}^{-1}$，对数似然函数采取如下形式：

$$L=\sum_{t=1}^{T}\sum_{i=1}^{n}\log f_i(\boldsymbol{w}_i^{\mathrm{T}}x(t))+T\log\left|\det\boldsymbol{W}\right| \tag{6.3.36}$$

式中，f_i 指的是 s_i 密度函数（这里假设已知），$x(t)(t=1,\cdots,T)$ 是 $\boldsymbol{x}$ 的实现。$\log\left|\det\boldsymbol{W}\right|$ 来源于古典规则，该规则为了线性转换随机变量和它们的密度。一般来说，对任何具有密度 p_i 的随机向量 $\boldsymbol{x}$ 和任何矩阵 $\boldsymbol{W}$，$\boldsymbol{y}=\boldsymbol{W}\boldsymbol{x}$ 的密度由信息原理给出。

另外一个相当于最大似然函数估计的方法是从神经网络的观点得到的，在具有非线性输出的神经网络中，它是基于最大化输出熵(或信息流)。假设 $\boldsymbol{x}$ 是该神经网络的输入，其输出为 $g_i(\boldsymbol{w}_i^{\mathrm{T}})$，这里 g_i 是一个非线性标量函数，$\boldsymbol{w}_i$ 是神经元的权向量，最大化输出的熵，我们得到

$$L_2 = H(g_1(\boldsymbol{w}_i^{\mathrm{T}}\boldsymbol{x}),\cdots,g_n(\boldsymbol{w}_n^{\mathrm{T}}\boldsymbol{x})) \tag{6.3.37}$$

这个结论已经得到证明，即最大化网络熵原理。相当的条件是，要求用在神经网络中 g_i 的非线性选择为累积分布函数相对应的密度 f_i。如果 g_i 选择得合适，就能估计出独立成分分析模型。最大似然函数估计要求 f_i 的密度必须估计准确，在任何情况下，如果关于独立成分特性的信息不准确，则 ML 估计将给出完全错误的结论。因此，在使用 ML 估计时必须小心。相反，使用合理的非高斯测量将不会产生该类问题。

6.4 应用举例

6.4.1 主成分分析在脑年龄预测建模中的应用

研究表明，正常老化个体与阿尔茨海默病(AD)患者具有相似的大脑萎缩模式，而且轻度认知障碍患者也表现出与 AD 患者相似的快速萎缩模式。大脑的快速老化、病理性萎缩应该在个体表现出相应临床症状前被检测出来。为了识别大脑的快速老化，需要建立大脑正常老化预测模型，简单、有效的方法就是基于大脑不同的特征参数与个体实际年龄建立预测模型，通过不同的特征参数对个体年龄进行估计进而得到其预测年龄，它与反映个体解剖结构特征的真实年龄之间的差异可以表明大脑病理结构的改变，及早地发现这种改变对早期诊断、后续治疗与脑老化相关的疾病及减弱个体患认知功能减退和阿尔茨海默病的风险具有非常重要的意义。

根据图论分析方法计算受试对象大脑白质网络的局部拓扑参数，一共计算了 9 个网络拓扑参数，分别为节点的中介中心性、节点的聚类系数、节点度、节点的局部效率、节点强度。由于每个网络拓扑参数对应 90 个特征参数，这样会得到 810 个特征参数。这里并不是所有的特征都与大脑的认知功能有关，特征个数越多，分析特征、训练模型所需的时间就越长，还容易引起维度灾难，模型也会越复杂，影响模型的推广能力。基于上述因素，要对这些特征进行选择，剔除不相关或冗余的特征，从而达到减少特征个数，提高模型精确度，减少运行时间的目的。

众多特征之间具有一定的相关性，不利于预测模型的建立。因此采用主成分分析方法，将上述特征进行降维处理。主成分分析其主要思想是在尽可能多地保留原始变量信息的前提下，将多个特征转化为少数几个综合特征，这些综合特征之间互不相关，将这些综合特征称为主成分，这些主成分是原始变量的线性组合。主成分分析方法可使得复杂问题简单化，提高分析效率，主成分分析方法的主要步骤为：①将原始数据进行标准化处理；②计算标准化后数据 Z_{ij} 的相关系数矩阵 R；③求相关系数矩阵 R 特征值及对应的特征向量，其中特征值是各主成分的方差，它的大小反映了各主成分包含原始变量信息的多少；④计算主成分并确定主成分个数，这里保留主成分的累计贡献率大于 80%的前 m 个主成分。进一步对这些主成分进行神经网络分析，可以达到预测脑年龄的目的，详细结果见图 6.7。

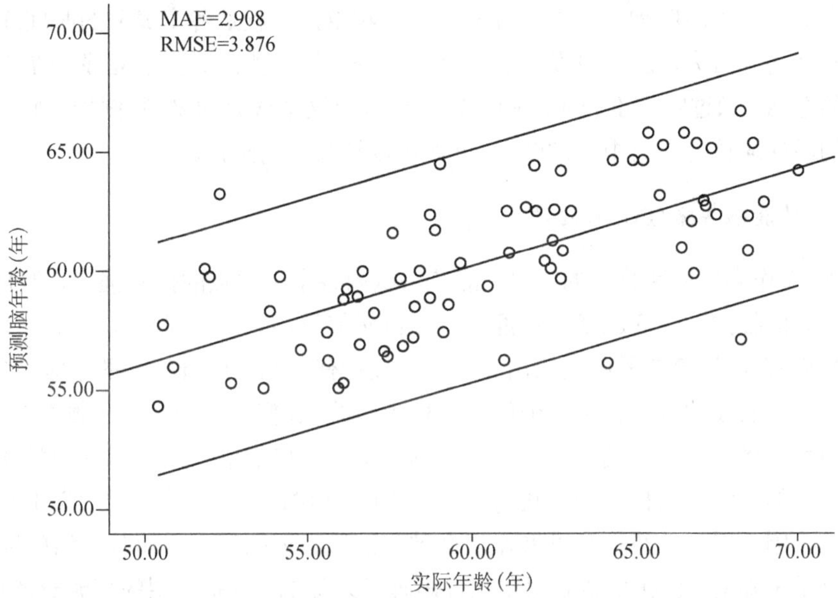

图 6.7　神经网络预测结果散点图

6.4.2　独立成分分析在医学信号处理中的应用

独立成分分析的主要应用是特征提取、盲源信号分离、生理学数据分析、语音信号处理、图像处理及人脸识别等。在这部分，我们将介绍一下独立成分分析在医学相关信号处理中的主要应用。

1. 脑电信号(EEG)处理

EEG 是一种无创伤的脑功能成像技术，是反映大脑皮质高级功能活动的敏感的指标。仪器所记录的 EEG 信号主要是由临近记录电极的大脑皮质产生的；但是，远离头皮表面电极的大脑皮质若产生大的电位，也会传导过来而被记录。因此 EEG 信号代表大量神经元的总和活动所产生的电位。同时在采集过程中，EEG 信号会受到各种生理活动和仪器等的伪迹污染，特别是被试者眨眼时的眼电(EOG)、头和身体的运动、心跳、电极与头皮间接触不良等引发的噪声。以前人们常采用时间或者频率空间中的回归法来消除这些干扰的影响，但这样也清除掉了一部分脑激活的 EEG 信号。把独立成分分析应用到 EEG 信号处理中，可以实现 EEG 信号的分离。x_i 表示收集到的 EEG 信号，要得到最初的源信号 s_i，我们要寻找解混矩阵 $\boldsymbol{W}$。矩阵 $\boldsymbol{W}^{-1}$ 的列表示各个独立成分在传输中混合的加权值，s 的各行表示各个独立成分的时间序列。独立成分分析一旦收敛，也就是各个成分的时间序列间的独立性达到最大，就可以发现各个独立成分。然后找出这些独立成分在大脑中引起的激活，通过它们引起激活的位置可以判定这个成分的来源(例如，眼动信号引起的激活应该主要集中在额叶)，进而可以把噪声消除掉。

2. 功能磁共振(fMRI)处理

fMRI 作为研究和临床的工具，能获得脑内各个采样点的信号强度，但是，在使用时要面临的一个问题就是从混杂了非自然信号(如头动、眼动、心跳、呼吸、仪器噪声等)的混叠信号中提取出真正与所设计任务相关的神经元的基本特征。用传统的基于假设的方法解决这个问题是相当难的。我们采用的是基于数据的方法，仅利用可得到的实验数据，只需要假设脑活动和非自然信号之间是解剖学和生理学上不同的过程。这种不同反映为它们产生的 fMRI 信号在统计学意义下是相互独立的，因此采集的数据可以看作多个独立的源数据的混合。而脑激活的因素及其影响是未知的，也就是独立源和混合矩阵是未知的，这是典型的盲源分离问题，因而可以引入独立成分分析的方法来分析脑激活的因素及其影响，结合生理学和心理学的知识，找出脑激活所反映的本质所在，从而为临床医学上的诊断与治疗提供科学依据。

在脑功能成像的数据处理中使用的是广义线性模型，$\boldsymbol{X}=\boldsymbol{G\beta}+\boldsymbol{e}$，这里 $\boldsymbol{X}$ 是观测到的实验数据，$\boldsymbol{G}$ 是设计矩阵，即假设成分的时间序列，$\boldsymbol{\beta}$ 是假设成分的像素值构成的矩阵，$\boldsymbol{e}$ 是模型的残差。忽略残差项，该模型就是上述的无噪声标准线性独立成分分析模型。在 fMRI 信号分析中，各种噪声被看成相互统计独立的成分，因此可以用独立成分分析算法来提取出 fMRI 信号中的独立成分，从而得到与设计方波一致的独立成分及眼动、头动等各种噪声。

3. 脑磁图(MEG)处理

脑磁图是一种非扩散性的方法。通过它，活动或者脑皮层的神经元有很好的时间分辨率和中等的空间分辨率。作为研究和临床的工具使用 MEG 信号时，研究人员面临着在有非自然信号的情况下提取神经元基本特征的问题。干扰信号的幅度可能比脑信号的幅度要高，非自然信号在形状上像病态信号。有报道称，一种基于独立成分分析的方法可以分离脑活动和非自然信号，这种方法基于假设：脑活动和非自然信号(像眼的运动或眨眼或传感器失灵)是解剖学和生理学上的不同过程，这种不同反映在那些过程产生的磁信号间的统计独立性上。

独立成分分析能很好地从 MEG 信号里分离出眼运动及眨眼时的信号，还能分离出心脏运动、肌肉运动及其他非自然信号。除了减少非自然信号外，独立成分分析还能分解激活区，使我们直接访问基本的脑功能成为可能。这一点在神经科学的研究领域将很可能起到非常重要的作用。

习　　题

6.1　请简述什么是主成分分析。

6.2　请简述数据降维技术的意义。

6.3　请简述求模型主成分的步骤。

6.4　请简述主成分分析与数据降维技术二者之间的关系。

6.5　请简述主成分分析在生物医学信号处理中都有哪些应用。

6.6　证明两个具有联合高斯分布的(零均值)随机变量是独立的，当且仅当它们是不相关的。

6.7　如果 x 和 s 都可以被观测，你如何估计独立成分分析模型(假定数据中存在一定噪声)？

6.8　假定把数据 x 与一矩阵 $\boldsymbol{M}$ 相乘，这是否改变了独立成分？

6.9　给定一个随机向量 $\boldsymbol{x}$，证明对其仅存在一个对称半正定矩阵。

6.10　假定独立成分的个数大于观测量的数目，并且我们已经能够估计出混合矩阵，那么我们能否恢复独立成分的值？

参 考 文 献

李俊秀, 姜三平. 2014. 基于主成分分析的图像自适应阈值去噪算法. 红外技术, 36(4): 311-314.

李文革. 2008. 基于主成分分析的人脸识别. 济南: 山东大学硕士学位论文: 34-54.

骆媛, 王岭雪, 金伟其. 2012. 独立成分分析及其在图像处理中的应用. 光学技术, 38(5): 520-527.

任亚莉, 张爱华, 孔令杰. 2013. 脉搏信号和主成分分析在亚健康状态识别中的应用. 计算机应用与软件, 30(3): 200-206.

史振威. 2005. 独立成分分析的若干算法及其应用研究. 大连: 大连理工大学博士学位论文.

韦里恩, 等. 2014. 独立成分分析. 周宗泽, 等译. 北京: 电子工业出版社.
薛云峰. 2009. 源信号自适应的独立成分分析算法应用于研究. 上海: 上海交通大学博士学位论文.
杨金成, 张南. 2007. 独立成分分析技术综述. 船舶科学技术, 29(2): 83-86.
尹光. 2010. 主成分分析法在信号波形检测中的应用. 技术与市场, (11): 20-21.
章照止, 林须端. 1993. 信息论与最优编码. 上海: 上海科学技术出版社.
甄龙. 2012. 基于主成分分析去噪的非接触心电测量. 秦皇岛: 燕山大学硕士学位论文.
Cohen M H, Andreou A G. 1992. Current-mode subthreshold MOS implementation of the Herault-Jutten auto adaptive network. IEEE Journal of Solid-State Circuits, 27(5): 714-727.
Comon P. 1994. Independent component analysis, a new concept. Signal Processing, 36(3): 287-314.
Jutten C, Herault J. 1991. Blind separation of sources, part I: An adaptive algorithm based on neuromimetic architecture. Signal Processing, 24(1): 1-10.